中医药畅销书选粹·临证精华

十年一剑全息汤

薛振声 著

中国中医药出版社·北京

U0307945

图书在版编目（CIP）数据

十年一剑全息汤 / 薛振声著 . —2 版 . —北京：中国中医药
出版社，2012.4（2024.6 重印）

（中医药畅销书选粹 . 临证精华）

ISBN 978 - 7 - 5132 - 0751 - 5

Ⅰ . ①十… Ⅱ . ①薛… Ⅲ . ①中草药—汤剂—验方

Ⅳ . ① R289.5

中国版本图书馆 CIP 数据核字（2012）第 004353 号

中国中医药出版社出版

北京经济技术开发区科创十三街 31 号院二区 8 号楼

邮政编码　100176

传真　010-64405721

廊坊市佳艺印务有限公司印刷

各地新华书店经销

开本 880×1230　1/32　印张 10.125　字数 261 千字

2012 年 4 月第 2 版　2024 年 6 月第 11 次印刷

书号　ISBN 978 - 7 - 5132 - 0751 - 5

定价　35.00 元

网址　www.cptcm.com

服 务 热 线　010-64405510

购 书 热 线　010-89535836

侵 权 打 假　010-64405753

微信服务号　**zgzyycbs**

微商城网址　**https://kdt.im/LIdUGr**

官 方 微 博　**http://e.weibo.com/cptcm**

天猫旗舰店网址　**https://zgzyycbs.tmall.com**

如有印装质量问题请与本社出版部联系（010-64405510）

版权专有　侵权必究

出版者的话

中国中医药出版社作为直属于国家中医药管理局的唯一国家级中医药专业出版社，自创办以来，始终定位于"弘扬中医药文化的窗口，交流中医药学术的阵地，传播中医药文化的载体，培养中医药人才的摇篮"，不断锐意进取，实现了由小到大、由弱到强、由稚嫩到成熟的跨越式发展，短短的20多年间累计出版图书3600余种，出书范围涉及全国各级各类中医药教材和教学参考书；中医药理论、临床著作，科普读物；中医药古籍点校、注释、语译；中医药译著和少数民族文本；中医药政策法规汇编、年鉴等。基本实现了"只要是中医药书我社最多，只要是中医药教材我社最全，只要是中医药书我社最有权威性"的目标，在中医药界和社会上产生了广泛的影响。2009年我社被国家新闻出版总署评为"全国百佳图书出版单位"。

为了进一步扩大我社中医药图书的传播效应，充分利用优秀中医药图书的价值，满足更多读者，尤其是一线中医药工作者的需求，我们在努力策划、出版更多更好新书的同时，从早期出版的专业学术图书中精心挑选了一批读者喜欢、篇幅适中、至今仍有很高实用价值和指导意义的品种，以"中医药畅销书选粹"系列图书的形式重新统一修订、刊印。整套图书约100种，根据内容大致分为七个专辑："入门进阶"主要是中医入门、启蒙进阶类基础读物；"医经索微"是对中医经典的体悟、阐释；"名医传薪"记录、传承名医大家宝贵的临证经验；"针推精华"精选针灸、推拿临床经验；"特技绝活"展现传统中医丰富多样的特色疗法；"方药存真"则是中药、方剂的精编和临床应用；"临证精华"汇集临床各科精妙之法。可以说基本涵盖了中医各主要学科领域，对于广大读者学习中医、认识中医和应用中医大有裨益。

今年是"十二五计划"的开局之年，我们将牢牢抓住机遇，迎接挑战，不断创新，不辱中医药出版人的使命，出版更多、更好的中医药图书，为弘扬、传播中医药文化知识作出更大的贡献。

中国中医药出版社

2011年12月

内 容 提 要

　　本书为薛振声老中医40年临床经验的全面总结。薛老中医在传统辨证论治的基础上，探索总结出一套更为全面而简便易行的理论和方法——"疾病的中医整体观和中药系统疗法"，并提出具体应用方剂——"全息汤"，为中医临床工作者提供一种诊疗新思路。

　　本书总论部分主要阐述疾病的中医整体观和中药系统疗法的基本内容，介绍全息汤的基础方和加减法；各论分十六章介绍临床各科200多个病种的系统疗法具体运用。书后附42个典型病例，进一步展现薛老中医诊治疾病的思路与方法。全书内容丰富，理法新颖，实为中医临床工作者不可多得的实用参考书。

自　序

谈到"全息汤"，就得从我认识到的"疾病的中医整体观和中药系统疗法"论起，因为前者是后者的具体实践，后者是前者的理论源泉。

疾病的中医整体观和中药系统疗法起源于实践。我在长期的中医临床中逐渐体会到，各种不同的疾病，其重点虽在不同部位，但都能影响整体，表现为除重点部位出现主要症状外，还出现一系列全身症状。从局部治疗效果不佳时，改从整体治疗，则疗效大增。经过反复实践、思考，不断补充、修正，最后总结、概括，逐步形成了疾病的中医整体观和中药系统疗法。

整体观和系统疗法在形成过程中，吸收和借鉴了前人多方面的医学成就，尤其是伤寒学说、脾胃学说、温病学说，从历史的角度看，是这些学说的继承、融会和发展。

伤寒学说是中医临床医学的基础。它的六经辨证方法和众多著名方剂，现在仍被广泛应用。伤寒学说是针对突出症状辨证施治，对病情单纯者，有立竿见影之效，但对病情复杂者，则难以应付。伤寒学说提出了合病、并病的重要思想，但很不充分，后人也很少在这方面予以发展。伤寒学说提到"太阳病，发热而渴，不恶寒者，为温病"，但如何治疗，并没有很好解决，故后人不得不另辟蹊径。

脾胃学说不是单纯治疗脾胃病的学说，而是以脾胃为中心治疗全身各种疾病的学说。它创立了独特的理论模式，提出了升阳、补脾胃、泻阴火等治疗方法和方剂，具有初步的系统治疗思想，很值得重视。但它把外感和内伤对立起来，把脾胃学说和伤寒学说割裂开来，这就使脾胃学说自我孤立，阻碍了它的广泛应用和发展。

温病学说的兴起，把中医治疗外感热性病的理论和实践推到了新的高度。其卫气营血和三焦辨证方法及辛凉、解毒、清营、凉血等方药的应用，开拓了人们的思路，丰富了治疗手段。但温病学家把温病与伤寒完全对立起来，否定了两者之间继承和发展的关系，致使长期以来寒温严重对立，使后学者难以融会贯通。

整体观和系统疗法吸收以上这些学说的精华，不是简单地、机械地拼凑，而是在现代哲学特别是辩证法的指导下，使其有机结合，熔于一炉，形成整体。

中医学是实践和理论相结合的产物。在古代，人们把医疗实践的经验和中国古代哲学思想相结合，形成了比较完整的理、法、方、药体系，这便是中医学。因其有广泛确实的实践经验作基础，其理论中也有朴素的唯物主义和朴素的辩证法等正确合理的方面，故历久而不衰。但它有历史的局限性，并不完美准确，要随着时代的发展不断改革和创新。社会的发展，不仅创造了现代科学技术，也创造了现代哲学理论和现代科学理论，如唯物主义、辩证法、系统论、信息论、控制论等。这些理论有些是和中医思想相通或相近的，完全可以为我所用，加以吸收和借鉴，创造新的中医理论。疾病的中医整体观和中药系统疗法，正是吸收和借鉴了这些理论而形成的。

整体观和系统疗法一经形成，即显示出其在实践和理论上的意义。

第一，应用广、疗效高。整体观和系统疗法可广泛应用于内、外、妇、儿、皮肤、五官各科各种疾病，包括各种复杂的疑难病，总之，凡需内服中药治疗的疾病都可应用，且疗效普遍好于传统的辨证施治方法。医学是一门实用性极强的学科，一切理论和方法，都应以疗效为检验标准。各种不同的疾病，应用这种理论和方法治疗，都取得了明显疗效，就很值得重视和思考。

第二，简化了辨证方法。长期以来，辨证施治是中医治疗疾病的基本方法。辨证的准确与否，关系到疗效的高低。辨证的方法很多，如八纲辨证、六经辨证、卫气营血辨证、三焦辨证、脏腑辨证等等，互相交叉，更显复杂。学验丰富者尚须斟酌，初学者往往感到茫然。遇有复杂病情，难免顾此失彼，病情有变，则需重新构思。这就限制了中医的普及、推广和应用。因此中医迫切需要一种简单明了、易于掌握而又确实有效的方法来代替传统辨证施治这种艰难复杂的方法。整体观和系统疗法把一切疾病都看成是整体疾病，不管疾病多么复杂，怎样变化，总不出整体范围，都一概予以系统治疗，只是针对疾病的重点部位和突出症状适当加减即可。这就简化了辨证方法，简单明了，易于掌握，便于操作。这必将有利于中医普及、推广和应用。

第三，可以使各种学派融合统一。中医学源远流长，内容极其丰富。但毋庸讳言，中医学流派纷呈，并不和谐统一。面对这份丰厚但并不和谐统一的文化遗产，我们应该怎样来继承？笔者认为，总的来说，各种主要学派，虽然它们所使用的理论框架不同，表述的方式不同，使用的药物也不尽相同，但它们的内容实质是相通的，都有科学合理有实用价值的一面，也都有一定的局限性。我们不能以一种学说代替另一种学说，也不能机械地拼凑，表面统一。比较理想的办法是集其精华熔于一炉，形成有机结合的统一体。整体观和系统疗法在这方面已显示出可能性。以整体观和系统疗法来审视以前的各种学派，外感和内伤的界限没有了，伤寒和温病的对立已不复存在，主火、养阴、温疫、肝病、血瘀等学说，也有相应的位置。这样，流派纷呈的中医学，在新的基础上实现了新的统一。

虽然整体观和系统疗法已展现了在中医理论和实践上的意义，但它还只是我个人实践经验和理性思考的产物，没有更多的人参与和认可，没有精确的统计数字，没有动物实验，没有对照组对比，没有复方药效和毒性的定量分析，总之没有经过现代科技手段的检测。这是个人力量无法做到的。说实在话，它还只是个半成品，还不完美，还很粗糙。现在我把这个半成品奉献出来，是希望有更多的人参与加工打磨，使之更加完美，以推动中医学的发展，造福社会和人民。

吾之一生，除此外无以为念，而今年近古稀，吾作得以出版，心潮激荡，特赋诗一首以抒怀：

　　医途漫漫苦寻觅，
　　终得顽石倍珍惜。
　　无意树碑遮望眼，
　　愿置泥泞充路基。

薛振声
2003年3月16日

目 录

上 篇 总 论 ……………………………………………………… 1

  第一章　疾病的中医整体观 ……………………………… 1

  第二章　中药系统疗法 …………………………………… 5

  第三章　全息汤基础方加减法 …………………………… 10

下 篇 各 论 ……………………………………………………… 25

  第一章　传染病 …………………………………………… 25

    第一节　流行性感冒 …………………………………… 25

    第二节　麻疹 …………………………………………… 26

    第三节　风疹 …………………………………………… 27

    第四节　水痘 …………………………………………… 28

    第五节　流行性腮腺炎 ………………………………… 29

    第六节　猩红热 ………………………………………… 30

    第七节　百日咳 ………………………………………… 31

    第八节　病毒性肝炎 …………………………………… 32

    第九节　细菌性痢疾 …………………………………… 33

    第十节　伤寒和副伤寒 ………………………………… 34

    第十一节　流行性乙型脑炎 …………………………… 35

    第十二节　流行性出血热 ……………………………… 36

    第十三节　钩端螺旋体病 ……………………………… 37

    附：关于中医药治疗"非典"的思考 ………………… 38

  第二章　呼吸系统疾病 …………………………………… 40

    第一节　上呼吸道感染 ………………………………… 40

    第二节　急性支气管炎 ………………………………… 41

    第三节　慢性支气管炎 ………………………………… 42

    第四节　支气管哮喘 …………………………………… 43

第五节　支气管扩张 ·············· 44

第六节　慢性阻塞性肺气肿 ·········· 44

第七节　肺炎球菌肺炎 ············· 45

第八节　病毒性肺炎 ·············· 47

第九节　肺脓肿 ················· 48

第十节　肺结核 ················· 49

第十一节　慢性肺源性心脏病 ········ 50

第十二节　肺癌 ················· 51

第三章　循环系统疾病 ············· 53

第一节　慢性充血性心力衰竭 ········ 53

第二节　心律失常 ··············· 54

第三节　心脏瓣膜病 ·············· 55

第四节　冠状动脉粥样硬化性心脏病 ···· 56

第五节　高血压病 ··············· 58

第六节　病毒性心肌炎 ············· 59

第四章　消化系统疾病 ············· 60

第一节　食管炎 ················· 60

第二节　食管癌 ················· 61

第三节　急性胃炎 ··············· 62

第四节　慢性胃炎 ··············· 63

第五节　消化性溃疡 ·············· 64

第六节　上消化道出血 ············· 65

第七节　胃下垂 ················· 66

第八节　胃癌 ·················· 67

第九节　胃切除术后并发症 ·········· 68

第十节　溃疡性结肠炎 ············· 69

第十一节　肠道易激综合征 ·········· 71

第十二节　结肠直肠癌 ············· 72

第十三节　脂肪肝 ··············· 73

第十四节　肝硬化 ··············· 74

　　第十五节　原发性肝癌 ………………………………… 75
　　第十六节　急性胆囊炎 ………………………………… 76
　　第十七节　慢性胆囊炎 ………………………………… 77
　　第十八节　胆石症 ……………………………………… 78
　　第十九节　急性胰腺炎 ………………………………… 79
　　第二十节　慢性胰腺炎 ………………………………… 80
第五章　泌尿系统疾病 …………………………………… 81
　　第一节　尿路感染 ……………………………………… 81
　　第二节　急性肾小球肾炎 ……………………………… 82
　　第三节　慢性肾小球肾炎 ……………………………… 84
　　第四节　肾病综合征 …………………………………… 85
　　第五节　慢性肾功能衰竭 ……………………………… 86
　　第六节　泌尿系统结石 ………………………………… 87
　　第七节　乳糜尿 ………………………………………… 88
第六章　血液系统疾病 …………………………………… 89
　　第一节　缺铁性贫血 …………………………………… 89
　　第二节　再生障碍性贫血 ……………………………… 90
　　第三节　白细胞减少症和粒细胞缺乏症 ……………… 91
　　第四节　过敏性紫癜 …………………………………… 92
　　第五节　特发性血小板减少性紫癜 …………………… 94
　　第六节　白血病 ………………………………………… 95
第七章　风湿性疾病 ……………………………………… 96
　　第一节　风湿热 ………………………………………… 96
　　第二节　类风湿性关节炎 ……………………………… 97
　　第三节　系统性红斑狼疮 ……………………………… 99
　　第四节　白塞病 ………………………………………… 100
　　第五节　干燥综合征 …………………………………… 101
第八章　代谢及内分泌疾病 ……………………………… 102
　　第一节　糖尿病 ………………………………………… 102
　　第二节　高脂蛋白血症 ………………………………… 103

第三节　肥胖病 …………………………………… 104

第四节　痛风 ……………………………………… 105

第五节　单纯性甲状腺肿 ………………………… 106

第六节　甲状腺功能亢进症 ……………………… 107

第七节　甲状腺功能减退症 ……………………… 108

第九章　神经精神疾病 ……………………………… 109

第一节　面神经炎 ………………………………… 109

第二节　三叉神经痛 ……………………………… 110

第三节　坐骨神经痛 ……………………………… 111

第四节　脑血管疾病 ……………………………… 112

第五节　脑动脉硬化症 …………………………… 114

第六节　偏头痛 …………………………………… 115

第七节　帕金森病 ………………………………… 116

第八节　癫痫 ……………………………………… 117

第九节　神经衰弱 ………………………………… 118

第十节　癔症 ……………………………………… 119

第十一节　精神分裂症 …………………………… 120

第十章　外科与男性疾病 …………………………… 121

第一节　疖与疖病 ………………………………… 121

第二节　痈 ………………………………………… 123

第三节　急性蜂窝组织炎 ………………………… 124

第四节　丹毒 ……………………………………… 124

第五节　急性淋巴管炎 …………………………… 125

第六节　急性淋巴结炎 …………………………… 126

第七节　急性乳腺炎 ……………………………… 127

第八节　乳房囊性增生病 ………………………… 128

第九节　血栓闭塞性脉管炎 ……………………… 129

第十节　血栓性浅静脉炎 ………………………… 130

第十一节　深静脉血栓形成 ……………………… 131

第十二节　小腿慢性溃疡 ………………………… 132

第十三节　急性阑尾炎 …………………………………… 133

第十四节　胆道蛔虫病 …………………………………… 134

第十五节　肛裂 …………………………………………… 135

第十六节　肛门直肠周围脓肿 …………………………… 136

第十七节　痔 ……………………………………………… 137

第十八节　肛管直肠脱垂 ………………………………… 138

第十九节　泌尿系统结石 ………………………………… 139

第二十节　慢性前列腺炎 ………………………………… 140

第二十一节　前列腺增生症 ……………………………… 141

第二十二节　腰椎间盘突出症 …………………………… 142

第二十三节　颈椎病 ……………………………………… 143

第二十四节　肩关节周围炎 ……………………………… 144

第二十五节　阳痿 ………………………………………… 145

第二十六节　早泄 ………………………………………… 146

第二十七节　遗精 ………………………………………… 147

第二十八节　男性不育症 ………………………………… 147

第十一章　皮肤与性传播疾病 …………………………… 148

第一节　脓疱疮 …………………………………………… 148

第二节　湿疹 ……………………………………………… 149

第三节　神经性皮炎 ……………………………………… 151

第四节　接触性皮炎 ……………………………………… 151

第五节　药疹 ……………………………………………… 153

第六节　荨麻疹 …………………………………………… 154

第七节　多形红斑 ………………………………………… 155

第八节　结节性红斑 ……………………………………… 156

第九节　银屑病 …………………………………………… 156

第十节　带状疱疹 ………………………………………… 158

第十一节　疣 ……………………………………………… 158

第十二节　传染性软疣 …………………………………… 160

第十三节　斑秃 …………………………………………… 160

第十四节　痤疮 …………………………………………… 161

第十五节　酒渣鼻 ………………………………………… 162

第十六节　黄褐斑 ………………………………………… 163

第十七节　白癜风 ………………………………………… 164

第十八节　梅毒 …………………………………………… 165

第十九节　淋病 …………………………………………… 166

第二十节　非淋菌性尿道炎 ……………………………… 166

第十二章　妇产科疾病 …………………………………… 167

第一节　外阴炎 …………………………………………… 167

第二节　前庭大腺炎 ……………………………………… 168

第三节　阴道炎 …………………………………………… 169

第四节　子宫颈炎 ………………………………………… 171

第五节　盆腔炎 …………………………………………… 172

第六节　子宫脱垂 ………………………………………… 173

第七节　子宫肌瘤 ………………………………………… 174

第八节　卵巢囊肿 ………………………………………… 175

第九节　子宫内膜异位症 ………………………………… 176

第十节　外阴白色病变 …………………………………… 178

第十一节　子宫颈癌 ……………………………………… 179

第十二节　功能失调性子宫出血 ………………………… 180

第十三节　代偿性月经 …………………………………… 182

第十四节　闭经 …………………………………………… 183

第十五节　痛经 …………………………………………… 184

第十六节　经前期紧张综合征 …………………………… 185

第十七节　更年期综合征 ………………………………… 186

第十八节　女性不孕症 …………………………………… 187

第十九节　妊娠剧吐 ……………………………………… 188

第二十节　妊娠高血压综合征 …………………………… 190

第二十一节　异位妊娠 …………………………………… 191

第二十二节　先兆流产 …………………………………… 192

　　第二十三节　习惯性流产 …………………………………… 194

　　第二十四节　羊水过多 ……………………………………… 195

　　第二十五节　胎儿宫内发育迟缓 ………………………… 196

　　第二十六节　产褥感染 ……………………………………… 197

　　第二十七节　晚期产后出血 ……………………………… 198

　　第二十八节　产后缺乳 ……………………………………… 198

　　第二十九节　产后身痛 ……………………………………… 199

第十三章　儿科疾病 …………………………………………… 200

　　第一节　新生儿黄疸 ………………………………………… 200

　　第二节　新生儿硬肿症 ……………………………………… 201

　　第三节　急性上呼吸道感染 ……………………………… 202

　　第四节　急性支气管炎 ……………………………………… 203

　　第五节　肺炎 …………………………………………………… 204

　　第六节　支气管哮喘 ………………………………………… 205

　　第七节　口炎 …………………………………………………… 206

　　第八节　腹泻 …………………………………………………… 207

　　第九节　厌食 …………………………………………………… 208

　　第十节　营养不良 …………………………………………… 209

　　第十一节　病毒性心肌炎 ………………………………… 210

　　第十二节　营养性缺铁性贫血 …………………………… 211

　　第十三节　急性肾小球肾炎 ……………………………… 212

　　第十四节　遗尿症 …………………………………………… 213

　　第十五节　惊厥 ………………………………………………… 214

　　第十六节　儿童多动综合征 ……………………………… 215

　　第十七节　抽动-秽语综合征 ……………………………… 215

　　第十八节　皮肤黏膜淋巴结综合征 …………………… 216

第十四章　老年病 ……………………………………………… 218

　　第一节　老年人感冒 ………………………………………… 218

　　第二节　老年人慢性支气管炎 …………………………… 219

　　第三节　老年人肺气肿 ……………………………………… 219

第四节　老年人冠心病 …………………………………… 220

第五节　老年人心律失常 ………………………………… 221

第六节　老年人心力衰竭 ………………………………… 222

第七节　老年人高血压病 ………………………………… 223

第八节　老年人低血压症 ………………………………… 224

第九节　老年人慢性胃炎 ………………………………… 225

第十节　老年性便秘 ……………………………………… 226

第十一节　老年性尿失禁 ………………………………… 227

第十二节　老年性脑萎缩 ………………………………… 228

第十三节　老年性痴呆 …………………………………… 229

第十四节　老年性骨质疏松症 …………………………… 230

第十五章　眼科疾病 ……………………………………… 231

第一节　麦粒肿 …………………………………………… 231

第二节　霰粒肿 …………………………………………… 232

第三节　睑缘炎 …………………………………………… 233

第四节　慢性泪囊炎 ……………………………………… 234

第五节　急性泪囊炎 ……………………………………… 235

第六节　沙眼 ……………………………………………… 235

第七节　急性卡他性结膜炎 ……………………………… 236

第八节　春季卡他性结膜炎 ……………………………… 237

第九节　泡性角膜结膜炎 ………………………………… 238

第十节　细菌性角膜溃疡 ………………………………… 239

第十一节　真菌性角膜炎 ………………………………… 240

第十二节　单纯疱疹病毒性角膜炎 ……………………… 241

第十三节　虹膜睫状体炎 ………………………………… 241

第十四节　急性闭角型青光眼 …………………………… 242

第十五节　原发性开角型青光眼 ………………………… 243

第十六节　老年性白内障 ………………………………… 244

第十七节　视网膜动脉阻塞 ……………………………… 245

第十八节　视网膜静脉阻塞 ……………………………… 246

　　第十九节　视网膜静脉周围炎 ……………………… 246

　　第二十节　原发性视网膜色素变性 …………………… 247

　　第二十一节　视神经炎 ………………………………… 248

　　第二十二节　视神经萎缩 ……………………………… 249

第十六章　耳鼻咽喉科疾病 …………………………… 250

　　第一节　分泌性中耳炎 ………………………………… 250

　　第二节　急性化脓性中耳炎 …………………………… 251

　　第三节　慢性化脓性中耳炎 …………………………… 252

　　第四节　梅尼埃病 ……………………………………… 253

　　第五节　突发性聋 ……………………………………… 255

　　第六节　急性鼻炎 ……………………………………… 256

　　第七节　慢性鼻炎 ……………………………………… 257

　　第八节　萎缩性鼻炎 …………………………………… 258

　　第九节　变应性鼻炎 …………………………………… 259

　　第十节　鼻息肉 ………………………………………… 259

　　第十一节　鼻窦炎 ……………………………………… 260

　　第十二节　鼻出血 ……………………………………… 261

　　第十三节　急性咽炎 …………………………………… 262

　　第十四节　慢性咽炎 …………………………………… 263

　　第十五节　咽异感症 …………………………………… 264

　　第十六节　急性扁桃体炎 ……………………………… 265

　　第十七节　慢性扁桃体炎 ……………………………… 266

　　第十八节　急性喉炎 …………………………………… 267

　　第十九节　慢性喉炎 …………………………………… 267

　　第二十节　急性会厌炎 ………………………………… 268

　　第二十一节　鼻咽癌 …………………………………… 269

附：典型病例 ……………………………………………… 271

后记 ………………………………………………………… 296

编辑的话 …………………………………………………… 300

上　篇　总　论

第一章　疾病的中医整体观

人体是一个整体。人所患疾病，即为整体疾病。有的疾病重点在局部，但因其必然受整体的影响并影响整体，仍属整体疾病。故严格地说，没有绝对孤立的局部疾病，所有疾病都是整体疾病。这就是疾病的中医整体观。这一理论适用于观察分析所有需要内服中药治疗的疾病。

各种不同的疾病真的存在着共同的整体性吗？

任何人都知道，各种不同的疾病，表现并不相同，如发病群体不同、发病原因不同、重点部位不同、症状表现不同、现代医学检查结果不同、预后不同等等。就症状而言，各种各样，千差万别，有的严重，有的轻微，有的漫长，有的短暂，有的简单，有的复杂，有的明显，有的隐蔽，有的有形，有的无形，有的在上，有的在下，有的在体表，有的在体内等等。当我们把这些不同的疾病连同其症状，按一定部位顺序加以排列组合，就像门捷列夫按原子量排列各种元素一样，就会惊奇地发现，它们明显存在着规律，形成序列，是一个完整的系统。不同的疾病，不管其重点部位如何，都在这一序列之中，且表现出程度不等的整体系统性。故从全面看，从深层看，各种不同的疾病确实存在着整体性。这是客观现实，不因人们认识与否而改变。

各种不同的疾病为什么存在着共同的整体性呢？

这是因为人体是一个整体。按中医理论，人身五脏六腑，四肢九窍，通过经络联系，形成一个整体。人体患病，即使其重点部位在局部，但能通过经络传导，迅速影响全身，形成整体疾病。中医还认为局部可代表整体，如耳外形如倒置胎儿，耳针可治疗全身疾病等。现代科学证实，生物体的每一局部，甚至细胞，都携带着整体生命信息（如基因），用植物的局部组织可以培养成整株植物，一些低等动物可以重新长出失去的部分，克隆技术可以用体细胞培育出与原本体相同的高等动物等等。既然生物体的每一局部都携带着整体生命信息，人体患病，即使重点在局部，这一局部已经含有整体因素，也就具有了整体疾病的性质。至于其他部位，因处于整体之中，且含有相同的整体生命的信息，也就不可能置身事外，必然或隐或显或轻或重地有所反应，这就显示出疾病的整体性。所以说，疾病的整体性，是由人体内在本质决定的，并非主观臆造。

为了更好地认识疾病的整体性，必须重新认识中医以前关于疾病传变方式的论述。人体患病时，出现各种症状，这些症状处于动态变化之中，有轻有重，有先有后。古人认识疾病处于早期阶段，当然首先注意突出症状，而这些突出症状的出现，往往有先有后，这就使古人认为疾病的传变，速度缓慢，层次分明。如伤寒一日太阳，二日阳明，三日少阳；温病，卫之后方言气，营之后方言血，先上焦，再中焦，后下焦等等。这些论述，当时对辨证施治有重要的指导意义。随着时代的发展、经验的积累、认识的深化，现在可以完全证实人体患病时，全身反应同时出现，而且存在于疾病全过程。患病时出现的症状，确实有轻重先后等等不同，但那只是程度不同，或有些症状暴露明显，有些症状比较隐蔽而已，并无本质上的差别。只有突破前人关于传变的理论，整体观和系统疗法才能在理论上成立。

疾病的整体性是怎样显示的呢？

为了叙述方便，把它分为表证、上焦证、中焦证、下焦证、血分证，即各种疾病都有表证、上焦证、中焦证、下焦证、血分证，而且存在于疾病的全过程。

表证是疾病的外在表现。凡病皆有表证，它存在于疾病的全过程。表证是疾病表现的一个侧面，与上焦证、中焦证、下焦证、血分证紧密联系，共同存在。表证表现为：恶寒、发热、头痛、鼻塞、流涕、喷嚏、咽干、咽痛、项强、腰背酸痛、四肢疼痛麻木、肢颤、无汗、自汗、盗汗、皮肤瘙痒、疹痘、疮疡等。表证重者脉多浮紧或浮缓，有热者脉多数。

这里所说的表证，与以前含义略有不同。表证不是相对里证独立存在，而是与里证紧密联系共同存在，不是指疾病的初起阶段，而是存在于疾病的全过程。有些疾病虽不是由外感引起，但因整体功能紊乱，卫外功能受损，也有表证。有些症状，如瘙痒、麻木、疹痘、疮疡等，原不属表证范围，但其不但出现于体表，且表证病理特征明显，为了简化归类，也列入表证范围。

为了论述上焦证、中焦证、下焦证，还必须对"三焦"的含义作一界定。

"三焦"的含义历来不太一致，本书对其含义的诠释是为整体观和系统疗法服务的，与前人略有不同。其含义是："三焦"是指胸腹腔，包括所含脏腑及其联属组织和功能。"上焦"指胸腔，包括心和心包（含脑）、肺及其联属组织和功能；"中焦"指腹腔上部，包括脾、胃、胆（含胰）及其联属组织和功能（肝本位居中焦，但其病理多表现于下焦，自古以来都明定肝属下焦，故从古义）；"下焦"是指腹腔下部，包括肾（含睾丸）、肝、膀胱、大肠、小肠、女子胞（包括妇女整个内生殖器官）及其联属组织和功能。

上焦证是疾病在上焦的表现。凡病皆有上焦证，它存在于疾病的全过程。上焦证是疾病表现的一个侧面，与表证、中焦证、下焦证、血分证紧密联系，共同存在。上焦证表现为：心烦、胸闷、胸痛、心悸、失眠、嗜睡、健忘、神志不清、精神错乱、咳嗽、喘促、痰多等。上焦证为主者脉多两寸滑或沉微，或有腻苔。

神志方面的症状，前人多分别与某脏腑联系，如五志

（喜、怒、思、悲、恐）分别与五脏（心、肝、脾、肺、肾）联系。整体观认为，这种联系有一定意义，但神志与心（含脑）联系更为密切，为了简化归类，把这方面的症状统归于上焦证。

中焦证是疾病在中焦的表现。凡病皆有中焦证，它存在于疾病的全过程，中焦证是疾病表现的一个侧面，与表证、上焦证、下焦证、血分证紧密联系，共同存在。中焦证表现为：胃痛、胃胀、胁痛、易饥、纳呆、反酸、恶心、呕吐、口干、口苦、口臭、牙痛、倦怠、乏力等。中焦证为主者，脉两关弦。

倦怠、乏力等症状，在很多疾病中经常出现，多为全身功能紊乱特别是湿困中焦脾胃所致。有人一律认为是虚，滥投补药，其认识是片面的。牙齿本不属中焦，因其与胃关系密切，为简化归类，故将牙痛等列入中焦证。

下焦证是疾病在下焦的表现。凡病皆有下焦证，它存在于疾病全过程。下焦证是疾病表现的一个侧面，与表证、上焦证、中焦证、血分证紧密联系，共同存在。下焦证表现为：小腹或少腹胀痛、浮肿、黄疸、口渴、尿急、尿频、尿痛、癃闭、小便黄、小便混浊或带砂石、大便稀薄、大便干结或便秘、便带黏液或脓血、里急后重、脱肛，男子阳痿、遗精、早泄、无子，妇女月经不调、带下、痛经、不孕、癥瘕等，反映于上部则为头晕、目眩、耳鸣、耳聋等。下焦证重者，脉两尺弱。

头晕、目眩、耳鸣、耳聋等，为全身功能紊乱引起，以前多从肝肾论治，为简化归类，故列入下焦证。

血分证是疾病在血分的表现。凡病皆有血分证，它存在于疾病全过程。血分证是疾病表现的一个侧面，与表证、上焦证、中焦证、下焦证紧密联系，共同存在。血分证表现为：面红、目赤、唇青紫、皮肤潮红或起斑疹、咳血、呕血、血尿、便血或黑便、血精、经闭、崩漏等。血分证重者，脉涩，或有结代，舌质红或暗，或有瘀斑。

血分证前人多指为热性病的深重阶段，整体观用于表述疾病深入血分，认为所有疾病都有血分证，且存在于疾病全过程，无深重之义，无阶段之分，故与前人略有不同。

以上分类，是为了叙述方便和易于掌握，以利于展示疾病的各个侧面。严格说，这样分类并不准确，因为整体观认为，每一症状都与整体功能紊乱有关，并不绝对隶属于某一局部。

以上所用的"表证"、"上焦证"、"中焦证"、"下焦证"、"血分证"等术语，过去也曾广泛使用。术语是表述的工具，过去使用，现在仍有其意义者可继续使用，以体现传统，也便于掌握和理解；其含义并不完全适用于新的理论，可加以改造，或补充或修改，或重新诠释和界定。古人已经这样做过，我们当然也可以这样做。

第二章 中药系统疗法

疾病既然具有整体性，治疗疾病当然应针对整体，即以中药组方系统调整整体功能，同时对重点局部进行重点治疗，这就是中药系统疗法。

一般来说，以前中医临床医学所研究和解决的是疾病的个性，即某病的特点和治疗方法。前人也研究疾病发展变化的规律，但强调其层次和阶段性；也重视脏腑之间的密切关系，但重点仍是某些症状突出的脏腑。故虽有整体意识，但仍然主要是为疾病的个性服务的。前人也有系统治疗思想的萌芽，如伤寒合病、并病思想，脾胃学说升阳、补脾胃、泻阴火的综合运用，还有一些具有系统治疗思想的著名方剂，如防风通圣散、五积散等等，但其理论和实践还不够完整、成熟，还不能形成中医临床医学的主流，只作为治疗某些类型疾病的方法和方剂。辨证施治，一证一方，历来是中医治疗疾病的基本方法。

系统疗法要研究和解决的是疾病的共性，即各种疾病对人体影响的共同规律，以及通过系统调整整体功能来治疗各种疾病。系统疗法也重视疾病的个性，并认真加以解决，但那是在整体战略指导下的战术处理，其观察、思考和治疗始终离不开整体。

怎样进行系统治疗呢？

疾病整体性的形成和治疗的关键在少阳，包括足少阳胆、手少阳三焦。古代有关论述甚多，现选经典著作摘引于后：

《内经》："凡十一脏皆取决于胆也。"

《中藏经》："三焦者人之三元之气也……总领五脏六腑，营卫经络，内外、左右、上下之气也。三焦通则内外、左右、上下皆通也。其于周身灌体、和内调外、荣左养右、导上宣下，莫大于此也。"

对其他脏腑的论述从没有像胆和三焦提高到如此的程度，说明胆和三焦对人体的生理和病理有全局性决定性作用。

《伤寒论》对少阳证症状记述有：口苦，咽干，目眩，两耳无所闻，目赤，往来寒热，胸胁苦满，默默不欲食，心烦，喜呕，或胸中烦而不呕，或渴，或腹中痛，或胁下痞硬，或心下悸，小便不利，或不渴，身有微热，或咳，热入血室等等。

对上列症状稍作归纳，即可明显看出包括表证、上焦证、中焦证、下焦证、血分证各个方面。

既然少阳是疾病整体性的关键，治疗自然首先应和解少阳。和解少阳首选小柴胡汤。一般认为，小柴胡汤即柴胡、黄芩、人参、半夏、甘草、生姜、大枣七味。实际上，小柴胡汤是加减变化的组方，上述七味，只是一种，也只适应某证型。原著加减法为：若心中烦而不呕者，去半夏、人参，加栝楼实；若渴，去半夏加入参、栝楼根；若腹中痛者，去黄芩加芍药；若胁下痞硬，去大枣加牡蛎；若心下悸，小便不利者，去黄芩加茯苓；若不渴，外有微热者，去人参加桂枝；若咳者，去人参、大枣、生姜，加五味子、干姜。从以上加减可以看出，小柴胡汤中保持不变者只有柴胡、甘草二味，其余皆为按症而设，也可以看出和解少阳的基本用意为升阳、理气、和中，兼顾他症。

系统疗法以和解少阳为轴线，取小柴胡汤基础药：柴胡、甘草。小柴胡汤及下方桂枝汤原著均用炙甘草。炙甘草炮制不便，且不易保存，故我临床多以生甘草代替，疗效不受影响。

系统疗法的轴线确立后，其他层面则可依次展开。

表证最基本的病理特征是风寒。治疗表证首选桂枝汤。桂枝汤由桂枝、芍药、甘草、大枣、生姜组成。系统疗法采用原方。此方有解表、疏风、散寒、调和营卫等功能。从现代医学角度看，具有解热镇痛、促进血液循环、提高机体自身功能和抗病能力等作用。此方不仅可治发热、恶寒、头痛、身痛等表证，对上焦证心阳不振、寒邪郁肺，中焦证脾胃虚寒，下焦证小腹冷痛、二便不调，血分证血瘀等都有重要作用。

上焦证最基本的病理特征是痰凝气滞。治疗上焦证首选枳实薤白桂枝汤。此方由瓜蒌、薤白、枳实、厚朴、桂枝组成。系统疗法采用原方。此方有通阳散结、化痰利气等功能。从现代医学角度看，对改善心肺功能、调节神经系统功能都有重要作用。此方除治上焦证心烦、胸闷、胸痛、痰多等外，对表证肢麻、乳房肿胀、瘿瘤结核，中焦证胃脘胀满、嗳气，下焦证便秘或腹泻，血分证血瘀痰阻等都有重要作用。

中焦证最基本的病理特征是湿困。治疗中焦证首选平胃散。平胃散由苍术、厚朴、陈皮、甘草组成。系统疗法采用原方。此方有化湿运脾、理气和胃等功能。从现代医学角度看，可促进胃肠蠕动，提高消化和吸收能力，对神经系统也有调节作用。此方不仅可治中焦胃脘胀满、不思饮食、反酸吐水等，对表证四肢酸重、皮肤湿痒，上焦证困倦嗜睡，下焦证大便不实、妇女带多阴痒等也有重要作用。

下焦证最基本的病理特征是水停。治疗下焦证首选五苓散。五苓散由白术、茯苓、猪苓、泽泻、桂枝组成。系统疗法采用原方。此方有通阳利水、健脾祛湿的功能。从现代医学角度看，可改善泌尿系统功能，促进有害物质排出体外，对循环系统、神经系统、生殖系统都有调节作用。此方不仅可治下焦证小便不利、浮肿、口渴、大便不实、小腹胀满等，对表证发热、皮肤肿胀渗液，上焦证心悸、喘满，中焦证胃胀、腹水，血分证瘀血肿胀等都有重要作用。

血分证最基本的病理特征是血热、血瘀，治疗血分证首选生地、丹皮。此二味有凉血散血功能。从现代医学角度看，可减轻炎症引起的组织充血和出血，改善血液循环和凝血功能等。

风寒、痰凝气滞、湿困、水停、血热血瘀之间的关系是怎样的呢？

痰、湿、水同为体液的病理产物，根源相同，性质相近，病理相通。它们互相联系，互相影响，共同存在，影响人体健康。但也有不同：凝结为痰，弥漫为湿，积聚为水。痰多凝于上焦，湿多困于中焦，水多停于下焦。痰影响心神则心烦、胸闷，湿影响心神则困顿、嗜睡，水影响心神则心悸不安。

风寒与血热是对立的统一体，它们性质相反，表现对立，但又互为存在的条件，共存于疾病这个复杂的矛盾统一体中，无寒也就没有热，无热也就没有寒。明确提出寒与热的对立统一的关系，是整体观和系统疗法的重要思想基础。就疾病个体而言，有时风寒偏重，如恶寒、身痛、头痛、喜热恶冷等，有时血热偏重，如面红目赤、舌红、咽痛、喜冷恶热等，但强调一面而忽视另一面是片面的。伤寒学说更多强调寒的一面，故多用辛温；温病学说更多强调热的一面，故多用辛凉。整体观和系统疗法则强调两者共存，既用辛温的桂枝，又用凉血散血的生地、丹皮，用于治疗所有疾病，比单用辛温或辛凉疗效都好。由此可以推想，长期形成的伤寒与温病的对立，也许可以在新的基础上实现统一。

风寒、痰、湿、水、血热血瘀，虽然分别是不同部位最基本的病理特征，但它们并不孤立存在，也不只是影响局部，而是紧密联系，共同存在，共同影响整体各部位，且不是平均分配，而是轻重悬殊，这就形成了无数组合，构成众多疾病和各种各样错综复杂的症状。

虽然疾病众多，症状复杂，但每一疾病都影响整体各部位，而这些部位又都有其最基本的病理特征，这一规律没有变化，就使通过调整整体功能兼顾重点来治疗各种疾病成为可能。把上述各方药串联起来，就成了治疗各种疾病的复方组合，其构成为：

柴胡12g，桂枝10g，白芍10g，瓜蒌10g，薤白10g，枳实10g，苍术10g，陈皮10g，厚朴10g，白术10g，茯苓10g，猪苓10g，泽泻12g，生地10g，丹皮10g，甘草10g，生姜10g，大枣10g。

此方可调整整体功能，用于治疗各种疾病，但只是个基础，使用时要根据病情适当加减，故命名为全息汤基础方。

此方具有升阳理气、疏风散寒、调和营卫、开胸化痰、化湿运脾、利水清血等多种功能。从现代医学角度看，该方具有解热镇痛，抗菌抗病毒，提高机体免疫能力，改善神经系统、循环系统、呼吸系统、消化系统、泌尿系统、生殖系统功能，促进有害物质排出体外等多种作用。本方经适当加减，可治疗各种疾病。

全息汤基础方是将前人成方串联而成。前人曾经作了某些串联，如小柴胡汤与桂枝汤组成柴胡桂枝汤，小柴胡汤与平胃散组成柴平汤，小柴胡汤与五苓散组成柴苓汤，平胃散与五苓散组成胃苓汤等等。但是，第一，小柴胡汤均用原方，限制了其机动灵活性；第二，小柴胡汤、平胃散、五苓散未能联成一体，且缺少治疗上焦证的方剂或药物，没有形成系统；第三，没有引入清营凉血的思想和相应药物，对血热较重的疾病不能适应。系统疗法经过对小柴胡汤的改制，并在前人基础上引入开胸化痰利气的枳实薤白桂枝汤，凉血散血的生地、丹皮，并把它们串联成完整的系统，这就形成了经过加减可治疗各种疾

　· 10 ·　　　　　　十年一剑全息汤

病且疗效卓著的全息汤基础方。

第三章　全息汤基础方加减法

全息汤基础方因符合各种疾病的共同规律，所以可以广泛应用于这些疾病的治疗。但每一疾病又有各自的特殊性，即使同一种疾病，在不同人和不同阶段也有不同表现。这样，在使用全息汤基础方时，就不能一成不变，而是要根据不同疾病和不同症状适当加减。关于不同疾病的加减法可参阅各论。本章先就常见症状加减法简介于下。引用方剂中的药物，凡基础方中已有者，不再列入。

1. 发热。不论何种疾病引起，也不分温病、伤寒、内伤、杂病，不分风寒、风热、气虚、阳虚，不分高热、低热、恶寒发热、只热不寒、寒热往来、日晡潮热、五心烦热等，一概予全息汤基础方。个别高热脉洪、面红舌赤、烦渴引饮者加石膏15～30g，知母10g（白虎汤意）。其余按症加减。

2. 低温。指体温在36℃以下，伴全身不适者。不论何种疾病引起，一般予全息汤基础方。个别自汗淋漓者加附子10g（桂枝附子汤意）。其余按症加减。

3. 自汗。不论何种疾病引起，也不分气虚、阳虚、营卫不和、阳明热炽、暑气伤阳等，一般予全息汤基础方。重者加黄芪、牡蛎各12g；自汗淋漓者加附子10g，龙骨、牡蛎各12g。其余按症加减。

4. 盗汗。不论何种疾病引起，也不分阴虚内热、心血不足、脾虚湿阻、邪阻半表半里等，一般予全息汤基础方加龙骨、牡蛎12～15g。其余按症加减。

5. 身酸懒。不论何种疾病引起，也不分脾虚湿困、气血两虚等，一般予全息汤基础方。如出现纳差、腹泻、浮肿、黄疸等症状，按相应症状加减。

6. 身痛。不论何种疾病引起，也不分风、寒、湿等，一般予全息汤基础方。痛重，自汗或恶寒者，加附子10g；肩背痛甚者合羌活胜湿汤（羌活、独活、藁本、蔓荆子、川芎、防风各10g）；身刺痛，面紫舌暗脉涩者，合身痛逐瘀汤（秦艽、川芎、桃仁、红花、羌活、没药、当归、五灵脂、香附、地龙各6～10g）。其余按症加减。

7. 浮肿。不论何种疾病引起，也不分风水、石水、皮水、里水、阴水、阳水等，一般予全息汤基础方。喘满者加麻黄、杏仁各10g；有热者加石膏15～20g，咽喉肿痛或有疮疡者加银花15～20g，连翘10～15g；肿甚，身重恶寒者，加附子10g。其余按症加减。

8. 黄疸。不论何种疾病引起，也不分阴黄、阳黄等，一般予全息汤基础方加茵陈蒿12～20g。小便赤热者加栀子、黄柏各10g；大便干者加大黄10～12g。其余按症加减。

9. 嗜睡。不论何种疾病引起，也不分湿困、脾虚、肾虚、阳虚等，一般予全息汤基础方，严重者加石菖蒲10g。其余按症加减。

10. 失眠。不论何种疾病引起，也不分心虚、脾虚、血虚、痰火、心火、肝火、心肾不交等，一般予全息汤基础方加龙骨、牡蛎各12～15g，严重者加酸枣仁12～15g，知母、川芎各10g（酸枣仁汤意）。其余按症加减。

11. 心惊不安。不论何种疾病引起，也不分痰火、心火、肝火、胆虚、血虚等，一般予全息汤基础方加龙骨、牡蛎各12～15g（柴胡加龙骨牡蛎汤意）。其余按症加减。

12. 头痛。不论何种疾病引起，也不分风寒、风热、风湿、肝阳、气虚、血虚等，一般予全息汤基础方。偏头痛者加川芎、白芷各10g；兼痛泻者加防风10g；兼身痛者合羌活胜湿汤（见身痛条）；兼头胀或烦躁不安者加龙骨、牡蛎各12g。其余按症加减。

13. 头晕。不论何种疾病引起，也不分肝风、气虚、血虚、肾虚、血瘀、痰浊等，一般予全息汤基础方。兼恶心呕吐者加半夏、苏叶各10g；兼心烦不安者加龙骨、牡蛎各12g；严重者加天麻10g。其余按症加减。

14. 口渴。不论何种疾病引起，也不分阳明热盛、阴虚肺燥、湿热水停等，一般予全息汤基础方。烦渴多饮者合白虎加人参汤（石膏12～20g，知母、人参或党参、粳米各10g）；兼纳差，舌淡苔少而燥者，加党参12g，花粉10g；兼舌干而裂者合增液汤（玄参、麦冬各10g）。其余按症加减。

15. 口中异味。口中异味指口涩、口腻、口苦、口臭、口酸、口甜、口辣等。不论何种疾病引起，一般予全息汤基础方。口涩、口腻不再加药；口苦者加当归、栀子各10g；口臭者加藿香、佩兰各10g；口酸者加黄连6～10g，吴茱萸3～6g；口甜者合泻黄散（藿香、石膏、山栀、防风各10g）；口辣者合泻白散（桑白皮、地骨皮各10g）。其余按症加减。

16. 项强。不论何种疾病引起，也不分风寒、风湿等，一般予全息汤基础方，严重者合葛根汤（葛根12～15g，麻黄10g）。其余按症加减。若现神昏谵语、四肢抽搐等，不可视为一般项强，应进一步明确诊断。

17. 肩痛。不论何种疾病引起，也不分风、痰、湿等，一般予全息汤基础方，严重者合舒筋汤（当归、赤芍、姜黄、羌活、海桐皮各10g）。其余按症加减。

18. 四肢疼痛。不论何种疾病引起，也不分风、寒、湿、热、虚等，一般予全息汤基础方，严重者合乌头汤（麻黄、黄芪、川乌各10g）或桂枝芍药知母汤（麻黄、知母、防风、附子各10g）。其余按症加减。

19. 腰痛。不论何种疾病引起，也不分风、寒、湿、热、肾虚等，一般予全息汤基础方加杜仲10g。兼痛泻者加防风10g；严重者加附子10g；两侧痛者加川楝子、元胡各10g；尾骶骨痛者合补肾汤（破故纸、小茴香、元胡、牛膝、当归、杜仲、知母、黄柏各10g）加减；泌尿系统结石者再加金钱草

15g，海金沙10g。其余按症加减。

20．咳嗽。不论何种疾病引起，也不分风寒、风热、肺燥、痰湿、阴虚、肝火等。一般予全息汤基础方去生姜、大枣，加干姜、五味子各10g，咳不止再合止嗽散（荆芥、紫菀、桔梗、百部、白前各10g）。咽喉不利、干咳无痰者合养阴清肺汤（麦冬、玄参、贝母、薄荷各10g）或泻白散（桑白皮12g，地骨皮10g）加贝母、枇杷叶各10g。其余按症加减。

21．喘促。不论何种疾病引起，也不分风寒、风热、痰浊、气郁、气阴两虚、肾不纳气、阳虚水泛等，一般予全息汤基础方加杏仁10g。兼咳嗽者，去生姜、大枣，加干姜、五味子、杏仁各10g；喘甚者再加葶苈子10g；哮喘者合定喘汤（麻黄、桑白皮、白果、苏子、杏仁、黄芩、款冬花、半夏各10g）；发热而喘者合麻杏石甘汤（麻黄、杏仁各10g，石膏12～20g）。其余按症加减。

22．胸闷。不论何种疾病引起，也不分肝郁气滞、心血瘀阻、肺失清肃等，一般予全息汤基础方。兼咳喘胁痛者，按相关症状加减。其余按症加减。

23．胸痛。不论何种疾病引起，也不分胸阳不振、心血瘀阻、肝郁气滞等，一般予全息汤基础方。兼面唇紫暗者加桃仁、红花各10g，丹参12～15g。其余按症加减。

24．胸中烦热。不论何种疾病引起，也不分热扰胸膈、湿热郁蒸、阳明燥结、实热结胸、气阴两伤、阴虚火旺等，一般予全息汤基础方。兼失眠、多梦、盗汗者加龙骨、牡蛎各12g。其余按症加减。

25．心悸。不论何种疾病引起，也不分心阳不振、心血亏损、痰湿内阻、血脉阻滞等，一般予全息汤基础方加龙骨、牡蛎各12～15g。兼肢冷、脉迟或结代者加附子10g（四逆汤加减法）。其余按症加减。

26．嗳气。不论何种疾病引起，也不分食滞停胃、肝气犯胃、脾胃虚弱等，一般予全息汤基础方。嗳气频频者合旋覆代赭汤（旋覆花、党参、半夏各10g，代赭石12g）。其余按症加减。

27．呃逆。不论何种疾病引起，也不分胃寒、胃热、胃阴虚、肾虚等，一般予全息汤基础方。心绪不宁者加龙骨、牡蛎各12g；呃逆严重者合丁香柿蒂汤（丁香、柿蒂、人参或党参各10g）。其余按症加减。

28．恶心呕吐。不论何种疾病引起，也不分胃寒、胃热、肝郁、痰湿、食积等，一般予全息汤基础方加半夏、苏叶各10g。其余按症加减。

29．反酸。不论何种疾病引起，也不分肝气犯胃、寒湿内阻等，一般予全息汤基础方合左金丸（黄连6～10g，吴茱萸3～5g），重者加乌贼骨、煅瓦楞子各10～12g。其余按症加减。

30．食欲不振。不论何种疾病引起，也不分肝气犯胃、湿困脾胃、胃阴不足等，一般予全息汤基础方加三仙（山楂、六曲、麦芽）各12g，胃酸者不加山楂。其余按症加减。

31．胃脘痛。不论何种疾病引起，也不分脾胃虚寒、胃阴不足、肝胃不和、气滞血瘀等，一般予全息汤基础方加重白芍量至12g。其余按症加减。

32．胁痛。不论何种疾病引起，也不分肝郁气滞、肝阴不足、瘀血阻络等，一般予全息汤基础方去大枣加牡蛎12g。右胁痛者再加青皮10g；左胁痛者再加郁金10g；腋下肋间痛者加川楝子、元胡各10g。其余按症加减。

33．脐腹痛。不论何种疾病引起，也不分寒凝气滞、脾胃虚寒、虫扰等，一般予全息汤基础方合天台乌药散（乌药、槟榔、木香、小茴香、良姜、川楝子、青皮、巴豆各10g）去巴豆。其余按症加减。

34．小腹痛。不论何种疾病引起，也不分膀胱湿热、膀胱蓄血、下焦虚寒等，一般予全息汤基础方加重白芍用量至12g，再加当归、川芎各10g（当归芍药散意）。其余按症加减。

35．少腹（小腹两侧）痛。不论何种疾病引起，也不分寒滞肝脉、肝气郁结、大肠湿热、下焦虚寒等，一般予全息汤基础方合金铃子散（川楝子、元胡各10g）。其余按症加减。

36．腹胀。不论何种疾病引起，也不分气滞、血瘀、食积、水停等，一般予全息汤基础方。兼胃酸者加黄连6～10g，吴茱萸3～5g；严重者合生姜泻心汤（党参、干姜、半夏、黄芩、黄连各10g），或再加知母、姜黄、砂仁各10g（中满分消汤意）。其余按症加减。

37．腹泻。不论何种疾病引起，也不分寒湿、湿热、脾虚、肝郁、肾虚等，一般予全息汤基础方去瓜蒌加蒌皮10g，无腹痛者去白芍。痛泻者不去白芍再加防风10g；严重者加赤石脂、禹余粮各12g（赤石脂禹余粮汤）；久病体虚者加党参10g。其余按症加减。

38．大便秘结。不论何种疾病引起，也不分虚秘、风秘、气秘、热秘、寒秘，或胃肠实热、肝脾气滞、脾肺气虚、脾肾阳虚、血虚阴亏等，一般予全息汤基础方去瓜蒌加蒌仁10～12g，严重者合麻仁丸（麻仁12g，枳实、大黄、杏仁各10g）。其余按症加减。

39．便带脓血。不论何种疾病引起，也不分寒湿、湿热、虚寒等，一般予全息汤基础方去瓜蒌加蒌皮10g，再加当归、川芎各10g，赤石脂12g（当归芍药散、桃花汤意）。便前腹痛加重者加防风10g；热毒炽盛者合白头翁汤（白头翁12g，黄连、黄柏、秦皮各10g）。其余按症加减。

40．小便涩痛。不论何种疾病引起，也不分下焦湿热、心火炽盛、肝气郁结、下焦血瘀、肾阴亏虚等，一般予全息汤基础方加当归、车前子各10g。有热象者加栀子10g。其余按症加减。

41．小便失禁。不论何种疾病引起，也不分肾气虚寒、脾肺气虚、膀胱蓄热、肝肾阴虚等，一般予全息汤合缩泉丸（益智仁、乌药、山药各10g），加桑螵蛸10g。其余按症加减。

42. 小便混浊。不论何种疾病引起，也不分湿热、肾虚、气虚等，一般予全息汤基础方合萆薢分清饮（萆薢12g，乌药、益智仁、石菖蒲各10g，盐3g），小便黄混者合程氏萆薢分清饮（萆薢、丹参各12g，车前子、黄柏、石菖蒲、莲子心各10g）。其余按症加减。

43. 睾丸胀痛。不论何种疾病引起，也不分寒凝、气滞、湿热、毒邪等，一般予全息汤基础方加川楝子、元胡、橘核、荔枝核、小茴香各10g。睾丸红肿者再加银花12～15g，连翘10～12g，乳香、没药各6～10g。其余按症加减。

44. 阳痿。不论何种疾病引起，也不分元阳不振、心脾两虚、惊恐伤肾、湿热下注等，一般予全息汤基础方。兼会阴胀痛者加川楝子、元胡各10g；兼小便不利者加当归、车前子各10g；病久者合斑龙丸（鹿角胶、鹿角霜、菟丝子、柏子仁、熟地各10g）。其余按症加减。

45. 遗精。不论何种疾病引起，也不分心火旺盛、心脾两虚、心肾两虚、相火妄动、肾气不固、湿热下注等，一般予全息汤基础方加龙骨、牡蛎各12g。严重者加芡实、莲须各10g。其余按症加减。

46. 鼻衄。不论何种疾病引起，也不分风寒欲解、风热壅肺、胃火炽盛、肝火犯肺、脾不统血、肾阴虚损等，一般予全息汤基础方加重生地用量至12g。严重者合清衄汤（侧柏叶、藕节各12g，赤芍、当归、香附、黄芩、黄连、山栀、桔梗各10g）。其余按症加减。

47. 咳血。不论何种疾病引起，也不分外感、肺气壅盛、瘀阻肺络、脾肺气虚、阴虚火旺等，一般予全息汤基础方加重生地用量至12g。严重者合柏叶汤（柏叶、干姜、艾叶各10g）或十灰散（大蓟、小蓟、栀子、陈棕、荷叶、侧柏叶、茜草、茅根、大黄各10g，炒炭用）；慢性咳血加阿胶、白及各10g。其余按症加减。

48. 呕血。不论何种疾病引起，也不分胃火炽盛、肝火犯胃、胃脘血瘀、阴虚火旺、心脾不足等，一般予全息汤基础方加重生地用量至12g。严重者合泻心汤（大黄、黄芩、黄连各10g）。其余按症加减。

49. 便血。不论何种疾病引起，也不分风火、湿热、阴虚、阳虚等，一般予全息汤基础方加重生地用量至12g。便血色黑者合黄土汤（灶心土15～20g，附子、阿胶、黄芩各10g）；便血色鲜红者合槐花散（槐花、侧柏叶各12g，炒荆芥、枳壳各10g）。其余按症加减。

50. 尿血。不论何种疾病引起，也不分膀胱湿热、肝胆湿热、心火亢盛、肾阴亏损、脾肾两虚等，一般予全息汤基础方加重生地用量至12g。再加木通、竹叶各10g，茅根12～15g。其余按症加减。

51. 月经先期。不论何种疾病引起，也不分血热、阴虚、肝郁化火、气虚等，一般予全息汤基础方。口苦心烦脉弦者加当归、栀子各10g（丹栀逍遥散意）；自觉症状不显者加地骨皮、青蒿、黄柏各10g（清经汤意）。其余按症加减。

52. 月经后期。不论何种疾病引起，也不分虚寒、肝郁、血瘀、痰湿等，一般予全息汤基础方加当归、红花各10g。兼小腹痛者加川芎10g。其余按症加减。

53. 月经先后不定期。不论何种疾病引起，也不分肝郁肾虚、心脾虚弱等，一般予全息汤基础方加当归、山药、菟丝子、荆芥各10g（定经汤意）。其余按症加减。

54. 闭经。不论何种疾病引起，也不分肾气亏损、气血虚弱、气滞血瘀、痰湿阻滞等，一般予全息汤基础方加当归、红花各10g。其余按症加减。

55. 崩漏。不论何种疾病引起，也不分肝郁血热、脾不统血、湿热下注、肝肾阴虚等，一般予全息汤基础方加重生地用量至12g，加地榆12g。兼口苦，血色暗者，加栀子10g；兼小腹、少腹痛者加当归、川芎、川楝子、元胡各10g；兼小腹痛出血多者加当归、川芎、阿胶、艾叶各10g（胶艾汤意）；小腹痛兼恶心纳差者合温经汤（吴茱萸、当归、川芎、党参、阿胶、半夏、麦冬各10g）。其余按症加减。

56．经行腹痛。不论何种疾病引起，也不分肝郁气滞、胞宫瘀血、湿热郁结、气血两虚、冲任虚寒等，一般予全息汤基础方加重白芍用量至12g。小腹痛者再加当归、川芎各10g；少腹痛者加川楝子、元胡各10g。其余按症加减。

57．经行腰痛。不论何种疾病引起，也不分肝肾亏损、血虚气滞等，一般予全息汤基础方加杜仲、川断各10g。腰两侧痛者再加川楝子、元胡各10g。其余按症加减。

58．经前吐衄。不论何种疾病引起，也不分肝经郁火、胃火血热、阴虚肺燥、脾不统血等，一般予全息汤基础方加重生地用量至12g，加当归、栀子、牛膝各10g。严重者合顺经汤（当归、沙参、荆芥炭各10g），加牛膝10g。其余按症加减。

59．经前乳房胀痛。不论何种疾病引起，也不分肝郁气滞、肝郁化火、肝郁脾虚、肝肾阴虚等，一般予全息汤基础方，加当归、香附、青皮各10g。疼痛严重者加当归、乳香、没药各10g（瓜蒌散意）。其余按症加减。

60．白带。不论何种疾病引起，也不分脾虚、肾虚、湿热、痰湿等，一般予全息汤基础方，或加山药、乌贼骨各10g。其余按症加减。

61．黄带。不论何种疾病引起，也不分湿热、气虚等，一般予全息汤基础方合易黄汤（山药、芡实各12g，黄柏、白果、车前子各10g）。带色微黄，气味恶浊者，加当归、栀子各10g，阴痒者再加黄柏、木通各10g。其余按症加减。

62．赤带。不论何种疾病引起，也不分湿热、气郁、血瘀、虚寒、虚热等，一般予全息汤基础方加重生地用量至12g，再加当归、香附、阿胶、黄柏、牛膝、黑豆各10g（清肝止淋汤意）。其余按症加减。

63．五色带。此多为恶性病。不分气郁、湿热、阴虚、虚寒等，一般予全息汤基础方加当归、川芎各10g，半枝莲、白花蛇舌草、蜀羊泉各12～15g，体弱者加党参、黄芪各10～12g。其余按症加减。

64. 妊娠呕吐。不分胃寒、胃热、痰湿、胃阴不足等，一般予全息汤基础方加半夏、苏叶各10g。其余按症加减。

65. 妊娠腹痛。不论何种疾病引起，也不分血虚、血瘀、湿热、气虚、气滞、虚寒等，一般予全息汤基础方加重白芍用量至12g，再加当归、川芎各10g。痛连少腹者加川楝子、元胡各10g。其余按症加减。

66. 妊娠出血。不论何种疾病引起，也不分气虚、血虚、血热、肝火、癥瘤、肾虚等，一般予全息汤基础方加重生地用量至12g，再加地榆12g。兼腹痛者合胶艾汤（阿胶、艾叶、当归、川芎各10g）；兼腰痛者合寿胎丸（菟丝子、桑寄生、川断、阿胶各10g），或加杜仲10g。其余按症加减。

67. 妊娠浮肿。不分肾虚、脾虚、气滞等，一般予全息汤基础方。兼见心绪不宁或子痫者加龙骨、牡蛎各12g。其余按症加减。

68. 产后腹痛。不分血虚、血瘀、寒凝等，一般予全息汤基础方加重白芍用量至12g，再加当归、川芎各10g（当归芍药散意）。痛连少腹者再加川楝子、元胡各10g（金铃子散）。其余按症加减。

69. 产后出血不止。不论何种疾病引起，也不分气虚、血瘀、血热、阴虚等，一般予全息汤基础方加重生地用量至12g。兼腹痛者合生化汤（当归、川芎、炮姜、桃仁各10g）；多日淋沥不净者按崩漏治疗。其余按症加减。

70. 产后多汗。不分气虚、阴虚等，一般予全息汤基础方加黄芪、龙骨、牡蛎各12g。其余按症加减。

71. 产后眩晕。不论何种疾病引起，也不分气虚、血虚、肾虚、血瘀等，一般予全息汤基础方。恶心呕吐者加半夏、苏叶各10g；心悸不安或多汗者加龙骨、牡蛎各12g。其余按症加减。

72. 产后大便难。不分血虚津亏、阳明腑实等，一般予全息汤基础方合麻子仁丸（麻仁12g，杏仁、大黄、厚朴、枳实各10g）。其余按症加减。

73. 产后发热。不论何种疾病引起，也不分外感风邪、外感毒邪、气虚、血虚、血瘀等，一般予全息汤基础方。若表现腹痛拒按、恶露臭秽等毒邪见症，加银花12～15g，连翘10～12g，当归、川芎各10g。其余按症加减。

74. 产后身痛。不论何种疾病引起，也不分风寒、血虚、血瘀等，一般予全息汤基础方。痛甚身冷自汗者加附子10g；掣痛或刺痛，兼见面紫唇暗者合身痛逐瘀汤（当归、川芎、桃仁、红花、地龙、牛膝、羌活、香附、五灵脂、没药各6～10g）加减。其余按症加减。

75. 产后乳少。不分气血虚弱、肝郁气滞、血脉阻滞等，一般予全息汤基础方合涌泉散（王不留行、漏芦、花粉、僵蚕、丁香、穿山甲各10g）加减。其余按症加减。

76. 乳汁自漏。不分气虚、肝郁、肝热等，一般予全息汤基础方加黄芪、龙骨、牡蛎各12g。口苦者加当归、栀子各12g。其余按症加减。

77. 癥瘕。不论属何种疾病，也不分气滞、血瘀、痰湿等，一般予全息汤基础方加三棱、莪术、桃仁各10g。其余按症加减。

78. 子宫脱垂。不分气虚、肾虚、气血两虚、湿热等，一般予全息汤基础方加升麻12g。身体虚弱者酌加黄芪12g，党参10g。其余按症加减。

79. 外阴肿痛。不论何种疾病引起，也不分湿热、毒邪等，一般予全息汤基础方加当归、栀子各10g，银花12～20g，连翘10～12g。其余按症加减。

80. 阴痒。不论何种疾病引起，也不分湿热、肾虚等，一般予全息汤基础方加当归、栀子、黄柏、木通各10g。其余按症加减。

81．性交出血。不论何种疾病引起，也不分肝肾阴虚、冲任湿热、脾气虚弱等，一般予全息汤基础方加重生地用量至12g，加地榆12g。兼带下色黄者再加当归、栀子各10g。其余按症加减。

82．小儿发热。不论何种疾病引起，也不分高热、低热、手足心热，不分风寒、风热、湿热、食积、疳积、气虚、阴虚等，一般予全息汤基础方，剂量约为成人的1/3～1/2（下同）。个别高热脉洪面赤口渴者加石膏6～12g，知母3～6g。其余按症加减。

83．小儿发黄。不论何种疾病引起，也不分湿热、寒湿等，一般予全息汤基础方加茵陈蒿5～10g。其余按症加减。

84．小儿腹泻。不分脾虚、寒湿、湿热、食积等，一般予全息汤基础方去瓜蒌加蒌皮3～5g。痛泻者再加防风3～5g；不痛者去白芍，加赤石脂、禹余粮各5～8g。其余按症加减。

85．小儿咳嗽。不论何种疾病引起，也不分风寒、风热、肺燥、痰湿等，一般予全息汤基础方去生姜、大枣，加干姜、五味子各3～5g。严重者合止嗽散（荆芥、桔梗、紫菀、白前、百部各3～5g）；干咳无痰或百日咳合泻白散（桑白皮4～8g，地骨皮3～5g）加贝母、枇杷叶各3～5g。其余按症加减。

86．小儿哮喘。不分冷哮、热哮、肾虚等，一般予全息汤基础方合定喘汤（麻黄、桑白皮、白果、苏子、杏仁、黄芩、款冬花、半夏各4～6g）。多汗或不安者加龙骨、牡蛎各5～10g；发热而喘者合麻杏石甘汤（石膏6～12g，麻黄、杏仁各3～6g）；喘甚者合苏葶丸（苏子、葶苈子各3～6g）。其余按症加减。

87．小儿夜啼。不论何种疾病引起，也不分肺经风寒、心经积热、心虚禀弱、受惊恐惧、伤食积滞等，一般予全息汤基础方加龙骨、牡蛎各5～6g。不眠者再加酸枣仁4～6g，知母、川芎各3～5g（酸枣仁汤意）。其余按症加减。

88. 小儿疳积。小儿疳积多表现为形体瘦弱、毛发干枯、头大颈细、腹胀肚大、大便不调或时发热等症状。不分脾疳、心疳、肺疳、胃疳、肝疳，也不分脾胃损伤、病后失调等，一般予全息汤基础方。纳差者加三仙各5~6g。其余按症加减。

89. 小儿尿频。不论何种疾病引起，也不分膀胱湿热、脾肺气虚、肾气不固等，一般予全息汤基础方加当归、车前子各4~6g。心烦不安者加龙骨、牡蛎各6~8g。其余按症加减。

90. 小儿遗尿。不分肾阳虚、肾阴虚、脾肺气虚、肝经湿热等，一般予全息汤基础方加石菖蒲6~8g。严重者合闭泉丸（益智仁、白蔹、山栀各6~8g）。其余按症加减。

91. 疮疡肿痛。不分阴证、阳证，一般予全息汤基础方去白芍加赤芍10g，银花12~20g，连翘10~15g。疼痛重者加乳香、没药各6~10g；肿硬者加炮甲或皂刺10g。其余按症加减。

92. 目劄。指开合失常、时时眨动或用力睁眼而不能自主的症状。多见于儿童。不分肝经风热、肝气乘脾、肝虚血少等，一般予全息汤基础方加龙骨、牡蛎各8~10g。严重者合泻青丸（当归、龙脑、川芎、山栀、大黄、羌活、防风、竹叶各6~8g）去龙脑、大黄。其余按症加减。

93. 眼睑下垂。不分中气下陷、风邪入络、气滞血瘀等，一般予全息汤基础方合除风益损汤（熟地、当归、川芎、藁本、前胡、防风各10g）。其余按症加减。

94. 耳鸣耳聋。不分风热、肝火、肝阳上亢、肝血不足、肾阴虚、心肾不交、脾胃虚弱等，一般予全息汤基础方。心绪不宁者加龙骨、牡蛎各12g，或加石菖蒲、木通各10g。其余按症加减。

95. 咽痛。不论何种疾病引起，也不分风寒、风热、湿热、郁火、阴虚等，一般予全息汤基础方加桔梗10~12g。急性肿痛者再加银花12~15g，连翘10~12g，薄荷10g；慢性者合养阴清肺汤（玄参、麦冬、贝母、薄荷各10g）。其余按症加减。

96. 咽喉梗阻。不论何种疾病引起，也不分气滞、痰阻、阴虚等，一般予全息汤基础方。兼恶心干呕者加半夏、苏叶各10g（半夏厚朴汤意）；兼咽干者合养阴清肺汤（见上）；两种症状同时存在，两方同时加入。其余按症加减。

97. 声音嘶哑。不论何种疾病引起，也不分风寒、风热、阴虚、痰瘀等，一般予全息汤基础方加胖大海、桔梗、杏仁各10g。喘者加麻黄10g；有热者加石膏12～15g；咽喉肿痛者加银花12～15g，连翘10～12g；病久咽干者合百合固金汤（熟地、百合、贝母、当归、玄参、麦冬、桔梗各10g）。其余按症加减。

98. 牙痛。不论何种疾病引起，也不分风寒、风热、胃火、虚火等，一般予全息汤基础方合清胃散（升麻12g，当归、黄连各10g）。其余按症加减。

在使用以上加减方法时，需注意以下几点：

第一，每一疾病可能出现不同症状，必须全面了解，不要忽略哪怕不太严重的症状。需要加减的，要一一按症加减，不需要加减的不要随意加减，以体现系统疗法的严密和完整，也是提高疗效的关键。例如：一妇女患慢性盆腔炎，现正值经期，小腹、少腹疼痛，出血量多，询之月经先期，兼见头晕目眩、心烦胸闷、经前乳胀、恶心纳差、倦怠乏力、夜寐不安、大便干、小便黄、平时白带偏多等。在使用全息汤基础方进行系统治疗时，对于有些症状，如月经先期、头晕目眩、心烦胸闷、经前乳胀、倦怠乏力、小便黄、平时白带偏多，不需加减，因基础方已可以胜任。有些症状必须按症加减：小腹痛加重白芍用量，再加当归、川芎；少腹痛加川楝子、元胡；出血多加重生地用量，再加地榆；恶心加半夏、苏叶；纳差加三仙；夜寐不安加龙骨、牡蛎；大便干去瓜蒌加蒌仁。经过加减后，处方应为：

柴胡12g，白芍12g，桂枝10g，蒌仁10g，薤白10g，枳实

10g，苍术10g，陈皮10g，川朴10g，白术10g，茯苓10g，猪苓10g，泽泻12g，生地12g，丹皮10g，法夏10g，苏叶10g，当归10g，川芎10g，川楝子10g，元胡10g，地榆12g，三仙各12g，龙牡各12g，甘草10g，大枣10g，生姜10g。

一般服药2～3剂后，症状应显著好转，如未痊愈，需继续服药者，应根据症状变化调整处方。症状减轻，但仍轻微存在者，处方不变。

第二，同一种症状，可能出现在不同疾病中，除按症状加减外，有时还必须按疾病的性质加减。如右胁下痛，可见于胆囊炎、胆石症、肝炎、肝癌等。胆囊炎、肝炎按加减法，去大枣加牡蛎、青皮，其余则按症状加减；胆石症除按加减法加减外，还须加金钱草、海金沙等；肝癌除按加减法加减外，须加鳖甲、半枝莲、白花蛇舌草等。为使加减法不至过于复杂，这些按病加减用药一般不列入上述加减法，治疗时可参阅各论中相关疾病。

第三，以上所列多为以内科、妇科为主的各种疾病可能共同出现的一些症状。外科、皮肤科、五官科等多有特有症状，为避免与各论重复，列入较少，可参阅各论中相关疾病。

第四，以上所列加减法为个人经验的积累，疗效确切，但不应视为固定不变的模式，随着实践的发展，其加减方法也必然随之变化。只要确有疗效，可不断探索，但不应破坏系统疗法的整体构架。

下 篇 各 论

第一章 传染病

第一节 流行性感冒

流行性感冒（简称流感），是由流感病毒引起的急性呼吸道传染病，通过空气、飞沫传染，可引起流行。临床表现：发热、恶寒、头痛、咽痛、咳嗽、鼻塞、流涕、打喷嚏、胸闷、乏力、恶心、呕吐、纳差、腹痛、腹泻等。中医称之为"时行感冒"等。

传统一般多从外感风寒、外感风热、外感暑湿、外感风燥、胃肠湿热等辨治，严重者从风温闭肺、热犯心肝辨治。

整体观认为，以上各型病机并不孤立存在，而是互相联系共同存在。此病是以表证为重点的整体疾病，除表证如发热、恶寒、头痛、咽痛、鼻塞、流涕等外，尚有上焦证如咳嗽、胸闷等，中焦证如口苦、恶心、呕吐、纳差、倦怠等，下焦证如尿黄、腹泻等，血分证如面红、目赤、舌红、咳嗽带血丝等。故应予系统治疗，全息汤基础方加减。

咳嗽者去生姜、大枣，加干姜、五味子各10g；咽痛者加桔梗10g，红肿者再加银花12～15g，连翘10～12g，薄荷10g；恶心呕吐者加半夏、苏叶各10g；纳差者加三仙各12g；腹泻者去瓜蒌加蒌皮10g，痛泻者再加防风10g；盗汗或睡眠不安者加龙骨、牡蛎各12g；个别高热脉洪面赤口渴者加石膏15～20g，知母10g。其余按总论中加减法加减。

用以上方法治疗流行性感冒，简化了辨证，提高了疗效，且可改善体质，避免并发症。

按：感冒发热是常见病，各中医学派都必须面对。伤寒学说中的太阳中风、少阳病，温病学说中的风温、春温、伏暑、冬温，脾胃学说中的饮食劳倦内伤发热等，都与流行性感冒中某些证型相似。治疗这类疾病的方剂，如伤寒学说的桂枝汤，温病学说的银翘散，脾胃学说的补中益气汤，往往是其学术思想的代表，具有标志意义。全息汤基础方有这些方剂的投影，但其内容更丰富，治疗范围也更广。

第二节　麻　疹

麻疹是由麻疹病毒引起的急性呼吸道传染病，多见于小儿。临床表现：疹前期：见发热，咳嗽，流涕，打喷嚏，羞明，流泪，目赤，二三日口腔黏膜出现灰白色斑点（麻疹黏膜斑）；出疹期：多于四日后出现皮疹，自上而下遍及全身，皮疹为米粒大小红色斑丘疹，全身中毒症状达到高峰；恢复期：自七日开始体温下降，皮疹逐渐消退，遗有色素沉着，后逐渐恢复正常。此外还有轻型、重型、休克型、疱疹型等各型麻疹。病后产生持久免疫力。此病中医亦称"麻疹"。

传统辨证施治，疹前期以辛凉透表为主，出疹期以清热解毒为主，恢复期以养阴清余热，调理脾胃为主。

整体观认为，此病在不同阶段表现虽各有重点，但自始至终都表现出疾病的整体性，表证如恶寒、发热、流涕、流泪等；上焦证如咳喘、胸闷、心烦，严重者神昏等；中焦证如口渴、纳差等；下焦证如尿黄、便干或腹泻等；血分证如目赤、舌红、疹红，严重者呈出血性麻疹等。此病症状不重者，加强护理，顺其自然，不必用药。病情严重者，则不必分期，一律进行系统治疗，全息汤基础方加减，儿童用药剂量约为成人的1/2～2/3。

疹出不透者加荆芥、防风、牛蒡子、浮萍各6g；高热者加石膏12～15g，知母6g；咳嗽者去生姜、大枣，加干姜、五味子各6g；发热喘促者合麻杏石甘汤（麻黄、杏仁各6g，石膏12～15g）；疹色暗红甚至出血、舌质暗红、目赤满睛、咽喉肿痛等毒邪表现严重者加银花、大青叶各8～10g，连翘、紫草各6g；神昏者加石菖蒲6g；烦躁不安者加龙骨、牡蛎各8g。其余按总论中加减法加减。

用以上方法治疗麻疹，简化了辨证，提高了疗效，安全稳妥，且可预防和治疗并发症，如咽炎、心功能不全、脑炎、肠炎等，因这些并发症已在系统疗法治疗范围之内。麻疹初起，尚未确诊，用系统疗法治疗，可使出疹顺利，减轻全身症状。病情险重者，可中西医共同抢救。

按：有些病例在出疹期病情重、变化快，易出现并发症，甚至出现险症。所以历代医家叮咛要慎重处理，也有人告诫忌用辛温药、苦寒药、补涩药，不可升散太过，也不可寒凉太过，使医生如履薄冰。所以然者，皆因没有认识麻疹这一疾病的整体性，特别是风寒与血热的对立统一关系，辨证稍有偏失，则顾此失彼，易变险症。系统疗法从整体认识和治疗，各种变化凶险均在治疗范围之内，故安全稳妥，疗效好，大大降低了病人和医生的风险。

第三节 风 疹

风疹是由风疹病毒引起的急性传染病。临床表现：先有一二日发热、头痛、咳嗽、流涕，接着出现皮疹，初见于面颈部，迅速向下蔓延全身，瘙痒，可引起耳后、枕部淋巴结肿大，无麻疹口腔黏膜斑。二三日后皮疹消退，不留痕迹。此病多发生于小儿和少年，亦可见于青年。孕妇感染风疹，可引起死产、早产或婴儿出现先天性风疹综合征。病后可获持久免疫力。此病中医称为"风痧"。

传统一般从卫分邪热和气分邪热分别辨治，或以疏风、解毒、清热为主治疗。

整体观认为，风疹一般时间较短，症状较轻，用传统辨证施治亦可，但从改善整体功能和避免并发症考虑，进行系统治疗更好。此病整体症状并不严重，但还是有所表现，除发热、头痛、出疹、瘙痒等表证外，还有咳嗽、心烦不安、口渴、尿黄、便干等上、中、下三焦见症，及舌红、疹红等血分见症，应进行系统治疗，全息汤基础方加减，儿童用药量约为成人的1/2～2/3。

此病以出疹为主，一般合加味消毒饮（荆芥、防风、牛蒡子、升麻、赤芍、山楂、连翘各6g）；疹色鲜红成片加银花、地丁、板蓝根各8～10g；痒甚者加蝉衣、蒺藜各6g；咳嗽者去生姜、大枣，加干姜、五味子各6g；烦躁不安者加龙骨、牡蛎各8g。其余按总论中加减法加减。

用以上方法治疗风疹效果良好。孕妇患风疹，经系统治疗，可改善体质，减轻症状，降低风疹病毒对胎儿的危害。

第四节　水　痘

水痘是由水痘-疱疹病毒引起的急性传染病，多发生于小儿，主要通过飞沫或接触传播，传染性极强。临床表现：先有发热、头痛、全身不适、食欲减退等，后于躯干皮肤出现疹子，先为斑疹，后为丘疹，再变为疱疹。疱疹部位浅表，大小不等，中有水液，周围有红晕，易破，瘙痒，呈向心性分布，躯干、胸背、头部较多，四肢远端较少；1～2日后结痂，再经4～5日痂皮脱落，不留疤痕。斑疹、丘疹、疱疹、结痂可同时出现。病后可获持久免疫力。此病中医亦称"水痘"。

传统一般多辨为湿毒内蕴、外感风热，多以疏风清热、化湿解毒等方法治疗。

整体观认为，此病一般症状不重，按传统辨证施治，亦可获效，若病情较重，则出现一系列全身症状，除表证如发热、头痛、咽痛、出疹等外，还出现心烦、口苦、口干、纳差、尿黄、便干等三焦见症，及舌红、面赤、水痘周围红晕等血分见症。故应予系统治疗，全息汤基础方加减，儿童用药量约为成人的1/2~2/3。

一般合大连翘饮（连翘、当归、赤芍、防风、牛蒡、蝉衣、木通、滑石、瞿麦、荆芥、黄芩、山栀、石膏、车前子、灯心草各5~6g），热毒盛者加银花、板蓝根各10g，或合银翘散加蝉衣亦可。用以上方法治疗水痘效果良好，且可预防和治疗并发症。

第五节　流行性腮腺炎

流行性腮腺炎俗称痄腮，是由流行性腮腺炎病毒引起的急性传染病，多发生于儿童。临床表现：开始发热、倦怠、头痛、肌肉酸痛、食欲下降；1~2天后，出现一侧或双侧腮腺肿大，表面不红，边缘不清，疼痛；舌下腺与颌下腺可同时肿大；一般不化脓。病后可获持久免疫力。

传统多从阳明、少阳热毒论治，或从风热上犯、热毒炽盛论治。

整体观认为，此病重点在腮腺，但影响全身，是整体疾病，也出现一些整体症状。除表证发热、头痛、腮肿、疼痛外，还有心烦、口苦、纳差、倦怠、尿黄、便干、舌红等三焦证和血分证，故应予系统治疗，全息汤基础方加减。儿童药量约为成人量的1/2~2/3。

一般合柴胡葛根汤（葛根10g，石膏12~15g，天花粉、黄芩、牛蒡子、连翘、桔梗、升麻各8g）加银花、蒲公英、板蓝根各10~12g；腮腺肿硬者再加夏枯草、贝母各8g。其余按总论中加减法加减。

外用金黄散（天花粉10g，黄柏、姜黄、白芷、大黄各5g，南星、陈皮、苍术、厚朴、甘草各2g，共研细末）清茶调，外敷患处。

用以上方法治疗流行性腮腺炎，疗效可靠，且可预防和治疗可能出现的并发症，如睾丸炎、卵巢炎、脑膜炎、心肌炎、肾炎等，因为这些疾病都在系统疗法的治疗范围之内，必要时可加入相应药物。严重者可配合西医治疗。

第六节　猩红热

猩红热是由乙型溶血性链球菌引起的急性呼吸道传染病。中医称为"烂喉痧"或"疫喉痧"。临床表现：起病急，发热，头痛，咽痛，呕吐等；后从腋下、耳后、颈部、上胸部开始出疹，后遍及全身，皮肤潮红，疹色猩红，细小密集，在皮肤皱褶处形成红色线条；面部充血潮红，口鼻周围苍白，舌乳头红肿突出形成草莓舌和杨梅舌；疹出时皮肤瘙痒；出疹后1~2天开始消退，约1周后脱皮。

传统辨证施治，初起为疫毒侵袭肺胃，治以辛凉解表；中期为疫毒燔灼气营，治以清气泄热，凉血解毒，后期为肺胃阴伤，治以甘寒养阴，清泄余热。

整体观认为，此病是以咽喉肿痛和皮肤红疹为特征的整体疾病。除表证明显外，还有心烦胸闷，甚至神昏谵语及呕恶、作渴、纳差、尿黄、便干、草莓舌和杨梅舌等三焦和血分证。故应予系统治疗，全息汤基础方加减。此病多发于小儿，用药量约为成人的1/2~2/3。

此病风热毒邪明显，一般加荆芥、薄荷、牛蒡子、桔梗、马勃各6g，银花、连翘、板蓝根各10g；热盛者加石膏12~15g，知母6g；大便干结难下者加大黄、玄明粉各6g。其余按总论中加减法加减。

按：麻疹、风疹、水痘、猩红热等出疹性疾病，风热、毒邪、血热都较明显，而全息汤基础方中有桂枝，是否合适？整体观认为，此类病确有血热见症，血热之所以形成，除毒邪外，和整体功能有重要关系，特别是表证中风寒凝郁、营卫不和、血行不畅更是重要因素。桂枝用于系统疗法中，可疏散风寒，调和营卫，是治疗此病的重要环节，因有其他药配合，不会产生助热动血的弊端，故可放心使用。

第七节 百日咳

百日咳是由百日咳杆菌引起的急性呼吸道传染病，多发于儿童，中医称为"顿咳"、"天哮呛"、"鹭鸶咳"等。临床表现：初起流涕，或有低热，后呈阵发性痉挛性咳嗽，日轻夜重，咳嗽后有鸡鸣样吸气声，咳嗽时面红耳赤，目红流泪，直至咳出黏液或呕吐，部分患儿伴有眼睑水肿。

传统多从风寒痰阻、痰热阻肺、肺脾两虚等分别辨治。

整体观认为，上述分型反映出了疾病的某些侧面，但不充分，也缺乏内在联系，故疗效多不理想。此病是以肺为重点的整体疾病，表证如初起微热、流涕等；上焦证除咳嗽外，还有气短、胸闷、心悸等；中焦证如呕吐、口苦、纳差、倦怠等；下焦证如尿黄、便干或腹泻、眼睑浮肿等；血分证如面红、目赤、舌红，甚至咳带血丝、鼻衄等。故应予系统治疗，全息汤基础方加减，儿童用药量约为成人的1/2～2/3。

此病以咳嗽为主，一般去生姜、大枣，加干姜、五味子、桑白皮、地骨皮、枇杷叶、贝母各6g；呕吐者加半夏、苏叶各6g；腹泻者去瓜蒌加蒌皮6g；心悸或盗汗者加龙骨、牡蛎各8g。其余按总论中加减法加减。

用以上方法治疗百日咳，效果良好，且可改善体质，预防和治疗各种并发症，如支气管炎、肺炎等。

按：一般止咳药对百日咳效果多不理想，有人用苦胆（鸡胆、猪胆等）疗法，或用健脾利湿方剂取得了一定疗效，提示此病除肺外还涉及人体的各方面，这和整体观的认识有共同之处。系统疗法用于此病的治疗取得了明显效果，证实了此病整体性的客观存在，也为百日咳的治疗提供了新的思路和方法。

第八节　病毒性肝炎

病毒性肝炎是由多种肝炎病毒引起的传染病。根据病原不同，分为甲、乙、丙、丁、戊5型。根据临床表现一般分急性肝炎（分黄疸型、无黄疸型）、慢性肝炎（分迁延型、活动型）、重症肝炎（分急性、亚急性）及淤胆型肝炎。此病在中医属"黄疸"、"急黄"、"胁痛"、"虚损"等范畴。

传统辨证施治分型较多：急性肝炎按热重于湿、湿重于热分别辨治；慢性肝炎按肝郁气滞、痰瘀互结、肝郁脾虚、肝肾阴虚、脾肾阳虚分别辨治；重型肝炎按疫毒入血、湿毒困脾分别辨治。

整体观认为，上述各型病机并不孤立存在，而是互相联系共同存在。此病是以肝脏炎症为重点的整体疾病，其整体性也表现得比较充分：表证如发热、恶寒、头痛、肩背酸重、皮肤瘙痒等；上焦证如心烦、胸闷、嗜睡、失眠、烦躁不安，甚至昏迷等；中焦证如恶心、呕吐、厌油腻、口干、口苦、纳差、倦怠、胃脘胀痛、胁痛等；下焦证如尿深黄、黄疸、腹水、浮肿、便干、腹泻、头晕、目眩等；血分证如舌红、目赤、鼻衄、皮肤瘀血、血管痣，甚至便血、尿血等。故应予系统治疗，全息汤基础方加减。

黄疸加茵陈蒿15～20g（茵陈五苓散意）；恶心呕吐加半夏、苏叶各10g；大便干者加大黄10～12g（茵陈蒿汤意）；尿深黄者，加栀子、黄柏各10g（栀子柏皮汤意）；胁痛者去大枣，加牡蛎12g，青皮10g，肿硬者再加三棱、莪术、鳖甲各10g；烦躁不安者加龙骨、牡蛎各12g；神昏者加石菖蒲10g；有出血者加重生地用量至12～15g，严重者参阅总论中加减法加减；纳差者加三仙各12g。其余按总论中加减法加减。

用以上方法治疗病毒性肝炎，不仅简化了辨证，也提高了疗效。对急性黄疸型肝炎，疗效迅速；对慢性乙型肝炎，可缓解症状，改善体质，效果明显；但使"两对半"检查全面转阴，则需较长时间。病情严重者应中西医共同治疗。

按：病毒性肝炎是多发病，中医承担着重要的治疗任务，如何提高疗效是面临的重要课题。实践证实，系统疗法比传统辨证施治疗效更好，有必要进一步研究和探讨。

第九节 细菌性痢疾

细菌性痢疾是由痢疾杆菌引起的肠道传染病。一般分急性、慢性二期，急性菌痢分普通型、轻型、中毒型3种，慢性菌痢分急性发作型、慢性迁延型、隐匿型3种。临床表现：发热、腹痛、腹泻、里急后重、便带黏液或脓血，有时伴有头痛、胸闷、乏力、恶心、纳差、多梦、健忘等。各型表现不完全相同，其中中毒型菌痢多发生于2~7岁儿童，起病急，多见高热、惊厥、萎靡、嗜睡、躁动、谵妄、神昏，并迅速出现呼吸及循环衰竭等严重中毒症状，肠道症状很轻或不明显，应检查确诊。此病中医亦称"痢疾"，或谓"滞下"。

传统一般按湿热内蕴、寒湿滞肠、疫毒炽盛、休息痢等分别辨治。

整体观认为，上述各型病机并不孤立存在，而是互相联系共同存在。此病是以肠道为重点的整体疾病。表证如发热、恶寒、头痛等；上焦证如心烦、胸闷、惊厥、嗜睡、失眠，甚至谵妄、神昏等；中焦证如恶心、呕吐、口渴、纳差、乏力等；下焦证除腹痛、腹泻、便带黏液或脓血、里急后重外，还有尿黄等；血分证如舌红、便带脓血等。故不必分型，而应系统治疗，全息汤基础方加减。

小腹痛者加重白芍用量至12g，再加当归、川芎各10g；痛连少腹者加川楝子、元胡各10g；便前腹痛加剧者加防风10g；壮热口渴者合葛根黄芩黄连汤（葛根12g，黄芩、黄连各10g）；高热、烦躁、口渴，甚至抽搐昏迷者，合白头翁汤

（白头翁12g，黄连、黄柏、秦皮各10g）；恶心呕吐者加半夏、苏叶各10g；烦躁不安者加龙骨、牡蛎各12g；神昏者加石菖蒲10g；痢下不止者加赤石脂12g，干姜10g；纳差者加三仙各12g。其余按总论中加减法加减。

　　用以上方法治疗细菌性痢疾效果良好。必要时可配合西医治疗。

　　按：治痢之方甚多，如葛根芩连汤、白头翁汤、桃花汤、芍药汤、香连丸、真人养脏汤等等，辨证准确，用之得当，都有疗效，但均不如系统疗法简便可靠，这就为此病的治疗开辟了新的思路。

第十节　伤寒和副伤寒

　　伤寒及副伤寒是由伤寒杆菌及副伤寒甲、乙、丙杆菌引起的急性传染病。临床表现：起病缓，体温呈梯形上升，继之高热持续1～2周以上，面色苍白，表情淡漠，食欲不振，腹胀，腹痛，便秘或腹泻，肝脾肿大，或有大便带血，玫瑰糠疹，或见白，脉相对缓，舌苔腻，边尖无苔。副伤寒与伤寒相似，但较轻。此病属中医"湿温"范畴。

　　传统多从湿温论治，按邪遏卫表、气分湿热、热入营血等分别辨治。

　　整体观认为，以上各型病机并不孤立存在，而是互相联系共同存在。此病为整体疾病，故出现一系列全身症状：表证如发热、恶寒、头痛等；上焦证如胸闷、烦躁、昏睡、谵妄等；中焦证如口干、口苦、恶心、呕吐、腹胀、纳呆等；下焦证如小腹或少腹痛、腹泻、便秘、尿黄等；血分证如舌红、玫瑰糠疹或大便带血等。故应予系统治疗，全息汤基础方加减。

　　高热者加石膏15～30g，知母10g；恶心呕吐者加半夏、苏叶各10g；纳呆者加三仙各12g；便秘者去瓜蒌，加蒌仁12g；腹泻者去瓜蒌加蒌皮10g，痛泻者再加防风12g；小腹痛者白芍用量加至12g，再加当归、川芎各10g；痛连少腹者加川楝子、元胡各10g；大便带血，轻微者生地用量加至12g，加地榆12g，重者合槐花散（槐花、侧柏叶各12g，荆芥炭10g），出血严重，面色苍白，汗出肢冷者，合黄土汤（灶心土20g，附子、阿胶、黄芩各10g），必要时中西医共同抢救。

用以上方法治疗伤寒和副伤寒，简化了辨证，提高了疗效，缩短了病程，且可预防和治疗各种并发症，如肠出血、肠穿孔、腹膜炎、中毒性心肌炎、尿路炎症、胆管炎、胆囊炎等。必要时可中西医共同治疗。

按：伤寒和副伤寒一般都认为是湿温，属温病范畴，很少与伤寒学说相联系，也基本不用伤寒之方。全息汤基础方则多为伤寒方组成，用于伤寒和副伤寒的治疗，取得了满意效果。实践证明，伤寒与温病并不是对立的，是可以互相融会的。

第十一节　流行性乙型脑炎

流行性乙型脑炎是由乙型脑炎病毒引起的中枢神经系统急性传染病，由蚊虫传播，多发生于儿童，流行于夏秋季节。临床表现：突然发热、头痛、呕吐、嗜睡或烦躁不安，2～3日后逐渐加重，高热、惊厥，甚至昏迷、四肢强直、抽搐，严重者呼吸衰竭。临床分型为：轻型、普通型、重型、极重型。此病属中医"温病"范畴。

传统多从温热疫毒邪陷心包或风暑湿邪合袭为患论治。

整体观认为，此病为整体疾病。表证如发热、头痛、四肢强直、抽搐等；上焦证如嗜睡、烦躁不安、惊厥、昏迷等；中焦证如呕吐、不食等；下焦证如尿黄、便干等；血分证如舌红等。故应予系统治疗，全息汤基础方加减，因病情急重，儿童可按成人量用药。

高热者加石膏20～30g，知母10g，舌红毒盛者加银花15g，连翘12g；头痛甚者加菊花、钩藤各10～12g；烦躁不安

或出汗者加龙骨、牡蛎各12～15g；嗜睡或昏迷者加石菖蒲、
郁金各10～12g；四肢强直或抽搐者加僵蚕、地龙各10g。其余
按总论中加减法加减。

用以上方法治疗流行性乙型脑炎，一般效果良好，必要时
应配合西医治疗。此方法也可用于其他类型脑炎的治疗。

按：流行性乙型脑炎，现阶段西医尚缺乏特效药治疗，中
医药在这方面能发挥其独特优势。系统疗法除保持传统辨证施
治中清热、祛风、解毒等优点外，尚可调整全身功能，包括改
善中枢神经系统功能、消除脑水肿等，故疗效更好。

第十二节　流行性出血热

流行性出血热是由流行性出血热病毒引起的急性自然疫源
性传染病。临床表现以发热、出血、肾损害为三大主症，可出
现多脏器损害。临床分为5期：①发热期。②低血压休克期。
③少尿期。④多尿期。⑤恢复期。本病非典型及轻型病例症状
不典型，五期传变也不明显。此病属中医"温病"范畴。

传统根据病情发展，分疫毒犯卫、气营两燔、疫毒内陷、
瘀毒蕴蓄、肾气不固、脾肾两虚等辨治。

整体观认为，此病为典型的整体疾病，整体性表现十分
充分：表证如恶寒、发热、头痛、眼眶痛、腰痛、关节痛、自
汗等；上焦证如烦躁不安，甚则神昏谵语等；中焦证如口渴、
恶心、呕吐、不食、胃痛等；下焦证如尿黄、少尿、多尿、尿
闭、尿失禁、浮肿、腹泻或便干等；血分证如舌红、目红、面
红、颈部、前胸、腋下潮红，甚则有瘀点、瘀斑、咳血、呕
血、便血、尿血、鼻衄等。故自始至终应予系统治疗，全息汤
基础方加减。

高热者加石膏15～20g，知母10g；恶心呕吐者加半夏、
苏叶各10g，不食加三仙各12g；面部、颈部、前胸等潮红者，
加重生地用量至12～20g，丹皮12～15g，再加银花、连翘、板

蓝根、大青叶、草河车各12～15g；胃脘痛者加重白芍用量至12～15g，小腹痛者再加当归、川芎各10g；汗多或烦躁不安或尿失禁者加龙骨、牡蛎各12～15g；多尿者加黄芪12g，乌药、益智仁、桑螵蛸各10g；大汗淋漓、四肢逆冷、血压下降者加附片10g，龙骨、牡蛎各10～15g；神昏谵语者加石菖蒲、郁金各10～12g。其余按总论中加减法加减。

用以上方法治疗流行性出血热，辨证简单，疗效可靠。病情严重者应中西医共同治疗。

按：此病在整个过程中，病情复杂、险恶，变化快，前后不一，这就使传统辨证施治必须随时调整治疗方案，难免手忙脚乱，顾此失彼，在疾病初起阶段，症状尚未充分暴露，未经确诊时更是如此。整体观和系统疗法则可避免这些烦恼，这是因为整体观认为，不管症状是否充分暴露，不管病情如何变化，都是整体疾病，都给予系统治疗。在疾病初起阶段进行系统治疗，可显著减轻症状，降低风险。系统疗法适用于此病的各个阶段，只需根据病情适当加减即可。

第十三节　钩端螺旋体病

钩端螺旋体病是由致病性钩端螺旋体所引起的急性传染病，临床表现为发热及多器官损害。①早期分型：败血症型、肺出血型、黄疸出血型、脑膜炎型。②恢复期或后发症期：可再度发热并出现炎症。此病属中医"暑温"、"湿温"、"疫证"等范畴。

传统一般多按卫气同病、湿热郁蒸、气营两燔、热伤肺络等分别辨治。

整体观认为，此病为整体疾病，整体性表现充分：表证如恶寒、发热、头痛、身痛等；上焦证如心烦、胸闷、咳喘，甚至谵妄、昏迷等；中焦证如口干、口苦、恶心、纳差、乏力等；下焦证如尿黄、尿少、无尿、腹泻或便干、黄疸等；血分证如舌红、目赤、鼻衄、咯血、呕血、便血、尿血、皮肤黏膜出血等。故应予系统治疗，全息汤基础方加减。

此病热毒明显，故一般加银花、板蓝根、穿心莲、连翘各15～20g；高热者加石膏20～30g，知母10g；出血者加重生地用量至12～20g，加地榆、茅根、侧柏叶各12g，严重者可参考总论中相关症状加减；黄疸者加茵陈蒿12～15g；神昏者加石菖蒲、郁金各10～12g。其余按总论中加减法加减。

用以上方法治疗钩端螺旋体病，一般效果良好，可较快减轻病情，改善体质，避免恶化。病情严重者可中西医共同治疗。

按：钩端螺旋体病发病急，表现为多器官损害。整体观和系统疗法正好适应其多器官损害的特点，故疗效比传统辨证施治为好。

附：关于中医药治疗"非典"的思考

一般来说，中医对某一疾病发表意见，应在对该病取得临床经验之后。"非典"是一种全新的传染病，国家对此病的治疗有严格规定，多数医生没有临床机会。面对"非典"的肆虐，出于医生的责任感，总要关注疫情的发展并深入思考。本人利用以往的经验和理念，分析"非典"的各种表现，提出处理意见，也许可供今后临床同道参考。

"非典"病原体是冠状病毒变种。病毒种类繁多，变异快，西药治疗往往难度较大。相对来说，中药治疗倒显得得心应手。其中原因，可能为：其一，某些中药有抗病毒作用；其二，用中药治疗，修复被损害的器官和组织，排出有害物质，改善了人体功能，使体内产生相应抗体，最终治愈。可能后一种作用更重要。"非典"是病毒性疾病，中医药大有用武之地，理应当仁不让，走上抗"非典"第一线。

"非典"由世界卫生组织命名为严重急性呼吸综合征，英文缩写为SARS。个人认为，上述命名更符合疾病的实际。突出综合征的特点，对分析和治疗该病有重要意义。此病以肺为重点，但累及全身各系统各器官，是整体疾病。

此病初起即有发热、恶寒、呕吐、腹痛、咳嗽等症状，表里同病，属少阳病范畴，应和解少阳，小柴胡汤加减。

表证明显，如发热、恶寒、头痛、关节痛等。白细胞计数不升高，甚至降低。其性质属风寒，合桂枝汤。桂枝能兴奋机体功能，提高免疫力，是治疗此病的主要药物之一，不可或缺，不要拘泥于温病不可用辛温之说。

上焦证是重点，咳嗽、胸闷气促，严重者呼吸困难，肺部有湿性啰音，或有肺实变体征，胸片示肺部阴影等。这些表现，重点在肺，但心亦受累，严重者心、脑功能损害。病机为痰气郁阻，肺失肃降。治宜开胸化痰利气、泻肺止咳。枳实薤白桂枝汤合泻白散，加干姜、五味子、贝母、枇杷叶。此病多有烦躁不安，现代医学发现感染后肺反应过激，故当潜镇，加龙骨、牡蛎。

中焦证表现为恶心、呕吐、纳差、胃脘疼痛或不适、疲乏无力等。此为湿困中焦，胃失和降。治宜化湿运脾，和胃降逆。平胃散合半夏厚朴汤加三仙。

下焦证表现为尿黄、腹泻等，严重者出现肝肾功能损害。此为水停之故。治宜分利，用五苓散。五苓散除利小便实大便外，更重要的作用是导邪外出，免其射肺凌心，以减轻病邪对上中焦的损害。痛泻者合痛泻要方。

血分证表现为咳吐带血丝或有其他出血，治宜凉血散血，加生地、丹皮。

此病热毒明显，当清热解毒，加银花、板蓝根、鱼腥草等。

综上所述，治疗"非典"方为：

柴胡12g，白芍10g，桂枝10g，薤皮10g，薤白10g，枳实10g，苍术10g，陈皮10g，川朴10g，白术10g，茯苓10g，猪苓

10g，泽泻12g，生地10～12g，丹皮10g，桑白皮12g，地骨皮10g，干姜10g，五味子10g，贝母10g，枇杷叶10g，法夏10g，苏叶10g，防风10g，银花12～15g，板蓝根12～15g，鱼腥草12～15g，龙牡各12～15g，三仙各12g，甘草10g。水煎服。

以上处方是根据常见症状拟定的，应用时尚需根据临床表现适当加减。

第二章　呼吸系统疾病

第一节　上呼吸道感染

上呼吸道感染，简称上感，又称感冒，是由多种病毒或细菌引起的鼻腔、咽喉部急性炎症的总称。临床表现：鼻塞、流涕、喷嚏、咽干、咽痛、头痛、乏力、声音嘶哑或咳嗽，可伴有发热、畏寒、肌肉酸痛等。必要时可检查确诊。此病属中医"伤风"、"感冒"范畴。

传统一般按外感风寒、外感风热、暑湿感冒等分别辨治。

整体观认为，此病症状一般不重，时间不长，服用一些常用感冒药即可痊愈。老人、小儿、孕产妇及体弱者，则以中药治疗为好。此病以表证为主，如恶寒、发热、头痛、身痛、鼻塞、流涕、喷嚏、咽干、咽痛、咳嗽、声嘶等，全身其他症状不重，但仔细观察还是有所表现，如心烦、胸闷、口干、口苦、恶心、纳减、乏力、尿黄等。故应予系统治疗，全息汤基础方加减。

咽痛者加桔梗10g，甚者加银花12g，连翘、薄荷各10g；鼻塞、流涕、喷嚏重者加苍耳子、辛夷各10g；咳嗽者去生姜、大枣，加干姜、五味子各10g；恶心呕吐加半夏、苏叶各10g；自汗者加黄芪12g；盗汗者加龙骨、牡蛎各12g。其余按总论中加减法加减。

用以上方法治疗上呼吸道感染，不仅简化了辨证，也提高了疗效，且可改善患者体质。

第二节 急性支气管炎

急性支气管炎为细菌、病毒感染或理化刺激等因素引起的气管、支气管广泛的急性炎症。临床表现：常继发于上呼吸道感染，有恶寒、发热、头痛、全身不适等，病初多为刺激性干咳，1～2天后开始有少量黏痰、黏浓痰或黄脓痰；咳嗽加剧时偶带血丝。常伴胸骨后钝痛等。此病属中医"咳嗽"范畴。

传统多分风寒袭肺、风热犯肺、燥热伤肺等辨治。

整体观认为，上述各型病机并不孤立存在，而是互相联系共同存在。此病重点在肺（气管、支气管），但不仅限于肺，而是和整体密切联系，也属整体疾病。表证如发热、恶寒、头痛等；上焦证除咳嗽、咳痰、喘促外，还有胸闷、胸痛、心悸等；中焦证如口干、口苦、口中黏腻、纳差、倦怠等；下焦证如尿黄、便干或稀等；血分证如面红、目赤、舌红、咳痰带血等。故应予系统治疗，全息汤基础方加减。

此病以咳嗽为主，故去生姜、大枣，加干姜、五味子各10g，喘者再加杏仁10g，咳嗽仍不减者再合止嗽散（荆芥、桔梗、白前、紫菀、百部各10g）；咽痛加桔梗10g，兼红肿者再加银花12g，连翘10g；咳吐黄痰者加鱼腥草、金荞麦各12g；咳痰带血者加重生地用量至12g，甚者再加茅根12g；盗汗或失眠者加龙骨、牡蛎各12g。其余按总论中加减法加减。

用以上方法治疗急性支气管炎，简化了辨证，也提高了疗效。

按：以前对此病的治疗，多只重视肺，系统疗法中枳实薤白桂枝汤、平胃散、五苓散等极少用于此病的治疗。实际上枳实薤白桂枝汤开胸、化痰、利气，亦是治肺，平胃散运脾化湿，治生痰之源，五苓散利水，导饮邪外出，免其上逆射肺，都是直接或间接治肺，并非可有可无。干姜、五味子是治咳要药，用于系统疗法中无辛温助热之弊，即使面红舌赤，甚至咳痰带血者，亦可用之。

第三节　慢性支气管炎

慢性支气管炎是指咳嗽、咳痰或伴喘息，每年至少3个月，连续2年以上，并排除其他因素引起者。临床表现：冬季咳嗽加重，咳白色泡沫样黏痰，清晨痰量较多，部分患者喘息时有胸闷或胸骨后紧迫感。此病属中医"咳嗽"、"痰饮"、"喘证"范畴。

传统上，急性发作期多从痰饮伏肺、痰热蕴肺论治，迁延期多从肺气虚弱、脾肾阳虚、气阴两虚等论治，缓解期以扶正固本为主，多以益肺、健脾、补肾之法治之。

整体观认为，上述各期各型病机并不孤立存在，而是互相联系共同存在。此病是以肺为重点的整体疾病，整体性已基本显现。表证如恶寒、发热、肢冷、肩背酸重等；上焦证明显，如咳嗽、咳痰、喘息、胸闷、气短、心悸等；中焦证如口干、口苦、口黏、恶心、纳差、倦怠等；下焦证如尿黄、便溏或便干、浮肿等；血分证如舌红，或有痰中带血等。故应予系统治疗，全息汤基础方加减。

此病以咳喘为主，故去生姜、大枣，加干姜、五味子各10g，喘者再加杏仁10g，咳仍不止者合止嗽散（见上）；自汗者加黄芪12g，盗汗者加龙骨、牡蛎各12g；咳引胁痛者加牡蛎12g，青皮10g；便溏者去瓜蒌加蒌皮10g，便干者去瓜蒌加蒌仁10g；纳差者加三仙各12g。其余按总论中加减法加减。

用以上方法治疗慢性支气管炎，简化了辨证，提高了疗效。此病是慢性病，很难一次治愈。发作时即作系统治疗，不仅能迅速缓解症状，且可改善体质，减少复发，还可预防和治疗并发症，如阻塞性肺气肿、肺源性心脏病等，因这些疾病已在治疗范围之内。

第四节 支气管哮喘

支气管哮喘，是一种以气道炎症细胞浸润为主，在引起支气管反应性增高的基础上，由变应原或其他因素引起的弥漫性支气管痉挛、黏膜水肿、黏液分泌增多及通气功能障碍的疾病。临床表现：发病前多有鼻痒、喷嚏、流涕、咳嗽等，继之出现带哮鸣音的呼气性呼吸困难、胸闷，严重时被迫端坐，大汗，出现紫绀等，有的有恶寒发热等上呼吸道感染症状。此病属中医"哮证"、"痰饮"等范畴。

传统上，发作期按冷哮、热哮论治，哮喘危候从痰瘀阻肺、心阳欲脱论治，缓解期从肺脾气虚或肺肾气阴两虚论治。

整体观认为，上述各期各型病机并不孤立存在，而是互相联系共同存在。此病发病有外因，也有内因。外因如过敏、感染等，内因则为整体功能紊乱。发病时出现的各种症状，也反映了疾病的整体性。表证如发热、恶寒、自汗、盗汗等；上焦证明显，如哮喘、咳嗽、痰鸣、胸闷、心烦、心悸等；中焦证如口干、口苦、恶心、纳减、胃脘胀满等；下焦证如尿黄、便干或溏等；血分证如舌红、紫绀等。故应予系统治疗，全息汤基础方加减。

此病以咳喘为主，故去生姜、大枣，加干姜、五味子、杏仁各10g，喘重者再加麻黄、苏子、桑白皮、黄芩、半夏、款冬花、白果各10g（定喘汤意）；自汗者加黄芪12g，大汗淋漓者加附子10g；心烦不安或盗汗者加龙骨、牡蛎各12g。其余按总论中加减法加减。

用以上方法治疗支气管哮喘，简化了辨证，也提高了疗效，可较快控制哮喘。此病易复发，每当复发，坚持系统治疗，体质改善了，对外界的适应性增强，则有可能不再复发。

第五节　支气管扩张

支气管扩张，是由支气管长期感染和阻塞，使支气管及其周围肺组织产生慢性炎症，管壁破坏，管腔扩张和变形所致。临床表现：长期咳嗽，咳吐大量脓性痰，有腥臭味；反复发作性咳血，量不等，痰中带血或大咯血；急性感染时，可出现发热、胸痛；慢性患者常有消瘦、贫血、杵状指（趾）等。此病属中医"咳嗽"、"咳血"等范畴。

传统辨证施治，一般分风热犯肺、痰热蕴肺、肝火犯肺、阴虚火旺等。

整体观认为，上述各型病机并不孤立存在，而是互相联系共同存在。此病重点在肺，但与整体功能密切联系，也属整体疾病。表证多不典型，但有时亦有表现，如恶寒、发热、自汗、盗汗等；上焦证明显，除咳嗽、咳痰、咳血外，还有时出现胸闷、胸痛等；中焦证多不明显，或有口干、口苦、纳差、倦怠等；下焦证或有尿黄、便干或便溏等；血分证如舌红或有咳血等。故应予系统治疗，全息汤基础方加减。

咳嗽者去生姜、大枣，加干姜、五味子各10g；痰多者合苇茎汤（芦根、薏苡仁各12g，冬瓜仁、桃仁各10g），有脓痰者再加银花、鱼腥草各12g，连翘10g；痰中带血者加重生地用量至12g，或加茅根12g，白及10g，大量咯血者合泻白散（桑白皮12g，地骨皮10g）、十灰散（大蓟、小蓟、荷叶、侧柏叶、茅根、茜根、栀子、大黄、棕榈皮各10g，烧灰存性）或合柏叶汤亦可。其余按总论中加减法加减。

用以上方法治疗支气管扩张，可较快控制症状，且可改善患者体质。

第六节　慢性阻塞性肺气肿

慢性阻塞性肺气肿是终末细支气管远端气腔异常扩大与气

腔的破坏。病因包括吸烟、感染、大气污染及遗传因素。临床表现：咳嗽、咳痰、胸闷、劳力性呼吸困难；常伴有心悸、紫绀、水肿、消瘦、无力、食欲不振等；主要体征为桶状胸、肋间隙增宽。此病属中医"肺胀"、"喘证"、"痰饮"等范畴。

传统上，发作期多从寒饮射肺、痰热蕴肺分别辨治，缓解期多从肺肾气虚、脾肾阳虚分别辨治。

整体观认为，上述各期各型病机并不孤立存在，而是互相联系共同存在。此病是以肺为重点的整体疾病，整体性表现也较充分。表证如肩背酸重，或有发热、恶寒等；上焦证除咳喘外，还有气短、胸闷、心悸、嗜睡、精神恍惚等；中焦证如口干、口苦、口黏、恶心、纳差、倦怠等；血分证如舌红或暗，或有紫绀等。故应予系统治疗，全息汤基础方加减。

此病皆有咳喘，故去生姜、大枣，加干姜、五味子、杏仁各10g，喘甚者加葶苈子10g；心悸不宁或盗汗者加龙骨、牡蛎各12g；嗜睡者加石菖蒲10g；恶心者加半夏、苏叶各10g；纳差者加三仙各12g。其余按总论中加减法加减。

用以上方法治疗慢性阻塞性肺气肿，疗效明显，可显著改善症状，且可增强体质。

按：慢性阻塞性肺气肿难以彻底治愈，一般止咳平喘方剂或药物效果多不理想。系统疗法能取得明显疗效，除了加入的止咳平喘药物外，关键是调整整体功能。这也为此病的治疗提供了新的思路和方法。

第七节 肺炎球菌肺炎

肺炎球菌肺炎是由肺炎链球菌引起的肺部急性炎症，好发于冬春季节。常见诱因为上呼吸道感染、受凉、麻醉或酒精中毒等。临床表现：起病急骤、畏寒、高热、胸痛、咳嗽、咳铁锈色痰；严重者有气急、紫绀、恶心、呕吐、腹胀、烦躁、谵妄、神志模糊、嗜睡、昏迷、黄疸等。此病属中医"温病"

范畴。

传统多分邪犯肺卫、痰热蕴肺、热陷心营、邪陷正脱、气阴两虚等辨治。

整体观认为，上述各种证型，是根据此病不同阶段的不同表现而确定的。此病在不同时期，表现确有不同，但只是先后程度的不同，都是疾病表现的不同侧面，其病机始终互相联系共同存在，形成整体疾病。表证如寒战、发热、身痛、身重、四肢厥冷或强直抽搐等；上焦证明显，如咳嗽、喘促、咳痰、胸闷、胸痛、烦躁、神昏、谵语等；中焦证如恶心、呕吐、腹胀、纳呆、口干、口苦等；下焦证如尿黄、便干等；血分证如舌红、紫绀、痰中带血者或如铁锈等。故应予系统治疗，全息汤基础方加减。

此病热毒表现明显，一般加银花15～20g，连翘12～15g，鱼腥草12～15g；高热者加石膏15～30g，知母12～15g；咳嗽者去生姜、大枣，加干姜、五味子各10g，喘者再加杏仁10g，喘甚者合麻杏石甘汤（麻黄、杏仁各10g，石膏15～30g）；痰中带血者加重生地用量至12～15g，加茅根12～15g，吐痰如铁锈者再合苇茎汤（芦根12～20g，薏苡仁12g，冬瓜仁、桃仁各10g）；烦躁不安或多汗者加龙骨、牡蛎各12～15g；神昏者加石菖蒲10～12g；恶心呕吐者加半夏、苏叶各10g；纳差加三仙各12g。其余按总论中加减法加减。

用以上方法治疗肺炎球菌肺炎，效果良好，可较快控制疾病发展和恶化，且可改善体质，使之迅速康复。用以上方法也可治疗其他细菌性肺炎，如金黄色葡萄球菌肺炎，其他革兰阴性杆菌肺炎等。

按：此病的发生发展符合温病学说中"温邪上受，首先犯肺，逆传心包"的理论，故近代多以温病理论和方法治疗。系统疗法既采用温病学说中辛凉解毒、清营凉血的治疗方法，也采用伤寒学说中辛温疏散助运温化的治疗方法（如桂枝、干姜、五味子等），结果比单用温病理论效果更好。实践证明，温病与伤寒、辛凉与辛温完全可以在新的基础上互相融合。

第八节 病毒性肺炎

引起肺炎的病毒有流感病毒、副流感病毒、呼吸道合胞病毒和腺病毒等。临床表现：起病缓慢，发热，头痛乏力，咳嗽，干咳或咳少量黏痰，呼吸增快，进行性呼吸困难，严重时持续高热、心悸、气急、紫绀等。此病属中医"温病"范畴。

传统多从风温或湿温论治。

整体观认为，此病是以肺为重点的整体疾病。表证如发热、头痛等；上焦证明显，如咳嗽、喘促、胸闷、心悸等；中焦证如口干、口苦、纳差、乏力等；下焦证如尿黄、便干或稀等；血分证如舌红、紫绀等。故应予系统治疗，全息汤基础方加减。

此病皆有咳喘，一般去生姜、大枣，加干姜、五味子、杏仁各10g，咳甚者合止嗽散（荆芥、桔梗、紫菀、百部、白前各10g），干咳无痰者合泻白散（桑白皮12g，地骨皮10g）加贝母、枇杷叶各10g，喘甚者合麻杏石甘汤（麻黄、杏仁各10g，石膏12~20g）；面红目赤舌红者加银花、板蓝根各12~15g，连翘10~12g；高热者加石膏20~30g，知母10~12g；倦怠乏力苔腻者加藿香、佩兰各10g；多汗或心悸不安者加龙骨、牡蛎各12~15g；纳差者加三仙各12g。其余按总论中加减法加减。

用以上方法治疗病毒性肺炎，一般效果良好，必要时可配合西医治疗。

按：对病毒性肺炎现在还缺乏特效西药，这就使中医药承担了更重要的治疗任务。系统疗法治疗此病取得了明显疗效，除药物有抗病毒作用外，更重要的是通过系统治疗提高了人体免疫功能，并促使有害物质排出体外。

第九节　肺脓肿

肺脓肿是由致病微生物引起的肺化脓症，病变部位发生组织坏死、液化，与支气管相通后脓液流出，形成脓腔及液平面。肺脓肿可分为原发性肺脓肿及继发性肺脓肿。病程超过3个月，迁延不愈者，为慢性肺脓肿。临床表现：起病急骤，畏寒、高热、咳嗽、胸痛；初期咳少量黏液痰或黏脓痰，约7～14日后咳大量脓臭痰；慢性肺脓肿可见消瘦、贫血，常有杵状指（趾）。此病属中医"肺痈"范畴。

传统认为初起多属风热袭肺、肺气壅滞，成痈期多属热毒蕴肺、血瘀成痈，溃脓期多属血败肉腐、痈脓溃破，恢复期多属阴伤气耗、正虚邪恋等。

整体观认为，此病在不同阶段，症状有些不同，但疾病的整体性是一致的。表证如恶寒、发热、自汗、盗汗等；上焦证明显，如咳嗽、咳吐脓痰、胸痛、胸闷等；中焦证如口干、口苦、纳减、乏力等；下焦证如尿黄、便干等；血分证如舌红、痰中带血或吐脓血等。故应予系统治疗，全息汤基础方加减。

此病皆有咳嗽，故去生姜、大枣，加干姜、五味子各10g，喘者再加杏仁、葶苈子各10g；热盛咳吐脓血者加银花、鱼腥草各15～20g，连翘12～15g，桔梗10～12g；热退，脓血减少，胸闷者，加芦根15g，薏苡仁12g，冬瓜仁、桃仁各10g（苇茎汤意）；胸痛者加乳香、没药各6～10g；痰中带血者加侧柏叶、艾叶各10g。其余按总论中加减法加减。

用以上方法治疗肺脓肿效果良好，必要时可配合西医治疗。

按：苇茎汤是治疗大叶性肺炎和肺脓肿的常用方剂。此方出自《千金要方》，由苇茎（现多用芦根）、瓜瓣（冬瓜子）、桃仁、薏苡仁组成，功能是清肺化痰，逐瘀排脓。四味药中，除桃仁活血化瘀外，其余三味都有利湿行水的作用。芦根的功用，一说为清热生津，一说为清热利湿。两者并不矛盾，排出病理性的多余水液，则有利于生理性津液的敷布，同五苓散治口渴的道理一样。治肺部痈毒重用利湿行水之品，其用意值得重视，也可看出痰、脓、湿、水之间的密切关系，这和系统疗法用平胃散、五苓散有暗合之处。当然，系统疗法比苇茎汤应用更广，疗效也更好。乳香、没药为痈疽止痛药，用于肺痈胸痛效果良好。

第十节　肺结核

肺结核是结核杆菌引起的慢性传染病。结核杆菌可侵犯各个脏器，但以侵犯肺部最为常见。一般分原发综合征、血行播散型肺结核、浸润型肺结核、慢性纤维空洞型肺结核。临床表现：多为午后低热，盗汗，乏力，食欲不振等；呼吸系统症状为咳嗽、咳痰、咯血、胸痛、呼吸困难；可有少量咯血，也可大量咯血；多数起病缓慢，有的起病较急，可发冷发热。急性胸膜炎可以胸痛为主要症状。此病属中医"肺痨"、"结胸"、"悬饮"等范畴。

传统分肺阴亏耗、伤及肺络，阴虚火旺、肺肾亏虚，气阴两伤、精血亏涸等分别辨治。

整体观认为，上述各型病机并不孤立存在，而是互相联系共同存在。此病是以肺为重点的整体疾病。表证如发热（寒热往来、潮热、手足心热等）、盗汗等；上焦证明显，如咳嗽、胸闷、胸痛、心悸、失眠等；中焦证如口干、口苦、饮食减少或有恶心、胁痛等；下焦证如尿黄、便干或溏、妇女月经不调、男子梦遗等；血分证如颧红、舌红、咳血等。故应予系统治疗，全息汤基础方加减。

咳嗽者去生姜、大枣，加干姜、五味子各10g，百部12g，干咳少痰者再加桑白皮12g，地骨皮12g，川贝10g；发热者加青蒿、银花各15g，连翘12g，高热者再加石膏15～20g，知母

10g；自汗、盗汗者加龙骨、牡蛎各12g；咳血者加重生地用量
至12～15g，咳血量多者加阿胶10～15g，白及10g，三七6g；
口干舌光无苔者酌加沙参、麦冬、百合、玉竹各10g；纳差者
加三仙各12g。其余按总论中加减法加减。

　　用以上方法治疗肺结核，一般效果明显，可较快缓解症
状，改善体质。此病为慢性病，一般应以西医治疗为主，间断
配合中药治疗。

　　按：长期以来对此病多辨为阴虚，这种认识是片面的。
从微观分析，此病皆有结核或有渗液，这与中医的"痰"、
"湿"同类，而不能以阴虚来解释。从症状分析，潮热、盗
汗、颧红、手足心热等，一般认为是阴虚的典型症状，但这些
症状不只出现于阴虚患者，其他类型疾病也经常出现，进行系
统治疗，这些症状可很快消失。整体观认为，阴虚不过是在整
体功能紊乱的基础上，血热持久，津血亏耗而已。突破阴虚框
架的束缚，有利于解放思想，开阔视野，为此病的治疗提供新
的思路。

第十一节　慢性肺源性心脏病

　　慢性肺源性心脏病，简称肺心病，是由肺组织、胸廓或肺
血管的病变所引起的肺动脉压增高，右心室肥大，或伴右心功
能不全的心脏病。临床表现：呼吸困难、咳喘、气短、胸闷、
心悸，可伴有食欲不振、恶心、呕吐、上腹及右胁胀痛，严重
时可有头痛、头晕、汗出、烦躁不安、白昼嗜睡、夜间失眠、
精神错乱、面唇青紫、颜面及下肢浮肿、腹水、尿少、呕血、
便血等。此病属中医"肺胀"、"痰饮"、"心水"等范畴。

　　传统常从痰浊阻肺、心肺气虚、血瘀水泛、痰浊蒙窍等分
别辨治。

　　整体观认为，上述各型病机并不孤立存在，而是互相联
系共同存在。此病是以心肺为重点的整体疾病，表证如或有发

热、恶寒、头痛、汗出、肢冷等；上焦证如咳喘、气短、胸闷、心悸、心烦、嗜睡、失眠、精神错乱等；中焦证如口干、口苦、恶心、呕吐、纳差、胃脘右胁胀痛等；下焦证如尿少、便溏、浮肿等；血分证如舌暗、面唇青紫或有呕血、便血等。故应予系统治疗，全息汤基础方加减。

咳嗽者去生姜、大枣，加干姜、五味子各10g，喘者再加杏仁10g，喘甚者加葶苈子10g；心悸或烦躁不安或多汗或失眠者加龙骨、牡蛎各12g；嗜睡或神昏者加石菖蒲、郁金各10g；汗出肢冷或心悸严重者加附子10g；面唇青紫者加丹参12～15g，红花10g；恶心呕吐者加半夏、苏叶各10g；纳差者加三仙各12g。其余按总论中加减法加减。

用以上方法治疗慢性肺源性心脏病，可明显缓解症状，增强体质，必要时可配合西医治疗。

按：人体各系统各器官互相联系共同形成人的整体。心肺同居上焦，关系更为密切，如肺心病多由肺部疾病，如慢性支气管炎、肺气肿引起。但在传统辨证施治中，往往只注意解决主要矛盾，较少兼顾其他方面，如治疗慢性支气管炎时，较少涉及心，这就为疾病的发展蔓延留下了空间。系统疗法则从疾病的整体性出发，不管症状是否充分暴露，一律进行全方位调整，这样疾病重点部位得到治疗，也阻断了疾病发展蔓延的空间，故不论近期疗效和远期疗效，都比传统辨证施治为优。对肺部疾病包括肺心病是这样，对其他疾病也是这样。

第十二节 肺 癌

肺癌是肺部原发性恶性肿瘤，多起源于支气管壁。按肿瘤发生部位可分为中央型及周围型。按组织学分型有小细胞癌、腺癌、大细胞癌、鳞腺癌等。临床表现：①呼吸道症状：咳嗽、咳痰、咯血、胸痛、呼吸困难等；②全身症状：发热、乏力、食欲不振、消瘦；③肿瘤压迫或侵犯邻近组织征象：声音嘶哑、膈肌麻痹、头面及上肢水肿、眼睑下垂、瞳孔缩小、眼球内陷、结膜充血、臂痛、吞咽困难等；④肺外表现：杵状指、肥大性骨关节病、男性乳房发育等；⑤远处转移症状：头痛、呕吐、视力减退、偏瘫、精神异常、肝肿大疼痛、淋巴结肿大等。应检查确诊。此病属中医"咳嗽"、"痰饮"、"息贲"、"咯血"等范畴。

传统辨证施治，早期清热解毒、化痰肃肺，晚期补益气阴、解毒排腐。

整体观认为，此病是以肺为重点的整体恶性疾病，全身症状也充分暴露，表证如发热、头痛、身痛，或有偏瘫、肌肉萎缩、淋巴结肿大、杵状指、男性乳房发育等；上焦证如咳嗽、咳痰、呼吸困难、胸闷、胸痛等；中焦证如口干、口苦、恶心、呕吐、纳差、乏力、消瘦等；下焦证如尿黄、浮肿、大便干或溏等；血分证如舌红、目赤、咯血等。故应予系统治疗，全息汤基础方加减。

咳嗽者去生姜、大枣，加干姜、五味子各10g，喘者再加杏仁10g，喘甚者加葶苈子10g；咳吐涎沫者合苇茎汤（芦根12～15g，薏苡仁12g，冬瓜仁、桃仁各10g）；胸痛甚者加川楝子、元胡、郁金各10g；咯血者加重生地用量至12～15g，茅根12g，大咯血者加侧柏叶12g，艾叶10g；咽干声音嘶哑者加玄参、麦冬、川贝、胖大海各10g；情绪不安者加龙骨、牡蛎各12g；一般加半枝莲、白花蛇舌草、鱼腥草各15～20g。其余按总论中加减法加减。

用以上方法治疗肺癌可缓解症状，改善身体功能，延长生存时间。中药与放疗、化疗交替进行，可减轻放化疗副作用。有手术条件者，应及早手术，后进行放疗、化疗、中药治疗。

按：整体观认为，肺癌和其他恶性肿瘤是因整体功能紊乱而在局部形成的恶性病变，病变形成后则更进一步影响整体功能，成为整体疾病。在现阶段，中药还不能杀死癌细胞，彻底治愈肿瘤，但通过调整整体功能，可缓解症状，提高生存质量，延长生存时间，作为手术、放疗、化疗的辅助治疗手段，安全可靠，还是有一定意义的。由此推想，如在癌肿形成前，在一般疾病的治疗中，能普遍应用系统疗法，则有可能降低此类恶性病的发病率。

第三章 循环系统疾病

第一节 慢性充血性心力衰竭

慢性充血性心力衰竭是心脏病发展到一定的严重程度，心肌收缩力减弱或舒张功能异常，心排血量减少，因而不能满足机体组织细胞代谢的需要，同时静脉血回流受阻，静脉系统淤血，从而出现一系列症状和体征。常见诱因为感染、过度劳累、情绪激动、心律失常、输液过快过量、妊娠或分娩等。临床表现：①左心衰竭：呼吸困难、咳嗽、咯血、疲乏、失眠、心悸、嗜睡、眩晕、意识丧失、抽搐等。②右心衰竭：上腹饱胀、食欲不振、恶心、呕吐、少尿、水肿、紫绀、失眠、嗜睡、精神错乱等。③全心衰竭：同时存在左心衰竭、右心衰竭的表现，也可为左或右心衰竭的表现。此病属中医"痰饮"、"胸痹"、"虚劳"等范畴。

传统一般按气滞血瘀、痰瘀痹阻、气阴两虚、阳虚水泛等分别辨治。

整体观认为，上述各型病机并不孤立存在，而是互相联系共同存在。此病是以心为重点的整体疾病。表证如恶寒、肢冷、或有发热、肩背酸重等；上焦证明显，如胸闷、心烦、心悸、失眠、嗜睡、精神错乱、呼吸困难、咳嗽等；中焦证如胃脘胀满、口干、口苦、恶心、呕吐、纳差、疲乏无力等；下焦证如尿少、夜尿多、浮肿、大便干或溏等；血分证如舌紫暗、紫绀或有咯血等。应予系统治疗，全息汤基础方加减。

咳嗽者去生姜、大枣，加干姜、五味子各10g，喘者再加杏仁10g，喘甚者加葶苈子10g；咯血者加重生地用量至12g，甚者加侧柏叶、艾叶各10g；烦躁不安者加龙骨、牡蛎各12g；嗜睡或神志不清者加石菖蒲10g；紫绀者加桃仁、红花各10g；自汗肢冷或心悸严重者加附子10g；恶心呕吐者加半夏、苏叶各10g；纳差者加三仙各12g。其余按总论中加减法加减。

用以上方法治疗慢性充血性心力衰竭，简化了辨证，也提高了疗效，可明显缓解症状，且可改善体质。必要时可配合西医治疗。

按：慢性充血性心力衰竭由很多疾病发展而成。由此推想，在这些疾病发生的早期阶段如能进行系统治疗，也许可降低此病的发生率。

第二节 心律失常

心脏自律性异常或激动传导障碍均可导致心动过速、过缓、心律失常或异位心律，统称为心律失常。常见于各种心脏病，也常见于电解质紊乱、药物因素、感染、中毒、内出血、手术麻醉、植物神经功能紊乱、情绪激动、烟酒茶过量等。临床表现：轻者可无症状，一般可有心悸、胸闷、胸痛、气急、心慌、头晕、乏力等，严重者可昏厥、猝死。此病属中医"心悸"、"怔忡"等范畴。

传统多从痰瘀扰心、阴虚火旺、心气阴虚、心气阳虚、心肾不交、水饮内停等分别辨治。

整体观认为，上述各型病机并不孤立存在，而是互相联系共同存在。此病是以心为重点的整体疾病。表证如畏寒、烦热、自汗、盗汗、肩背酸重等；上焦证如心悸、胸闷、心烦、心慌、胸痛、惊恐、失眠、多梦、神昏等；中焦证如口干、口苦、恶心、纳差、乏力等；下焦证如尿黄、尿少或有浮肿、便干或溏等；血分证如舌紫暗或有瘀斑等。故应予系统治疗，全息汤基础方加减。

心悸惊恐或盗汗或失眠多梦者加龙骨、牡蛎各12～15g；心悸严重或兼自汗肢冷者加附子10g；心悸已久身体虚弱，脉结代不复者，合炙甘草汤（炙甘草12～15g，生地12～15g，大枣、生姜、桂枝、阿胶、麦冬、人参或党参、麻仁各10g，加酒煎）；胸痛甚者加丹参12g，元胡、郁金各10g。其余按总论中加减法加减。

用以上方法治疗心律失常，不仅简化了辨证，也提高了疗效，可明显缓解症状。必要时可配合西医治疗。

按：心律失常原因很多，类型也很多，中医在微观上无法和现代医学相比。但中医也有优势，可以在宏观上治疗。传统辨证施治也是宏观治疗，其特点是抓主要矛盾。不过这类疾病气血阴阳痰湿等错综交织，很难把握。整体观和系统疗法，则视其为共同存在，统一治疗。实践证明，系统疗法疗效更好。这就为对此类疾病的认识和治疗提供了新的方法。

第三节　心脏瓣膜病

心脏瓣膜（包括瓣叶、乳头肌及腱索）炎症引起的结构受损、纤维化、粘连、缩短，黏液样变化，缺血性坏死，钙质沉着，或先天发育畸形，使瓣膜发生狭窄或关闭不全，称为心脏瓣膜病。以风湿性最为多见，也可由先天性异常、感染、缺血或老年退行性变所致。最常受累者为二尖瓣，其次为主动脉瓣。临床表现：①二尖瓣狭窄：呼吸困难、咳嗽、咯血、两颧殷红等。②二尖瓣关闭不全：轻者无症状，重者疲乏、头晕、心悸、呼吸困难。③主动脉瓣狭窄：呼吸困难、晕厥、心绞痛等。④主动脉瓣关闭不全：可有胸闷、胸痛、心悸等。此外，还有三尖瓣狭窄、三尖瓣关闭不全等，也都有相应的临床表现。以上各种心瓣膜病如合并风湿活动时可有发热、恶寒、汗出、咽痛、关节疼痛等。此病属中医"心痹"、"心水"等范畴。

传统多从痹邪侵心、心气阴虚、肺肾两虚、血瘀水阻、阴竭阳脱等分别辨治。

整体观认为，上述各型病机并不孤立存在，而是互相联系共同存在。此病为整体疾病。表证如或有发热、恶寒、自汗、关节疼痛等；上焦证明显，如心悸、胸闷、胸痛、心慌、气短、呼吸困难、烦躁不安、失眠多梦、咳嗽、喘息等；中焦证如口干、口苦、纳差、乏力等；下焦证如尿黄、尿少或有浮肿、大便或干或溏等；血分证如面颧殷红青紫、咯血等。故应予系统治疗，全息汤基础方加减。

咳嗽者去生姜、大枣，加干姜、五味子各10g，喘者再加杏仁10g；心悸不宁或烦躁不安或自汗盗汗者加龙骨、牡蛎各12g；咯血者加重生地用量至12g，严重者再加侧柏叶、艾叶各10g；胸痛重者加丹参12g，元胡、郁金各10g；虚甚，心悸脉结代者合炙甘草汤（见上节）；自汗肢冷欲脱者加人参、麦冬、五味子、附子各10g，龙骨、牡蛎各12g（生脉散合参附龙牡汤）。其余按总论中加减法加减。

用以上方法治疗心脏瓣膜病，可以使症状得到不同程度的缓解。必要时可配合西医治疗。病情严重而又有手术条件者可行手术治疗。

按：心脏瓣膜病是药物难以治疗的疾病，系统疗法可部分缓解症状，是因为在治疗心脏的同时，整体功能得到调整，而后者可能是主要因素。从而也可看出系统疗法在治疗疑难病方面尚有广阔空间。

第四节　冠状动脉粥样硬化性心脏病

本病是指冠状动脉粥样硬化，使管腔狭窄甚至阻塞，导致心肌供血不足，甚至缺血、缺氧所引起的心脏病，与冠状动脉痉挛统称为冠状动脉性心脏病（简称冠心病）。其常见类型为心绞痛与心肌梗死，其他各型常伴发其间。临床表现：①心绞痛：胸骨后压榨感、闷塞感、紧缩感、疼痛，并向左肩臂内侧面放射，疼痛持续3～5分钟可自行缓解。②心肌梗死：突发胸骨后或心前区剧痛，有窒息感、恐惧感或濒死感，烦躁不安。疼痛向左肩臂或其他多处放射，持续半小时以上，甚则1～2天，常伴有出汗、肢冷、全身软弱、恶心呕吐、头昏眩晕、面色苍白等。此病属中医"胸痹"、"心痛"等范畴。

传统一般分痰浊闭阻、气滞心脉、气阴两虚、气虚血瘀、心脉瘀阻、阳气虚衰等进行辨治。

整体观认为，上述各型病机并不孤立存在，而是互相联系共同存在。此病是以心为重点的整体疾病，其形成原因是整体功能紊乱，其影响范围也是整体，故也出现一些整体症状。表证如恶寒、肢冷、汗出、肩臂疼痛等；上焦证明显，如胸闷、胸痛、心悸、气短、烦躁不安、恐惧等；中焦证如口干、口苦、恶心、呕吐、乏力等；下焦证如尿黄、尿少、便干或溏等；血分证如舌暗或有紫绀等。故应予系统治疗，全息汤基础方加减。

心悸、多汗、惊恐不安者加龙骨、牡蛎各12g；胸痛甚者加丹参12g，元胡、郁金各10g；紫绀者加当归、川芎、桃仁、红花各10g；恶心或呕吐者加半夏、苏叶各10g；自汗肢冷者加附子10g。其余按总论中加减法加减。

用以上方法治疗冠状动脉粥样硬化性心脏病，不仅简化了辨证，也提高了疗效，可使症状较快缓解，且可改善体质，减少复发。必要时可配合西医治疗。

在一般疾病的治疗中，如坚持用系统疗法，可明显降低冠状动脉粥样硬化性心脏病的发病率，故也是一种有效的预防方法。

按：随着人们生活质量的提高和寿命的延长，冠状动脉粥样硬化性心脏病发病率呈上升趋势，如何预防和治疗此病，是医学界的重要课题。系统疗法在这方面进行了有益的探索。

第五节　高血压病

高血压病又称原发性高血压，是原因不明的体循动脉压持续增高，伴有不同程度的脑、心、肾等脏器病变的慢性疾病。临床表现：①缓进型高血压病：初起症状不明显，重时出现一系列症状。头部表现有眩晕、头痛、头胀、耳鸣、眼花、失眠、头部沉重、颈项板紧、结合膜下出血等；高血压危象则见剧烈头痛、头晕、恶心、心悸、多汗、口干、面色苍白或潮红、视力模糊、手足颤动等；高血压脑病则见剧烈头痛、呕吐、视朦、烦躁、抽搐、昏迷等；心脏病变表现有心慌、气短等；肾脏病变表现有多尿、夜尿、血尿等。②急进型高血压病：病情严重，血压显著增高，有头痛、乏力、口渴、多尿、视力模糊或失明，常出现高血压危象、高血压脑病、心力衰竭和肾功能不全。此病属中医"眩晕"、"头痛"等范畴。

传统常分风阳上亢、阴虚阳亢、阴阳两虚、瘀血阻络、痰浊上扰等进行辨治。

整体观认为，上述各型病机并不孤立存在，而是互相联系共同存在。此病为整体疾病。表证如头痛、肩背酸重、自汗、盗汗、手足颤动等；上焦证如心烦、易怒、胸闷、心悸、心慌、失眠、多梦、健忘等；中焦证如口干、口苦、口渴、恶心、呕吐、乏力等；下焦证如尿黄、尿少、多尿、夜尿、便干或溏、头晕、目眩、耳鸣等；血分证如面红、目赤、舌红或有血尿等。故应予系统治疗，全息汤基础方加减。

头胀或烦躁不安或失眠多梦或自汗盗汗者加龙骨、牡蛎各12~15g；恶心呕吐者加半夏、苏叶各10g；面红目赤甚者加重生地用量至12g，去白芍加赤芍10g。其余按总论中加减法加减。

用以上方法治疗高血压病，不仅简化了辨证，也提高了疗效，可明显改善症状，且可改善体质。

用以上方法也可治疗继发性高血压，还可治疗各种原因引起的低血压。

按：高血压病发病机制较为复杂，现代医学尚无定论，中医传统辨证施治也比较复杂。系统疗法用于此病的治疗，执简驭繁，疗效明显，且可治疗低血压，证明对血压有双向调节作用。其深层次机理，有待进一步研究。

第六节　病毒性心肌炎

病毒性心肌炎是多种病毒感染引起心肌局限性或弥漫性急性或慢性炎性病变。病变还常涉及心脏起搏与传导系统，或累及心内膜与心包。轻者可无症状，重者可发生心肌细胞水肿、溶解、坏死，可导致心律失常、心脏扩大、心力衰竭、休克，甚至猝死，或转为慢性。临床表现：发病前1～3周多有病毒感染症状，如发热、咽痛、咳嗽、呕吐、腹泻、肌肉酸痛等；心肌炎表现为心悸、胸闷、气短、乏力、胸痛，重者气急、紫绀、浮肿、尿少，甚至晕厥、休克。此病属中医"温毒"、"胸痹"、"心悸"、"怔忡"等范畴。

传统一般分毒邪淫心、胃肠湿热、心阳气脱、气虚阴亏、阳遏血瘀等进行辨治。

整体观认为，上述各型病机并不孤立存在，而是互相联系共同存在。此病是以心为重点的整体疾病。表证如发热、恶寒、头痛、咽痛、身痛等；上焦证明显，如心悸、胸闷、胸痛、烦躁不安等；中焦证如口干、口苦、恶心、呕吐、胃脘胀痛、纳差、乏力等；下焦证如腹泻、便干、尿少、浮肿等；血分证如舌红或暗或有紫绀等。故应予系统治疗，全息汤基础方加减。

发热咽痛者加银花12～15g，连翘10～12g，桔梗、薄荷、荆芥、牛蒡子各10g；胃脘痛者加重白芍用量至12g，连小腹痛者再加当归、川芎各10g；腹泻者去瓜蒌加蒌皮10g；心悸、多汗、不安者加龙骨、牡蛎各12~15g；胸痛甚者加丹参12g，元胡、郁金各10g；紫绀者加桃仁、红花各10g；病久体弱、心悸动脉结代者合炙甘草汤（见本章第二节）；自汗肢冷欲脱者加附子10g，人参10g，龙骨、牡蛎各12~15g。其余按总论中加减法加减。

用以上方法治疗病毒性心肌炎，一般效果良好。必要时可配合西医治疗。

以上方法也可用于治疗其他原因引起的心肌炎。

按：病毒感染性疾病，每位临床医生都经常接触到。在心肌炎症状没有充分暴露，没有检查确诊的情况下，传统辨证施治一般不大可能顾及心脏，及至症状明显，检查确诊，疾病已经形成，也坐失了最佳治疗时间。整体观和系统疗法，则把每一疾病都看成整体疾病，都进行系统治疗，心脏当然在治疗范围之内，这样就把疾病消灭在萌芽状态。故系统疗法不仅是治疗病毒性心肌炎的有效方法，也是预防此病的有效方法。

第四章　　消化系统疾病

第一节　　食管炎

食管炎是指食管黏膜充血、水肿甚至糜烂等炎性改变。急性食管炎多为腐蚀性药物或感染引起。慢性食管炎分反流性和非特异性两种。反流性食管炎主要是由于食管下端括约肌功能失调，不能阻止胃、十二指肠内容物反流至食管引起。非特异性食管炎多由饮食刺激或情志不畅引起。临床表现：胸骨后或剑突下烧灼感或烧灼样疼痛，吞咽过冷、过热、酸辣、干硬食物时加重；或有吞咽困难；反流性食管炎可有吐酸、嗳气，甚则呕吐酸苦水；可因食管黏膜糜烂而出血，大量出血可见呕血或黑便，严重者可致贫血，出现头晕、乏力、心悸、气短等。

必要时应检查确诊。此病属中医"吐酸"、"胸痛"、"噎膈"等范畴。

传统一般从痰气交阻、肝郁化火、气滞血瘀、气阴两虚等分别辨治。

整体观认为，上述各型病机并不孤立存在，而是互相联系共同存在。此病是以食管为重点的疾病，其他部位症状一般并不明显，但仔细观察还是有所表现，如肩背酸重、恶热或恶寒、心烦、胸闷、多梦、口干、口苦、纳差、疲乏、尿黄、便干或溏等。故应予系统治疗，全息汤基础方加减。

恶心或呕吐者，加半夏、苏叶各10g；反酸者加黄连6～10g，吴茱萸3～5g，乌贼骨10～12g；嗳气频频者合旋覆代赭汤（旋覆花10g，代赭石12g，党参、半夏各10g）；咽干、食道干涩者合养阴清肺汤（麦冬、玄参、贝母、薄荷各10g）、启膈散（沙参、丹参、川贝、郁金各10g，砂仁壳6g，荷叶蒂2个，杵头糠少许）；食道出血者加重生地用量至12g，严重者参阅总论中呕血、便血症状加减法加减。其余按总论中加减法加减。

用以上方法治疗食管炎，一般效果良好，且可改善体质。

第二节　食管癌

食管癌是最常见的恶性肿瘤之一。病理类型为鳞状细胞癌（占90%以上）、腺癌、未分化癌及癌肉瘤。临床表现：①进行性吞咽困难：早期在吞咽食物时有哽噎感、异物感、胸骨后烧灼感、食物停滞感。后期表现为吞咽困难，开始在进固体食物时发生，以后进半流质、流质饮食也发生困难。②食物反流：可吐出大量黏液，有时呈血性，混杂有隔餐或隔日食物。③咽下疼痛：进食可引起胸骨后灼痛、钝痛，疼痛可涉及胸骨、肩胛、颈、背等处。④其他：声音嘶哑、呛咳、呼吸困难等，晚期可有脱水、贫血、消瘦、恶病质等。应检查确诊。此病属中医"噎膈"范畴。

传统一般分痰气交阻、痰凝血瘀、气虚阳微等辨治。

整体观认为，上述各型病机并不孤立存在，而是互相联系共同存在。此病是以食管为重点的整体恶性病，除吞咽困难、食物反流的主要症状外，还有肩背痛、胸痛、嘶哑、呛咳，或有淋巴结、胃、肝转移等。应予系统治疗，全息汤基础方加减。

一般合旋覆代赭汤、启膈散（见上节）加半枝莲、白花蛇舌草各12～20g；咽干嘶哑者合养阴清肺汤（见上节）。其余按总论中加减法加减。

用以上方法治疗食管癌可部分缓解症状，对缓解胸背疼痛较明显。有手术条件者应及早手术，并配合放疗、化疗。中药可减轻放疗、化疗副作用。

第三节　急性胃炎

急性胃炎是由不同因素导致的胃黏膜广泛性或局限性的急性病变。一般分单纯性、糜烂性、腐蚀性和化脓性等，以前两种最常见。本病多由细菌或病毒感染、进食生冷热烫或粗硬食物、X线照射、胃内异物等理化损伤及疾病的应激反应等因素所致。临床表现：发病急，上腹不适、疼痛，不思饮食或伴恶心、呕吐等，感染者可有发热、腹泻等，严重者可有呕血和黑便。此病属中医"胃脘痛"、"呕吐"、"霍乱"等范畴。

传统一般分外邪犯胃、积食滞胃、湿热阻滞等辨治。

整体观认为，上述各型病机并不孤立存在，而是互相联系共同存在。此病是以胃为重点的整体疾病。表证如或有发热、恶寒、头痛、肩背酸重等；上焦证如心烦、胸闷、胸中热等；中焦证明显，如胃脘不适、疼痛、恶心、呕吐、纳差、乏力等；下焦证如尿黄或有腹泻等；血分证如舌红，或有呕血、黑便等。故应予系统治疗，全息汤基础方加减。

胃脘痛者加重白芍用量至12g；恶心呕吐者加半夏、苏叶各10g；胸中烦热、恶心纳差者合黄连汤（黄连、干姜、党参、半夏各10g）；腹泻者去瓜蒌加蒌皮10g，痛泻者再加防风10g，泻甚者加赤石脂、禹余粮各12g；纳差者加三仙各12g；呕血或黑便者参阅总论中有关加减法加减。其余按总论中加减法加减。

用以上方法治疗急性胃炎，效果良好。必要时可配合西药治疗。

第四节 慢性胃炎

慢性胃炎是指不同病因引起的各种慢性胃黏膜炎性病变。一般分浅表性胃炎、萎缩性胃炎。浅表性胃炎病因目前尚未十分明确，可能与以下因素有关：急性胃炎演变、刺激性食物和药物、胆汁反流、幽门螺旋杆菌感染、精神因素等。临床表现：可无症状，或有上腹隐痛、饱胀、食欲减退、恶心、反酸、嗳气等。萎缩性胃炎发病原因现在尚未明确。临床表现：上消化道症状较明显，如上腹不适或疼痛、食欲不振、消化不良、腹胀、腹泻等，可有消化道出血。此病属中医"胃脘痛"、"痞证"、"嘈杂"等范畴。

传统一般按肝胃不和、胃阴不足、瘀阻胃络等分别辨治。

整体观认为，上述各型病机并不孤立存在，而是互相联系共同存在。此病是以胃为重点的整体疾病，也存在一系列全身症状。表证如恶寒或恶热、肩背酸重等；上焦证如心烦、胸闷、困倦、失眠、多梦等；中焦证明显，如胃脘胀满或疼痛、口干、口苦、恶心、呕吐、反酸、嗳气、疲乏、纳差等；下焦证如尿黄、便干或腹泻或大便不畅等；血分证如舌红或暗，或呕吐带血、吐咖啡色液体、黑便等。故应予系统治疗，全息汤基础方加减。

胃脘痛者加重白芍用量至12g；恶心、呕吐者加半夏、苏叶各10g；反酸者加黄连6~10g，吴茱萸3~5g，或加乌贼骨、瓦楞子各12g；便干或不畅者去瓜蒌加蒌仁10g，便溏或腹泻者去瓜蒌加蒌皮10g，痛泻者再加防风10g；口苦者，加当归、栀子各10g；心绪不宁或失眠多梦者加龙骨、牡蛎各12g；呕血或便血者加重生地用量至12g，严重者参阅总论中相关症状加减；纳差者加三仙各12g（胃酸者不加山楂）。其余按总论中加减法加减。

用以上方法治疗浅表性胃炎，简化了辨证，也提高了疗效，且可改善体质，减少复发。对萎缩性胃炎，可缓解症状，控制发展，部分可逆转。

按：慢性胃炎发病率高，治疗此病的西药、中成药、中药方剂及传统辨证施治分型都很多，但验之临床，有时有效，有时效果并不理想。究其原因，一为只重视局部症状的治疗，忽视整体功能调整；二是传统辨证分型过细，很难准确反映疾病的复杂性。整体观和系统疗法较好地解决了上述问题，故疗效普遍提高。这就为对此病的治疗提供了新的思路和方法。

第五节　消化性溃疡

消化性溃疡是指发生在胃和十二指肠的慢性溃疡。过去认为溃疡的发生与胃酸和胃蛋白酶的消化作用有关，故称消化性溃疡。近年来，认为本病与幽门螺旋杆菌感染密切相关，其次与遗传、环境、精神、饮食、吸烟、药品、化学品有一定关系。溃疡大部分发生在胃小弯侧及十二指肠球部，也可发生于食管下段、胃肠吻合术后吻合口及空肠等部位。临床表现：多有上腹部疼痛，胃溃疡常发生在剑突下或偏左，多在餐后发作；十二指肠溃疡常发生在剑突下偏右，多在空腹后发作，进餐后缓解。此病起病缓慢，病程可长达数年或数十年。发病与季节有关，常在秋末冬初和冬春之交复发，夏季少见。疼痛多为隐痛、烧灼样痛、钝痛、饥饿痛或剧痛。其他症状有嗳气、反酸、流涎、恶心、呕吐等。病久可见消瘦、面色萎黄、体重下降、乏力、贫血等。病程中亦可发生出血、穿孔、幽门梗阻、癌变等。此病属中医"胃脘痛"、"吞酸"、"嘈杂"等范畴。

传统常分肝胃不和、脾胃虚寒、胃阴不足、气滞血瘀、脾胃湿热等辨治。

整体观认为，上述各型病机并不孤立存在，而是互相联系共同存在。此病是以胃、十二指肠为重点的整体疾病。表证如肩背酸重或有恶寒或烦热等；上焦证如心烦、胸闷、困倦、失眠、多梦等；中焦证明显，如胃脘疼痛、嗳气、反酸、恶心、呕吐、口干、口苦、纳差、疲乏等；下焦证如尿黄、便干或溏等；血分证如舌红或暗，或有呕血、黑便等。故应予系统治疗，全息汤基础方加减。

胃脘痛者加重白芍用量至12g，偏左痛者去大枣，加牡蛎12g，郁金10g，偏右痛者，去大枣，加牡蛎12g，青皮10g，空腹痛者加黄芪12g，饴糖10g（黄芪建中汤意）；反酸者加黄连6～10g，吴茱萸3～5g，乌贼骨12g；口苦者，加当归、栀子各10g；流涎、恶心、呕吐者加半夏、苏叶各10g；纳差者加三仙各12g（反酸者去山楂）；轻微出血者重用生地用量至12g，严重者参阅下节"上消化道出血"。其余按总论中加减法加减。

用以上方法治疗消化性溃疡，简化了辨证，也提高了疗效，可迅速缓解症状，且可改善体质，促进溃疡愈合，减少复发。

第六节　上消化道出血

上消化道出血是指食管、胃、十二指肠、胰腺、胆道及胃空肠吻合术后上段空肠等病变引起的出血。病因复杂，包括胃、十二指肠疾病，门脉高压，食管疾病，药物因素，全身疾病等。临床表现：呕血和黑便是上消化道出血的特征表现。幽门以上出血者多表现为呕血，幽门以下出血者多表现为黑便。有的伴有头晕、目眩、乏力、口渴、面色苍白、出冷汗、精神萎靡、烦躁不安或反应迟钝等。应进行系统检查，以明确出血原因。此病属中医"呕血"、"便血"等范畴。

传统辨证施治一般分胃火炽盛、肝火犯胃、胃脘瘀血、阴虚火旺、心脾不足、脾肾阳虚等。

整体观认为，引起上消化道出血的原因，除局部病变外还涉及整体功能。表证如恶寒或恶热、肩背酸重、自汗、盗汗等；上焦证如心烦不安、嗜睡、失眠等；中焦证如口干、口苦、恶心、呕吐、纳差、乏力等；下焦证如尿黄、便干或溏、或有腹水、黄疸、头晕、目眩等；血分证除呕血、黑便外，还有舌红或暗，或有蜘蛛痣等。故应予系统治疗，全息汤基础方加减。

此病以出血为主，应加重生地用量至12～15g，面红舌赤便干者合泻心汤（大黄、黄芩、黄连各10g），面白舌淡便黑者合黄土汤（灶心土15～30g，附子、阿胶、黄芩各10g）；恶心呕吐者加半夏、苏叶各10g；反酸者加黄连10g，吴茱萸5g，乌贼骨12g；口苦者，加当归、栀子各10g；烦躁不安或失眠或盗汗者加龙骨、牡蛎各12～15g；大黄粉、花蕊石散可于出血时吞服，每次6～10g。其余按总论中加减法加减。

用以上方法治疗上消化道出血，一般效果良好，可迅速止血，且可改善体质，治疗原发病。必要时可中西医共同治疗。

按：泻心汤、黄土汤等均为治疗上消化道出血良方。黄土汤寒热并投，组方严密，颇具深意，是治疗黑便的主方。再配合系统疗法调整整体功能，则其效更彰。

第七节　胃下垂

站立时，胃的下缘达盆腔，胃小弯弧线最低降到髂嵴连线以下，称为胃下垂。临床表现：上腹不适、隐痛，易饱胀，厌食，恶心，嗳气，便秘或腹泻等。此病属中医"胃脘痛"、"痞胀"等范畴。

传统一般分中虚气滞、中虚气陷、中虚留饮等辨治。

整体观认为，上述各型病机并不孤立存在，而是互相联系共同存在。胃下垂形成的原因在于整体功能紊乱。此病除胃部症状外，全身症状并不重，但还是有些表现，如腰背酸重、胸闷、气短、口干、口苦、乏力、尿黄、便干或溏等。故应予系统治疗，全息汤基础方加减。

胃脘疼痛者加重白芍用量至12g，恶心呕吐者加半夏、苏叶各10g；便干者去瓜蒌加蒌仁10g，便溏者去瓜蒌加蒌皮10g；纳差者加三仙各12g。其余按总论中加减法加减。

用以上方法治疗胃下垂，一般效果良好，可使症状较快缓解。

按：治疗胃下垂，一般很容易想到补中益气汤，但验之临床，效果并不十分理想。为什么呢？这是因为：其一，补中益气汤是甘温除热之剂，不能片面理解为单纯补气升提的方剂，脾胃学说中"饮食劳倦内伤"、"清阳下陷"等，是对很多疾病病机的表述，也并非针对胃下垂之类的疾病。其二，胃下垂病机除清阳不升外，还有气滞、湿困、水停等众多因素，后几种因素都不是补中益气汤的治疗范围。系统疗法吸收了脾胃学说的思想，但思想更深、范围更广，用于胃下垂的治疗，效果也更好。

第八节 胃 癌

胃癌是最常见的胃部恶性肿瘤。临床表现：①上腹痛：开始只表现为上腹不适、胀满，后则出现疼痛，可向背部放射。②食欲不振：此症状较突出，厌油腻，伴恶心、呕吐、反酸等，并明显消瘦、乏力。③消化道出血：为少量、反复呕血或黑便，少数患者有大出血。④梗阻症状与体征：贲门部肿瘤可见吞咽困难，幽门部肿瘤出现潴留性呕吐，上腹可扪到坚硬的包块，有压痛。⑤转移症状：左锁骨上淋巴结肿大、肝脏肿大、卵巢肿瘤、肺内病变、病理性骨折等。此病属中医"胃痛"、"反胃"、"呃逆"等范畴。

传统辨证施治一般分肝胃不和、脾胃虚寒、气滞血瘀、气血双亏等。

整体观认为，上述各型病机并不孤立存在，而是互相联系共同存在。此病是以胃为重点的整体恶性疾病。表证如背部酸痛、或有发热、恶寒等；上焦证如心烦、胸闷等；中焦证明显，如胃脘痛、口苦、口干、恶心、呕吐、反酸、纳呆、乏力等；下焦证如尿黄、便秘或腹泻、或有浮肿等；血分证如舌暗、呕血、黑便等。故应予系统治疗，全息汤基础方加减。

胃脘痛者加重白芍用量至12g；恶心呕吐者加半夏、苏叶各10g；反酸者加黄连10g，吴茱萸5g，乌贼骨12g；左胁下痛者去大枣，加牡蛎12g，郁金10g；呕血者加重生地用量至12g，严重者再加大黄、黄芩、黄连各10g（泻心汤）；黑便者加重生地用量至12g，严重者再加附子、阿胶、黄芩各10g，灶心土20g（黄土汤意）；身体虚弱者酌加黄芪12～20g，党参10～15g，当归10g。其余按总论中加减法加减。

用以上方法治疗胃癌可缓解症状。有手术条件者应及早手术，并可配合化疗。化疗与中药交替使用，可减轻化疗副作用。

第九节　胃切除术后并发症

胃切除术后并发症是指在胃切除后发生的解剖、生理、营养代谢和吸收等方面障碍所产生的一系列病症。临床常见的有：①倾倒综合征。②胃切除术后胆汁反流性胃炎。③吻合口溃疡。④输入袢综合征。此病属中医"胃脘痛"、"呕吐"、"泄泻"等范畴。

传统辨证施治，呕吐者分脾胃不和、胃阴不足等；胃痛者分寒凝血瘀、脾胃虚弱等；泄泻者分中焦虚寒、脾肾阳虚等；虚损者分脾胃失健、气血亏虚等。

整体观认为，上述各证各型病机并不孤立存在，而是互相联系共同存在。胃切除术后并发症，虽病有多种，症状也不完全一致，但从整体观看来，都是以胃为重点的整体疾病，可共同分析。表证如或有头痛、背痛、汗出、肢麻、颤抖等；上焦证如或有心烦、胸闷、气短、心悸等；中焦证如恶心、呕吐、胃脘痛、腹胀、嗳气、纳呆、乏力等；下焦证如尿黄、腹泻、头晕、目眩等；血分证如面红、舌红或暗、呕血、黑便等。故可共同使用系统疗法，全息汤基础方加减。

胃痛者加重白芍用量至12g，连脐侧痛者加川楝子、元胡各10g；恶心呕吐者加半夏、苏叶各10g；心悸多汗者加龙骨、牡蛎各12～15g；胃酸者加黄连6～10g，吴茱萸3～5g，乌贼骨10～12g；腹泻者去瓜蒌加蒌皮10g，痛泻者再加防风10g，腹泻严重者加赤石脂、禹余粮各12g；纳差者加三仙各12g（胃酸者不加山楂）；呕血或黑便者加重生地用量至12g，严重者参阅"上消化道出血"一节加减；身体虚弱者酌加黄芪、党参各10～12g。其余按总论中加减法加减。

用以上方法治疗各种胃切除术后并发症，不仅大大简化了辨证，而且也提高了疗效，可较快缓解症状。必要时可配合西医治疗。必须手术者应手术治疗。

按：胃切除术后并发症是中医面临的新课题。由于其病种多、涉及面广、症状复杂，传统辨证施治很难适应这种错综复杂的局面，故一般多按突出症状辨证治疗。系统疗法对此则应付裕如，效果良好，从而也证实系统疗法确有其优越性。

第十节　溃疡性结肠炎

溃疡性结肠炎是病因未明的直肠及结肠慢性炎症性疾病。

本病的发生与免疫异常、精神神经因素、遗传及非特异性感染有关。病变主要分布于直肠、乙状结肠，严重者可累及整个结肠。主要侵犯黏膜及黏膜下层，病变黏膜呈水肿、充血、出血、糜烂及溃疡，或有假息肉形成。一般分轻型、重型、暴发型等。临床表现：起病缓慢，偶有急性起病；反复发作腹泻，每日3~4次至10余次，可有里急后重，大便呈糊状或水样，混有黏液、脓液及血液；左下腹或下腹疼痛，便后可缓解；严重者可有发热、消瘦、贫血、脱水等；部分患者有肠道外表现，如结节性红斑、虹膜睫状体炎、色素膜炎、慢性活动型肝炎、小胆管周围炎等。此病属中医"痢疾"、"泄泻"等范畴。

传统一般按湿热蕴结、肝脾不调、脾胃虚弱、瘀血内阻、脾肾阳虚等分别辨治。

整体观认为，上述各型病机并不孤立存在，而是互相联系共同存在。此病是以结肠为重点的整体疾病。表证如或有发热、恶寒、肩背酸重等；上焦证如心烦、胸闷、睡眠不实、心乱不安等；中焦证如口干、口苦或有恶心、纳差、乏力等；下焦证明显，如小腹少腹痛、腹泻或有便秘或大便不畅、尿黄等；血分证如舌红或暗、便带脓血等；如兼及肠道外症状，则涉及更广。故应予系统治疗，全息汤基础方加减。

腹泻者去瓜蒌加蒌皮10g，痛泻者再加防风10g，腹泻严重者加赤石脂、禹余粮各12g；便带脓血、小腹痛者加当归、川芎各10g，少腹痛者加川楝子、元胡各10g；急性发作、大便脓血量多者加白头翁12g，黄连、黄柏、秦皮各10g（白头翁汤）；便秘或大便不畅者去瓜蒌加蒌仁10g；恶心呕吐者加半夏、苏叶各10g；口苦者加当归、栀子各10g；心烦不安、睡眠不实者加龙骨、牡蛎各12g；纳差者加三仙各12g。其余按总论中加减法加减。

用以上方法治疗溃疡性结肠炎，一般效果良好，可较快控制症状。复发后再予系统治疗，随着体质的改善，可不再复发。必要时可配合西医治疗。

第十一节 肠道易激综合征

肠道易激综合征是肠道运动和分泌失调性疾病，并无明显炎症。发病原因多为肠平滑肌反应性异常、精神因素与自主神经功能紊乱、饮食过于精细或饮食刺激等。临床表现：①腹痛：常有左下腹阵发性痉挛性疼痛，排便后缓解，也可有左季胁部、上腹部、脐周疼痛，常伴腹胀、肠鸣。②腹泻或便秘：多为间歇性腹泻，餐后出现，便意急，量不多，混有黏液。便秘者大便干结，排便困难。有的腹泻与便秘交替出现。③其他症状：自主神经功能紊乱表现，如乏力、心悸、胸闷、头昏、失眠、多汗等；部分患者有消化不良症状，如上腹饱胀、恶心、嘈杂等。此病属中医"腹痛"、"泄泻"、"大便难"等范畴。

传统多从肝旺脾虚、肝郁气滞等分别辨治。

整体观认为，此病为整体功能紊乱所致，也出现一系列全身症状。表证如恶寒、烦热、腰背酸痛等；上焦证如心烦、胸闷、心悸、失眠等；中焦证如口干、口苦、恶心、嘈杂、胃脘胀满等；下焦证如尿黄、腹泻、便带黏液、便秘、小腹少腹痛等；血分证一般不太明显，或有舌红等。故应予系统治疗，全息汤基础方加减。

小腹痛者加当归、川芎各10g，少腹或季胁痛者加川楝子、元胡各10g，脐腹痛者加乌药、木香、良姜、小茴香、槟榔、青皮、川楝子各10g（天台乌药散去巴豆），便前腹痛加剧者加防风10g；腹泻者去瓜蒌加蒌皮10g，腹泻严重者加赤石脂、禹余粮各12g；便秘者去瓜蒌加蒌仁10g，便秘严重者加麻仁12g、杏仁、大黄各10g；失眠、心悸、多汗者加龙骨、牡蛎各12～15g；恶心者加半夏、苏叶各10g。其余按总论中加减法加减。

用以上方法治疗肠道易激综合征效果良好，可较快改善肠道症状，且可改善体质，避免或减少复发。必要时可配合西医治疗。

按：综合征亦称症候群，代表一些互相关联的器官的病变或功能紊乱，涉及面广。传统辨证施治，多根据突出症状分析用药，治疗综合征有时不易全面兼顾。系统疗法则弥补了这方面的不足，因为全身各系统各器官都在治疗范围之内，自无遗漏，效果也更好。

第十二节　结肠直肠癌

结肠直肠癌是消化道常见的肿瘤。本病的发生与高脂肪少纤维饮食有关。临床表现：腹泻、便秘、排便困难等排便习惯改变，伴腹痛、乏力、体重减轻等；粪便为黏液便、血便或外径变细。还可因部位不同表现有差异：右半结肠癌，主要表现为消化不良，早期有食欲不振、腹泻、贫血、营养不良、乏力、体重减轻等，晚期右下腹可触及固定包块；左半结肠癌，易环形发展引起狭窄，出现慢性肠梗阻症状；直肠癌，主要是便血、排便不畅及里急后重等。此病属中医"泄泻"、"大便难"、"痢疾"等范畴。

传统一般多从脾胃失调、湿热毒邪等辨治。

整体观认为，此病是以结肠、直肠为重点的整体恶性病。除肠道症状如腹泻、便秘、便带黏液或便血、腹痛等外，还出现一些全身症状，如发热、纳差、消瘦、乏力等，肝转移后可出现黄疸、腹水等。故应予系统治疗，全息汤基础方加减。

小腹痛者加重白芍用量至12g，再加当归、川芎各10g，少腹痛者加川楝子、元胡各10g；腹泻者去瓜蒌加蒌皮10g，痛泻者加防风10g；便秘或大便困难或大便变细者去瓜蒌加蒌仁10g，便秘严重者加麻仁12g，杏仁、大黄各10g；大便带血者加重生地用量至12g，再加地榆12g，便血严重者合槐花散（槐花、侧柏叶各12g，荆芥炭10g）；大便脓血夹杂者加白头翁

12g，黄连、黄柏、秦皮各10g；此病一般加半枝莲、白花蛇舌草、马齿苋等各12～20g。其余按总论中加减法加减。

用以上方法治疗结肠直肠癌，可部分缓解症状。有手术条件者应及早手术，并配合放疗、化疗、中药等。中药可改善体质，减轻放疗和化疗副作用。

第十三节　脂肪肝

肝内脂肪含量超过正常（全肝湿重的5%），于显微镜下可以明显辨认肝细胞内脂肪存积为脂肪肝。导致脂肪在肝内存积的根本机制是肝内甘油三酯的合成和向肝外输出失去平衡。引起的原因很多，如酒精中毒、营养过度或缺乏、内分泌紊乱、药物或肝性毒物等。临床表现：除原发病表现外，可出现食欲不振、腹胀、肝区不适或隐痛、恶心、呕吐及腹泻，严重者可发生黄疸、腹水及出血倾向；轻者肝脏轻度肿大，质稍硬，轻度触痛，重者可出现脾大、腹水及肝硬变。此病属中医"胁痛"、"积聚"等范畴。

传统一般多从肝脾不和或痰湿瘀阻论治。

整体观认为，此病是以肝为重点的整体疾病，发病原因是各种因素引起的整体功能紊乱，疾病形成后也出现一些整体症状，如胸闷气短、脘胁疼痛、恶心纳呆、腹胀腹泻，严重者出现黄疸、腹水、肝脾肿大等。故应予系统治疗，全息汤基础方加减。

右胁不适或隐痛者去大枣加牡蛎12g，青皮10g；恶心呕吐者加半夏、苏叶各10g；口苦者加当归、栀子各10g；纳差者加三仙各15g；腹泻者去瓜蒌加蒌皮10g；黄疸者加茵陈蒿12～15g。其余按总论中加减法加减。

用以上方法治疗脂肪肝，疗效明显，可缓解症状，减轻脂肪在肝内的存积。必要时可配合西医治疗。

按：随着人们膳食结构的改变，脂肪肝的发病率有增高趋势。以前中医对此病讨论较少，系统疗法对此提供了有益的经验。

第十四节　肝硬化

肝硬化是由一种或多种病因长期或反复作用而造成的弥漫性肝损害。引起肝硬化的原因有病毒性肝炎、酒精中毒、胆汁淤积、血吸虫病、药物及工业毒物、循环障碍、代谢紊乱、营养不良等。临床表现：（1）代偿期，可有乏力、纳差、恶心、上腹不适、腹胀、腹泻，面色萎黄，肝脏轻度肿大，质地变硬，脾脏轻度肿大，肝功正常或轻度异常。（2）失代偿期：①肝功能损害表现：全身症状有消瘦、乏力、低热等；消化道症状有纳差、恶心、腹胀、腹泻等，出血及出血倾向有贫血、鼻出血、牙龈出血等；内分泌失调症状有蜘蛛痣、肝掌、皮肤颜面色素沉着，男性乳房发育、睾丸萎缩，女性月经失调等。②门脉高压表现：脾肿大伴脾功能亢进，腹水，侧支循环开放，如腹壁及食管下段胃底静脉曲张、痔核等。③并发症：上消化道出血、肝性脑病、自发性腹膜炎、肝肾综合征等。此病属中医"积聚"、"单腹胀"、"水臌"等范畴。

传统多从湿热蕴结、气滞湿阻、气滞血瘀、肝肾阴虚、脾肾阳虚等辨治。

整体观认为，上述各型病机并不孤立存在，而是互相联系共同存在。此病是以肝为重点的整体疾病。表证如发热、恶寒、肩背四肢酸重等；上焦证如心烦、胸闷、失眠或昏睡等；中焦证明显，如腹胀、恶心、纳差、胁痛、肝脾肿大等；下焦证如尿少、尿黄、腹泻或便干、浮肿、腹水、黄疸等；血分证如舌红或暗、鼻衄、齿衄、呕血、黑便、血尿、蜘蛛痣、朱砂掌等。故应予系统治疗，全息汤基础方加减。

胁下肿硬或疼痛者去大枣，加牡蛎12g，青皮10g，肿硬严重者加鳖甲12g，桃仁、三棱、莪术各10g；出血者加重生地用量至12g，可另加三七6g或花蕊石12g，打细分吞，出血严重者可参阅总论加减；恶心者加半夏、苏叶各10g；口苦者加当归、栀子各10g；腹胀严重者加黄芩、黄连、党参、半夏、干姜、砂仁、知母、姜黄各10g（中满分消丸意）；纳差者加三仙各12g。其余按总论中加减法加减。

用以上方法治疗肝硬化疗效尚好。早期可稳定病情，改善体质，晚期可明显缓解症状。此方法可兼治病毒性肝炎等原发病。必要时可配合西医治疗。

按：肝硬化是极为顽固的慢性病。现代医学目前尚无理想的治疗方法，中医界也进行了各种探索。系统疗法对此病的治疗已取得明显疗效，为此病的治疗开辟了新的道路。

第十五节　原发性肝癌

原发性肝癌是发生于肝细胞和胆管上皮细胞的恶性肿瘤。肝癌的发生可能与多种因素综合作用有关，如乙型病毒性肝炎及肝炎后肝硬变、黄曲霉毒素、细胞癌基因及有害药物、营养不良、遗传因素等。按形态分，有巨块型、结节型、弥漫型；按组织学分，有肝细胞型、胆管细胞型和混合型等。临床表现：早期瘤体较小，症状不明显。中晚期症状有：①肝区及消化道症状：肝区有间歇性或持续性钝痛或刺痛；肝脏进行性肿大，质地坚硬，表面呈结节状；可有腹胀、恶心、食欲减退、腹泻等。②全身症状：消瘦、乏力、发热、全身衰弱，晚期呈恶病质。③其他症状：可能出现黄疸、腹水、脾肿大、上消化道出血、肝昏迷等。此病属中医"积聚"等范畴。

传统常分热毒壅结、瘀血内结、肝郁脾虚、气血两虚等辨治。

整体观认为，上述各型病机并不孤立存在，而是互相联系共同存在。此病是以肝为重点的整体恶性疾病。表证如发热、肩背酸重等；上焦证如心烦、胸闷、不安，甚至昏迷等；中焦证如口干、口苦、纳差、腹胀、胁下疼痛、肝脾肿大、乏力、消瘦等；下焦证如尿黄、腹泻、腹水、黄疸等；血分证如舌红或暗，甚至呕血、便血等。故应予系统治疗，全息汤基础方加减。

　　肝区疼痛者去大枣，加牡蛎12g，青皮10g，疼痛重者再加五灵脂、元胡各10~12g；肝脏肿大者加鳖甲12~15g，夏枯草10~12g；腹胀严重者加黄芩、黄连、人参（或党参）、半夏、干姜、姜黄、知母、砂仁各10g（中满分消丸意）；呕血或便血者加重生地用量至12g，另加花蕊石10~15g，打细分吞；黄疸者加茵陈蒿12~15g；心绪不安者加龙骨、牡蛎各12~15g；神昏者加石菖蒲10~12g；腹泻者去瓜蒌加蒌皮10g，严重者加赤石脂、禹余粮各12g；口苦者加当归、栀子各10g；纳差者加三仙各12~15g；一般可加半枝莲、白花蛇舌草、草河车等各12~20g。其余按总论中加减法加减。

　　用以上方法治疗肝癌，可使症状得到不同程度的缓解。中药可与放疗、化疗交替使用，以改善体质，减轻放化疗副作用。有手术条件者应及早手术。

第十六节　急性胆囊炎

　　急性胆囊炎是胆囊管阻塞和细菌感染引起的胆囊急性炎症。多数患者合并胆石症。可能为初次发作，也可能在慢性胆囊炎的基础上反复发作。临床表现：发病突然，右上腹剧烈疼痛，可放射至右肩或背部，常有发热，甚至寒战高热，烦躁不安，或有恶心、呕吐、食欲不振、腹胀等，部分患者出现黄疸。此病属中医"少阳病"、"胁痛"、"黄疸"等范畴。

　　传统一般分湿热郁胆、胆火炽盛等辨治。

　　整体观认为，上述两型病机并不孤立存在，而是互相联系共同存在。此病是以胆囊为重点的整体疾病。表证如发热、恶寒、肩背酸痛等；上焦证如胸闷、烦躁不安等；中焦证明显，如胃脘痛、胁痛、口干、口苦、恶心、呕吐、纳差等；下焦证如尿黄、便干、黄疸等；血分证如舌红、面红、目赤等。故应予系统治疗，全息汤基础方加减。

高热脉洪者加石膏15～30g，知母10g；舌红目赤热毒炽盛者加银花15～20g，连翘10～12g；右胁疼痛者去大枣加牡蛎12g，青皮10g，疼痛严重或痛连季胁、少腹者加川楝子、元胡各10g；黄疸者加茵陈蒿12～15g；查有结石者加金钱草15～20g；口苦者加当归、栀子各10g；恶心呕吐者加半夏、苏叶各10g；大便干者去瓜蒌加蒌仁10～12g，干结难下者加大黄10～12g；纳差者加三仙各12g；烦躁不安者加龙骨、牡蛎各12g。其余按总论中加减法加减。

用以上方法治疗急性胆囊炎，一般效果良好。必要时可配合西医治疗，必须手术治疗者应手术治疗。

第十七节 慢性胆囊炎

慢性胆囊炎是因结石、胆固醇代谢紊乱和细菌感染引起的胆囊慢性炎症，也可能为急性胆囊炎的后遗症。临床表现：上腹部不适或右上腹隐痛，也可放射至右肩部；多伴有腹胀、恶心、嗳气等，进食油腻食物后加重；当胆囊管梗阻而引起急性胆囊炎时，可出现胆绞痛或黄疸等。此病属中医"胁痛"等范畴。

传统多从气郁血瘀、肝胆湿热、肝郁脾虚、阴虚气郁等分别辨治。

整体观认为，上述各型病机并不孤立存在，而是互相联系共同存在。此病是以胆囊为重点的整体疾病。表证如或有恶寒、烦热、肩背酸痛等；上焦证如心烦、胸闷、胸痛、困倦、多梦等；中焦证如胃脘不适或隐痛、胁痛、口干、口苦、恶心、嗳气、腹胀、纳差、乏力等；下焦证如尿黄、便干或稀，或有黄疸等；血分证如舌红等。故应予系统治疗，全息汤基础方加减。

右胁痛者去大枣加牡蛎12g，青皮10g，痛连左胁者再加郁金10g；口苦者加当归、栀子各10g；恶心者加半夏、苏叶各10g；纳差者加三仙各12g；大便干者去瓜蒌加蒌仁10g，便溏者去瓜蒌加蒌皮10g；查有结石者加金钱草12～15g；睡眠不安或多梦者加龙骨、牡蛎各12g。其余按总论加减法加减。

用以上方法治疗慢性胆囊炎效果良好，可迅速改善症状，且可改善体质，减少复发。必要时可配合西医治疗。必须手术治疗者应手术治疗。

按：慢性胆囊炎是最常见的疾病，系统疗法对整体功能全面调整，疗效明显优于西药、中成药和传统辨证施治，为此病的治疗开辟了新的道路。

第十八节　胆石症

胆石症包括胆囊、胆总管及肝内胆管结石。胆石根据其成分可分为胆固醇结石、胆色素结石及两者混合结石。胆道感染、代谢障碍、神经功能紊乱和胆汁淤积等因素是形成结石的原因。临床表现：症状与结石所在部位、大小、动态和并发症有关。胆囊结石常有上腹或右上腹饱胀、嗳气，进食油腻食物加重，一般不产生绞痛；胆囊管结石产生胆绞痛，开始为上腹部钝痛，后阵发性加剧，常坐卧不安，甚则弯腰、打滚，面色苍白、恶心、呕吐，疼痛可放射至右肩背，可出现黄疸及发热；胆总管结石多有胆绞痛和黄疸，胆总管炎者可有寒战高热；壶腹部结石有持续性黄疸及皮肤瘙痒；肝内胆管结石可多次发作右上腹疼痛，并见恶寒、发热、肝肿大等。此病属中医"胁痛"、"黄疸"等范畴。

传统一般分肝郁气滞、湿热蕴结、痰瘀积聚等辨治。

整体观认为，上述各型病机并不孤立存在，而是互相联系共同存在。此病由整体功能紊乱引起，也出现一系列全身症状。表证如发热、恶寒、皮肤瘙痒等；上焦证如心烦、胸闷、烦躁不安等；中焦证如口干、口苦、恶心、呕吐、胃脘胀痛、胁痛、纳差、厌油腻等；下焦证如尿黄、便干、黄疸等；血分证如舌红或暗等。故应予系统治疗，全息汤基础方加减。

恶心呕吐者加半夏、苏叶各10g；口苦者加当归、栀子各10g；右胁痛者去大枣，加牡蛎12g，青皮10g，严重者再加川楝子、元胡、郁金各10g；黄疸者加茵陈蒿12～15g；大便干者加大黄12～15g，严重者再加芒硝10g；高热者加石膏20～30g，知母10g，银花15～20g，连翘10～15g；溶石排石一般加金钱草、虎杖15～20g，海金沙、海浮石、鸡内金各10g。其余按总论中加减法加减。

用以上方法治疗胆石症，一般效果良好。必要时可配合西医治疗，有条件者可体外震波碎石，必须手术者应手术治疗。

第十九节 急性胰腺炎

急性胰腺炎是胰腺消化酶对胰腺自身消化引起的急性化学性炎症。其病因与胆道疾病、酗酒、暴饮暴食等因素有关。临床表现：①水肿型：多在饱餐或酗酒后突发中上腹或左上腹持续性疼痛，多向肩背部或腰部呈带状放射；有轻度腹胀，恶心呕吐，吐出物为食物及胆汁；多伴中等度发热，少数高热，可出现短暂黄疸。多在3～7天内症状消失，很少有并发症。②出血坏死型：除上述症状外，还表现有全腹剧痛，呈持续性伴阵发性加剧；发热过高或持续不退；全胰均有压痛、反跳痛，腹肌紧张；腹胀明显；可见脐周侧腹蓝绿青紫斑；少数病例可出现休克、猝死及呼吸窘迫综合征、急性肾功能衰竭、心力衰竭、胃肠出血等。此病属中医"胃脘痛"、"腹痛"、"结胸"等范畴。

传统多从肝郁气滞、脾胃积热、肝胆湿热等分别辨治，也有按水肿型、出血型、合并型辨治的。

　　整体观认为，上述各型病机并不孤立存在，而是互相联系共同存在。此病是以胰腺为重点的整体疾病。表证如发热、恶寒、肩背酸痛等；上焦证如心烦、胸闷、胸痛等；中焦证明显，如上腹痛、腹胀、恶心、呕吐、纳呆等；下焦证如尿黄、便秘、小腹少腹胀痛等；血分证如舌红或暗、面青紫、皮下出血等。故应予系统治疗，全息汤基础方加减。

　　热毒炽盛者加银花12～20g，蒲公英15～20g，连翘10～12g；上腹痛加重白芍用量至12～15g，偏左侧痛者去大枣，加牡蛎12g，郁金10g；小腹痛加当归、川芎各10g；痛连少腹者加川楝子、元胡各10g；大便干者去瓜蒌加蒌仁10～12g，便秘者加大黄10～15g，甚者再加芒硝10g；恶心呕吐者加半夏、苏叶各10g；烦躁不安者加龙骨、牡蛎各12～15g；不需禁食而食欲不振者加三仙各12g。其余按总论中加减法加减。

　　用以上方法治疗急性胰腺炎，多数效果良好，一般应配合西医治疗，必须手术者应手术治疗。

第二十节　慢性胰腺炎

　　慢性胰腺炎是指胰腺局部的节段性或弥漫性、进行性、持续性及不可逆性的慢性炎症，最终导致胰腺实质硬化及钙化，内外分泌功能衰退或衰竭。本病多因胆道疾病或慢性酒精中毒引起。临床表现：无症状期与程度不同、频率不一的发作期交替出现；发作时上腹正中疼痛，初为间歇性，后呈持续性，疼痛向背部、两胁或前胸放射。平卧时加重，俯卧或坐位减轻。可出现食欲减退、不耐油腻、食后上腹饱胀、脂肪泻，或伴发热、黄疸、糖尿病和腹部包块（胰腺假性囊肿）。此病属中医"胃脘痛"、"腹泻"、"癥积"等范畴。

　　传统一般多从脾胃虚弱、气滞血瘀等分别辨治。

　　整体观认为，上述两型病机并不孤立存在，而是互相联系共同存在。此病是以胰腺为重点的整体疾病，表证如或有发热、恶寒、背痛等；上焦证如心烦、胸闷等；中焦证如口干、口苦、上腹胀痛、纳差、乏力或有包块等；下焦证如尿黄、腹泻、或有黄疸等；血分证如舌暗或有瘀斑等。故应予系统治疗，全息汤基础方加减。

胃脘痛者加重白芍用量至12g（隐痛腹泻者不加量）；痛连两胁者去大枣，加牡蛎12g，青皮、郁金各10g；腹泻者去瓜蒌加蒌皮10g，痛泻再加防风10g，泻甚者加赤石脂、禹余粮各12g；纳差者加三仙各12g；腹中有包块者加三棱、莪术各10g。其余按总论中加减法加减。

用以上方法治疗慢性胰腺炎，可明显减轻症状。必要时可配合西医治疗。

第五章　泌尿系统疾病

第一节　尿路感染

尿路感染是病原微生物侵入尿路而引起的感染性炎症。可分为上尿路感染（肾盂肾炎）和下尿路感染（膀胱炎、尿道炎）。临床表现：①膀胱炎、尿道炎：尿频、尿急、尿痛，或有血尿、下腹不适，全身症状轻微或缺如。②急性肾盂肾炎：起病急，常有寒战、高热并伴有全身不适、乏力、不思饮食、头晕、头痛、腰酸、腰痛、尿频、尿急、尿痛等。③慢性肾盂肾炎：全身乏力、食欲不振、腰酸痛，间断反复出现尿路感染症状，可有低热或无热；晚期可出现头晕、头痛、恶心、呕吐等尿毒症症状。也可出现多尿、夜尿增多等。此病属中医"淋证"范畴。

传统多从湿热下注、肾虚邪恋、脾肾两虚等分别辨治。

整体观认为，上述各型病机并不孤立存在，而是互相联

系共同存在。此病是以尿路表现为重点的整体疾病。表证如发热、恶寒、腰背酸痛等；上焦证一般不重，如心烦、胸闷、心慌等；中焦证如口干、口苦、恶心、呕吐、纳差、乏力等；血分证如舌红或有血尿等。故应予系统治疗，全息汤基础方加减。

发热或小便黄混灼热者加银花15g，连翘12g，栀子10g；尿频、尿急、尿痛者加当归、车前子各10g，尿频严重者加乌药、益智仁、山药、桑螵蛸各10g；腰两侧痛者加杜仲、川楝子、元胡各10g；小腹痛者加当归、川芎各10g；小便色红者加重生地用量至12g，另加木通、竹叶各10g，茅根12g；恶心呕吐者加半夏、苏叶各10g；纳差者加三仙各12g；心慌或烦躁不安者加龙骨、牡蛎各12g。其余按总论中加减法加减。

用以上方法治疗尿路感染，效果良好，对一些久用西药治疗效果不佳的慢性患者，更显示了独特优势。

按：在用传统辨证对尿路感染的治疗中，容易忽略一些方面。其一，足太阳。膀胱为足太阳之腑，膀胱疾患理应涉及足太阳，但辨证中很少提及，也很少用太阳经药如桂枝，可能顾虑桂枝辛温助热动血。实际上，在系统疗法中，有生地、丹皮加入，无助热动血之弊，而对疏散太阳风寒、助膀胱气化等有重要作用，不可或缺。其二，三焦。"三焦者，决渎之官，水道出焉"，是治疗此病的另一关键。一般更易忽略上焦，心为君主之官，肺能通调水道，对水液的运行和排泄也有重要作用，不可忽视。系统疗法从整体出发，已弥补了上述不足，故疗效更好。

第二节　急性肾小球肾炎

急性肾小球肾炎（简称急性肾炎）是病因不同，病理改变各异，临床上以起病急骤、血尿、蛋白尿、高血压、浮肿为特点的一组肾小球疾患。发病机制与免疫反应有关。病前常有呼吸道或皮肤感染史，如急性咽炎、扁桃体炎、齿龈脓肿等，有些患者无前驱感染史。临床表现：①一般症状：可有乏力、不思饮食、腰酸痛、头痛、心悸、水肿，时有中低度发热。②泌尿系症状：主要为少尿及血尿。③心血管系统症状：血压升高，少数患者引起高血压脑病或左心功能衰竭。④神经系统症状：头痛、恶心、呕吐、失眠、思维迟钝等。此病属中医"水肿"、"血尿"等范畴。

传统一般多从风水相搏、邪热内盛等分别辨治。

整体观认为，上述两型病机并不孤立存在，而是互相联系共同存在，且不止于上述病机。此病是以肾为重点的整体疾病。表证如发热、恶寒、头痛、腰痛、咽痛、皮肤疹痘疮疡等；上焦证如心烦、胸闷、心悸、失眠等；中焦证如口渴、恶心、呕吐、纳差、乏力等；下焦证如尿黄、尿少、浮肿、大便或干或溏等；血分证如舌红、咽喉红肿、血尿等。故应予系统治疗，全息汤基础方加减。

发热舌红尿赤者加银花、板蓝根各15g，连翘12g，咽痛者再加桔梗10g，高热者加石膏20g，知母10g；咳嗽者去生姜、大枣，加干姜、五味子各10g，喘者加麻黄、杏仁各10g；尿色红褐者加重生地用量至12g，再加木通、竹叶、茅根、赤小豆各10g；尿痛者加当归、车前子各10g；心悸失眠者加龙骨、牡蛎各12g；恶心呕吐者加半夏、苏叶各10g。其余按总论中加减法加减。

用以上方法治疗急性肾小球肾炎，一般效果良好，如治疗及时，可迅速控制病情，较快痊愈，并可避免并发症。一般可配合西医治疗。

用以上方法也可治疗急进性肾小球肾炎。

按：急性肾炎的病情复杂，影响面大，传统辨证施治，需注意病情变化，调整治疗方案，很难体现前瞻性。系统疗法从整体入手，自然具有前瞻性。如治疗呼吸道和皮肤感染时，已把肾脏等器官纳入治疗范围；治疗肾炎水肿时，已把心脑血管纳入治疗范围。这不仅对治疗已发病疗效好，也有效地控制了疾病的发展蔓延。

第三节　慢性肾小球肾炎

慢性肾小球肾炎（简称慢性肾炎）是病因不同、病情复杂、病理变化多样的肾脏疾病。其特点是病程长，发展慢，最终出现不同程度的肾功能衰竭。临床表现：多有程度不同的水肿；检查可见蛋白尿、血尿、高血压和肾功能损害；其他症状有倦怠乏力、头痛、头晕、恶心、呕吐、夜尿多、尿少、贫血等。此病属中医"水肿"、"虚损"等范畴。

传统一般常分脾虚湿盛、脾肾阳虚、阴虚阳亢等辨治。

整体观认为，上述各型病机并不孤立存在，而是互相联系共同存在。此病是以肾为重点的整体疾病。表证如恶寒、肢冷、腰背酸重等；上焦证如胸闷、气短、心悸等；中焦证如口渴、恶心、呕吐、纳差、腹胀、乏力等；下焦证如夜尿多、尿少、浮肿、便干或溏、头晕、目眩、耳鸣等；血分证如舌淡而暗或尿赤等。故应予系统治疗，全息汤基础方加减。

恶心呕吐者加半夏、苏叶各10g；便溏者去瓜蒌加蒌皮10g；心悸不安者加龙骨、牡蛎各12g；浮肿严重，脉迟肢冷者，加附子10g；尿血者加重生地用量至12g，加木通、竹叶各10g，茅根12g；纳差者加三仙各12g。其余按总论中加减法加减。

用以上方法治疗慢性肾小球肾炎，简化了辨证，也提高了疗效。经过治疗可使病情基本缓解，且可改善体质。此病是慢性病，易复发，如出现反复，仍应进行系统治疗，有可能不再复发。必要时可配合西医治疗。

第四节 肾病综合征

肾病综合征是由多种病因引起的以肾小球基底膜损害为主要病变的临床综合征。以大量蛋白尿、低蛋白血症、水肿、高脂血症为特征。分原发性与继发性两类。临床表现：①水肿：水肿以面部、下肢及阴囊部明显，严重者遍及全身，可伴有胸水、腹水及心包积液，易发生心悸及呼吸困难。②全身症状：常有不思饮食、恶心、呕吐、腹胀、腹痛、腹泻等；可见营养不良性贫血、肌肉萎缩、体温偏低、常感畏寒、表情淡漠、极易疲劳，易发生一些感染性疾病等。③蛋白尿、低蛋白血症、高脂血症。此病属中医"水肿"、"虚劳"等范畴。

传统一般分肾虚水泛、脾气虚弱、湿热壅滞、阴虚火旺、肺虚易感等辨治。

整体观认为，上述各型病机并不孤立存在，而是互相联系共同存在。肾病综合征是以肾为重点的整体疾病。表证如发热、恶寒、腰背酸痛、易感染等；上焦证如气短、胸闷、心悸、呼吸困难等；中焦证如口干、恶心、呕吐、腹痛、腹胀、纳差、乏力等；下焦证如尿少、浮肿、便溏或干等；血分证如舌淡暗或有血尿等。故应予系统治疗，全息汤基础方加减。

浮肿甚者加重猪苓、茯苓至12g，泽泻至15g，肢冷者再加附子10g；胸闷气急者加麻黄10g，或再加葶苈子10g；心悸不安者加龙骨、牡蛎各12g；有感染者加银花、蒲公英各15g，连翘12g；腹泻者去瓜蒌加蒌皮10g，便干者去瓜蒌加蒌仁10g；恶心呕吐者加半夏、苏叶各10g；纳差者加三仙各12g。其余按总论中加减法加减。

用以上方法治疗肾病综合征，多数可明显缓解症状并改善检查结果。一般可配合西医治疗。

第五节　慢性肾功能衰竭

慢性肾功能衰竭（简称慢性肾衰）是慢性肾脏疾病或累及肾脏的系统性疾病所引起的慢性肾功能衰退，并由此产生各种临床综合症状。临床多分四期。第一期为肾功能不全代偿期，常无明显症状。第二期为肾功能不全失代偿期，除原发病表现外，可有轻度乏力、食欲减退及轻度贫血等。第三期为肾功能衰竭期，可累及全身各脏器和组织，已有明显临床症状。第四期为尿毒症期，出现一系列复杂症状。此病属中医"水肿"、"虚劳"等范畴。

传统一般分浊阴上逆、风阳痰火、阴阳两虚、阴竭阳脱等辨治。

整体观认为，上述各型病机并不孤立存在，而是互相联系共同存在，且不止于此。此病是以肾为重点的整体疾病的后期，全身各系统各器官和组织几乎都有病变，疾病的整体性已充分暴露。故应予系统治疗，全息汤基础方加减。

恶心呕吐者加半夏、苏叶各10g；心烦不安者加龙骨、牡蛎各12g；神志不清或嗜睡者加石菖蒲10g；有出血者加重生地用量至12g，严重者按总论中相关症状加减；肢冷汗出者加附子10g；脉微欲绝者合生脉散（人参、麦冬、五味子各10g）；纳差者加三仙各12g。其余按总论中加减法加减。

用以上方法治疗慢性肾功能衰竭，可使症状得到明显缓解，一般可配合西医治疗。有条件和必要者可用透析疗法或肾脏移植手术。

按：一般疾病都影响整体，都是整体疾病。不过在疾病早期，局部症状突出，其他部位症状并不严重或不明显，解决突出矛盾即可使病情缓解，但也不如系统疗法效果更好。到疾病后期，整体症状逐步明显和加重，才显示出整体观的正确性和系统疗法的必要性。可惜此时已错过了最佳治疗期。即便如此，系统疗法仍可明显缓解症状，一些靠透析维持的患者，经系统疗法治疗，可能不必依靠透析。如在疾病的早期坚持系统治疗，有可能避免或推迟向后期发展。肾病是这样，其他疾病也是这样。

第六节 泌尿系统结石

泌尿系统结石是指泌尿系统中晶体物质和有机物异常积聚形成的结石，包括肾结石、输尿管结石、膀胱结石及尿道结石。多数结石成分为草酸钙，其次是磷酸钙。尿中晶体过多或晶体聚合的抑制物质减少是形成结石的基本条件。临床表现：结石可长期存在而无症状。结石移动时突发腰、上腹部及肋脊角等处剧烈疼痛，可向下腹部及外阴部或大腿内侧放射；可有肉眼血尿、排尿中断、尿中有砂石排出；有的伴有全身症状，如发热、恶寒、恶心、呕吐、纳差、心悸、疲乏等。应检查确诊。此病属中医"石淋"、"腰痛"等范畴。

传统多分下焦湿热、气滞血瘀、脾肾两虚、阴虚火旺等辨治。

整体观认为，上述各型病机并不孤立存在，而是互相联系共同存在。泌尿系统结石的重点在局部，但形成结石的原因是整体功能紊乱，此病症状主要表现在局部，全身症状一般不重或不明显，但或多或少仍有一些表现，如发热、恶寒、出汗、气短、心悸、口干、口苦、恶心、呕吐、纳差、乏力、便干或溏等。故应予系统治疗，全息汤基础方加减。

此病以结石为主症，一般加金钱草、滑石各15g，鸡内金、海金沙各10g。大便干者加大黄10g；腰痛者加杜仲、川楝子、元胡各10g；小腹痛者白芍用量加至12g，加当归、川芎各10g，少腹痛者加川楝子、元胡各10g；小便红者加重生地用量至12g，加茅根12g，木通、竹叶各10g；肢冷汗出者加附子10g；小便涩痛者加当归、车前子各10g。其余按总论中加减法加减。

用以上方法治疗泌尿系统结石比单纯通淋排石或辨证分型治疗效果更好，且可改善体质。药物治疗无效者可用体外震波碎石或手术取石等方法治疗。

第七节　乳糜尿

乳糜尿是指尿液中含有乳糜液。主要是因班氏丝虫造成淋巴管发炎、阻塞及瓣膜关闭不全，使乳糜液逆流至泌尿系统淋巴管，淋巴管破裂，乳糜液漏至肾内，随尿排出而成乳糜尿，如肾内与淋巴管相毗连的小血管破裂，则形成乳糜血尿。此外，腹腔结核、肿瘤、手术外伤等，也可引起腹淋巴管阻塞，形成乳糜尿。临床表现：尿液混浊呈乳白色米泔水样，或带乳糜凝块、乳糜胨，影响排尿，使排尿不畅；或带有不同程度的粉红色，严重者为肉眼血尿；多伴有腰部酸胀，骨盆及腹股沟疼痛，或有发热，病久者常有消瘦、乏力。本病常因劳累、高脂肪饮食、妊娠等诱发或加重；部分患者合并下肢象皮腿。应检查确诊。此病属中医"尿浊"、"膏淋"范畴。

传统一般分湿热下注、脾虚气陷、肾虚不固等分别辨治。

整体观认为，上述各型病机并不孤立存在，而是互相联系共同存在。此病主要由丝虫引起。丝虫除造成乳糜尿外，也影响淋巴系统其他部位和全身功能，故除主要症状外，还或多或少出现一些全身症状，如发热、恶寒、气短、胸闷、疲乏、纳减、腰痛、腹痛、尿黄、便干或溏等。故应予系统治疗，全息汤基础方加减。

一般合萆薢分清饮，萆薢12g，石菖蒲、乌药、益智仁各10g；小便黄混或带血丝者合程氏萆薢分清饮（萆薢12g，车前子、莲子心、石菖蒲、黄柏、丹参各10g）；小腹痛者加当归、川芎各10g，腹股沟痛者加川楝子、元胡各10g；小便色红或尿血者加重生地用量至12g，加木通、竹叶各10g，茅根12g。其余按总论中加减法加减。

用以上方法治疗乳糜尿效果良好，且可改善体质，减少复发。乳糜尿期间应禁食高蛋白高脂肪食物，治愈后应逐步开禁。丝虫引起者可兼服杀虫药。久治不愈必须手术者，可手术治疗。

小儿偶有小便混浊，多为吸收不良引起，控制高蛋白、高脂肪饮食，不药可愈。严重者可按以上方法治疗。

成人小便静置后有沉淀物，小便并不混浊，不应视为乳糜尿，以全息汤基础方加减治之。久不愈者加升麻、芡实各10g，或加黄芪12g，党参10g。

按：综观两个萆薢分清饮，其药物组成除利湿分清之品外，还有清心开窍、健脾理气、固肾清热、活血化瘀之品，已照顾到整体的一些重要方面，故临床应用多可获效。将其融入系统疗法，其作用得到加强和扩展，故比单纯使用原方效果更好。

第六章　血液系统疾病

第一节　缺铁性贫血

缺铁性贫血是体内贮存铁缺乏，致使血红蛋白减少而引起的小细胞低色素性贫血。常见原因有慢性失血（如月经过多、痔出血、溃疡病、钩虫病等），铁的需要量增加（婴幼儿、妊娠、哺乳期等），及吸收不良（胃大部切除术后、长期严重腹泻、胃酸缺乏等）。临床表现：①一般表现：疲乏无力，面色苍白，心悸气急，头昏眼花等。②黏膜损害：口角炎、舌炎、舌乳头萎缩、咽下时哽阻感等。③皮肤毛发：皮肤干燥、角化、无光泽，毛发无光、易断、易脱，指甲条纹隆起，严重者呈"反甲"等。④神经、精神系统：头痛、耳鸣、失眠、记忆力减退等。此病属中医"血虚"、"萎黄"等范畴。

传统一般分气血两虚、肝肾阴虚、脾肾阳虚等辨治。

整体观认为，上述各型病机并不孤立存在，而是互相联系共同存在。此病为整体疾病，也存在一系列整体症状。如恶寒、肢冷、皮肤干燥萎缩、毛发干燥脱落、指甲扁平脆裂、气短、心悸、失眠、乏力、口干、食欲不振、恶心、呕吐、腹胀、腹泻、尿黄、妇女崩漏等。故应予系统治疗，全息汤基础方加减。

恶心呕吐者加半夏、苏叶各10g；腹泻者去瓜蒌加蒌皮10g，严重者再加赤石脂、禹余粮各12g；食欲不振者加三仙各12g；多汗或心悸失眠者加龙骨、牡蛎各12g；出血者加重生地用量至15g，严重者参阅总论中有关症状加减；身体虚弱严重者酌加黄芪12～15g，人参或党参、当归各10g。其余按总论中加减法加减。

用以上方法治疗缺铁性贫血，一般效果良好，且可治疗各种原发性疾病。必要时可配合西医治疗。

按：此病以前多认为属血虚，多用补药治疗，有一定疗效。也有人认为是脾运不佳，以苍术、川朴等治疗，也取得较好疗效。整体观认为是整体功能紊乱所致，以系统疗法治疗效果更好，也为此病的治疗开辟了新的道路。故对疾病的认识和治疗，应不断开拓创新，不可墨守成规。

第二节　再生障碍性贫血

再生障碍性贫血（简称再障）是由多种原因引起的骨髓造血组织减少，造血功能衰竭而发生的全血细胞减少综合征。分原发性和继发性两类。原发性再障可能与造血干细胞受损、造血微环境缺陷及免疫机制有关。继发性再障多由物理、化学、生物因素及其他疾病引起。临床表现：主要是进行性贫血、各种出血征象、反复感染。急性再障多以出血和感染为首发症状，慢性再障起病缓慢，出血和感染程度较轻。此病属中医

"虚劳"、"血证"、"血枯"、"温毒"等范畴。

传统常分脾肾阳虚、肾阴亏虚、阴阳两虚、湿热等辨治。

整体观认为，上述各型病机并不孤立存在，而是互相联系共同存在。此病是以骨髓造血功能衰竭为重点的整体疾病。表证如发热、恶寒、肢冷、自汗、盗汗等；上焦证如气短、胸闷、心悸、神昏等；中焦证如口干、口苦、恶心、纳呆、倦怠、乏力等；下焦证如尿黄、便干或腹泻、男子阳痿遗精、妇女月经不调等；血分证如贫血、鼻衄、齿衄、咯血、呕血、便血、血尿、妇女崩漏等。故应予系统治疗，全息汤基础方加减。

高热者加石膏15～30g，知母10g，银花、板蓝根各12～15g，连翘10～12g；低热者加青蒿12g，地骨皮10g；轻微出血者加重生地用量至12～15g，酌加水牛角、女贞子、墨旱莲各10～12g，严重者参阅总论中相关症状加减；贫血严重者酌加人参、黄芪、巴戟天、菟丝子、枸杞子、仙茅、仙灵脾、当归、阿胶、鹿角胶、龟板胶等各10g；自汗盗汗或心悸不安者加龙骨、牡蛎各12g；纳差者加三仙各12g。其余按总论中加减法加减。

用以上方法治疗再生障碍性贫血，多数可使症状缓解，改善体质。一般可配合西医治疗。

第三节 白细胞减少症和粒细胞缺乏症

白细胞减少症和粒细胞缺乏症是由各种病因引起的一组综合征。外周血白细胞总数持续低于$4.0×10^9$/L称为白细胞减少症；外周血中性粒细胞绝对值低于$0.5×10^9$/L时，称为粒细胞缺乏症。本病多因服用某些药物，或因化疗、放疗及各种放射线物质引起，也可能为感染、其他疾病、遗传因素等引起。临床表现：①白细胞减少症：多为慢性过程，有头晕、乏力、四肢酸软、食欲减退、低热、睡眠不佳等；少数无症状。部分患者易反复发生各种感染。②粒细胞缺乏症：多数由药物毒性反应或免疫反应引起。起病前常有应用某些药物史，多突然发病，畏寒、高热、多汗、咽痛、极度乏力、全身衰竭。由于继发感染，口腔、咽峡、直肠、肛门、阴道等处黏膜可出现坏死性溃疡，常迅速发生败血症或脓毒血症而导致死亡。此病属中医"虚劳"等范畴。

传统常从心脾两虚、肝肾阴虚、脾肾阳虚、正虚邪盛等分别辨治。

整体观认为，上述各型病机并不孤立存在，而是互相联系共同存在。此病是以白细胞减少和粒细胞缺乏为特征的整体疾病。表证如发热、恶寒、肢冷、多汗、易感染等；上焦证如气短、心悸、失眠、多梦等；中焦证如口干、口苦、纳差、乏力等；下焦证如尿黄、腹泻、浮肿、男子阳痿遗精、女子月经不调等；血分证如面红、目赤、黏膜溃疡等。故应予系统治疗，全息汤基础方加减。

心悸、多汗、失眠、多梦者加龙骨、牡蛎各12g；纳差者加三仙各12g；感染者加银花12～15g，连翘10～12g，高热者加石膏15～30g，知母10～12g。其余按总论中加减法加减。

用以上方法治疗白细胞减少症，多数可缓解症状，提高机体免疫力，血象也有不同程度的改善。粒细胞缺乏症应配合西医治疗。药物引起者，应立即停用有关药物。

第四节　过敏性紫癜

过敏性紫癜是一种变态反应性疾病，病变主要累及毛细血管壁，使其渗透性和脆性增加。病因不明，各种感染、某些食物药物、寒冷、虫咬伤、花粉等均可诱发。临床表现：①有呼吸道感染史，可有倦怠、低热、纳差等。②紫癜：对称分布，多见于下肢及臀部，略高于皮肤，大小不等，可融合成片，有微痒感觉，初起色红，渐变为暗红，消退时遗有褐斑，持续时间不等，可反复发作。③关节症状：有轻微疼痛或明显肿胀，多累及膝、踝关节。④腹部症状：可有腹痛、腹泻、呕吐、便血等。⑤肾脏病变：可有浮肿、少尿、蛋白尿、血尿，血压正常或稍高。⑥其他症状：累及脑组织可有头痛、癫痫；累及呼吸道可有咳血、胸膜炎症状。此病属中医"发斑"范畴。

传统多从血热壅盛，兼感风邪或湿热下注，入营动血等分别辨治。

整体观认为，上述两型病机并不孤立存在，而是互相联系共同存在。此病为整体功能紊乱所致，也存在明显的整体症状。表证如发病前有发热、恶寒等，发病后有瘙痒、关节疼痛等；上焦证如心烦、胸闷，或有咳嗽、胸痛等；中焦证如恶心、呕吐、纳差，或有胃脘不适等；下焦证如尿黄、尿少，或有浮肿等；血分证如舌红、斑色红紫，或有咳血、呕血、便血、血尿等。故应予系统治疗，全息汤基础方加减。

此病血热明显，一般加银花、茅根各12～15g，连翘、紫草、浮萍各10g，加重生地用量至12～15g；恶心呕吐者加半夏、苏叶各10g；胃脘痛者加重白芍用量至12g，小腹痛者加当归、川芎各10g，少腹痛者加川楝子、元胡各10g；腹泻者去瓜蒌加蒌皮10g，痛泻者加防风10g；身痒者加荆芥、防风、牛蒡子、蝉衣各10g；心乱不安者加龙骨、牡蛎各12g；关节肿痛者加银花藤12～15g，连翘10～12g，木瓜、防己、牛膝各10g；咳血、呕血、便血、血尿严重者参阅总论中有关症状加减。其余按总论中加减法加减。

用以上方法治疗过敏性紫癜，效果明显，且可改善体质，减少复发。必要时可配合西医治疗。

按：过敏性紫癜属变态反应性疾病。这类疾病的发生均有变应原，如感染、食物、药物等。这是外因，还有内因。中医向来重视内因在疾病发生、发展、治疗和预后中的重要作用，但受历史条件的限制，过去还不能提出完整准确的内因概念。整体观认为，内因即整体功能的紊乱。用这一思想分析和治疗各种变态反应性疾病，比辨证施治更准确更全面，疗效也更好。如治疗过敏性紫癜，传统辨证施治，在没有出现相应症状时，很难预测和治疗消化道、关节、肾脏等受累部位，而系统疗法，不管是否出现症状，一律纳入治疗范围，全面控制疾病的发展蔓延，这对此类疾病的治疗有重要意义。

第五节　特发性血小板减少性紫癜

　　特发性血小板减少性紫癜又称免疫性血小板减少性紫癜。由脾脏产生的血小板抗体与血小板结合，使血小板受到破坏，抗体与巨核细胞结合，使其产生血小板的能力下降，这就使血小板数量减少，功能降低。另外，抗体还直接损伤血管壁。这些因素综合影响形成出血。临床表现：①急性型：多见于儿童，发病前常有呼吸道感染史，起病急，出血重，可有广泛皮肤及黏膜出血，紫癜、鼻出血、牙龈出血、便血、尿血等。多数可痊愈或缓解。②慢性型：多见于成年女性，起病缓，出血轻。反复出现皮肤及黏膜出血，紫癜，或有口、鼻、牙龈出血，妇女月经过多等。无自愈倾向，常迁延不愈。此病属中医"发斑"、"崩漏"等范畴。

　　传统一般分毒邪郁营、阴虚内热、气虚不摄等辨治。

　　整体观认为，上述各型病机并不孤立存在，是互相联系共同存在，且不止于上述方面。此病为整体功能紊乱所致，也存在一些全身症状。表证如或有发热、恶寒、潮热、手足心热、儿童疹痘等；上焦证如气短、胸闷、心烦、心悸等；中焦证如口干、作渴、纳差、乏力等；下焦证如尿黄、便干或溏、妇女月经不调等；血分证明显，如皮肤紫癜、鼻衄、齿衄、尿血、便血、妇女月经过多或出血不止等。故应予系统治疗，全息汤基础方加减。

　　此病均有皮肤或黏膜出血，故一般加重生地用量至12～15g，可再加侧柏叶、茜草根、紫草等各10g；发热者加银花、大青叶、板蓝根各12～15g，连翘10～12g；口渴喜饮苔燥者加知母、玄参、麦冬、阿胶各10g；鼻衄、齿衄、尿血、便血等严重者，酌加三七6g（打，吞）、白及、大蓟、小蓟等各10～12g，或参阅总论中相关症状加减法加减；久病体虚者加党参、黄芪各12g。其余按总论中加减法加减。

按：也许有人顾虑，桂枝辛温，苍术燥烈，五苓散伤阴，用于此病的治疗是否合适？在系统疗法中，各种药物互相配合、互相制约，形成有机的整体，此处桂枝运血而不动血，苍术运脾而不燥烈，五苓散去浊而不伤阴，而对调整整体功能，抑制抗体对血小板的破坏，促进血液循环，控制出血等，有重要作用，可放心使用。

第六节 白血病

白血病是造血系统的恶性疾病，其特点是某一系统血细胞的恶性增生与浸润，骨髓及外周血细胞有质与量的异常。根据病势缓急、白血病细胞的幼稚程度和自然病程分类，有急性白血病、慢性白血病。根据细胞类分型，有粒细胞性白血病、淋巴细胞性白血病、单核细胞性白血病等。临床表现：主要有贫血、出血及感染，并有肝、脾、淋巴结的浸润。急性白血病多属中医"温病"、"急劳"、"血证"等范畴，慢性白血病多属中医"虚劳"、"积聚"、"癥瘕"、"痰核"等范畴。

传统上，急性者从热毒炽盛、肝胆实火等分别辨治，慢性者从血瘀癥积、痰核结聚、气血亏耗、阴血不足、肾阳虚衰等分别辨治。

整体观认为，上述各型病机并不孤立存在，而是互相联系共同存在。此病是以造血系统恶性病变为主的整体疾病。表证如发热、恶寒、多汗、淋巴结肿大等；上焦证如气短、胸闷、心悸等；中焦证如口干、口苦、口渴、纳差、乏力、脾脏肿大等；下焦证如尿黄、便干或溏、浮肿等；血分证如贫血或有咳血、呕血、便血、尿血等。应予系统治疗，全息汤基础方加减。

感染发热者加银花、连翘、板蓝根各15g，高热者加石膏20g，知母10g；烦渴者加人参或党参10g，花粉12g；口腔溃疡者加当归、川芎、知母、黄柏各10g；出血者加重生地用量至12g，加水牛角10g，严重者参阅总论中相关症状加减法加减；淋巴结肿大者加山慈菇、黄药子、昆布、海藻、夏枯草各10g，牡蛎12g；肝脾肿大者加鳖甲12g，炮甲10g，或兼服鳖甲煎丸；多汗或心悸者加龙骨、牡蛎各12g。一般可加半枝莲、白花蛇舌草各15g，青黛10g，雄黄3g。其余按总论中加减法加减。

用以上方法治疗白血病，可改善体质，不同程度地缓解症状。一般可与西医配合治疗。中药与化疗交替使用，可缓解化疗副作用。

第七章　风湿性疾病

第一节　风湿热

风湿热是一种继发于溶血性链球菌感染的全身性结缔组织炎症，以心脏和关节受累最为显著。临床表现：①一般症状：多有上呼吸道感染史，可有发热、出汗、烦躁、疲乏、食欲减退等。②关节炎：常累及膝、踝、肘、腕等大关节，红、肿、痛、热，活动受限，不留后遗症，但常反复发作。③心脏炎：炎症可侵及心肌、心内膜及心包，形成心肌炎、瓣膜炎、心包炎。④舞蹈病：其特征是无目的、不自主地快速运动，常伴有肌肉酸软、表情怪异等。⑤其他受累组织器官，包括肺脏、胸膜、腹膜、动脉等，出现相应的炎症征象。此病属中医"痹证"、"心悸"、"怔忡"、"肝风"等范畴。

传统上，以关节炎为主者，分别从风寒湿痹、风湿热痹、正虚久痹等辨治；以心脏炎症为主者，分别从风湿化燥伤及心阴、风湿内侵心气暴虚、风湿伤阳水湿泛滥等辨治；舞蹈病，则从风邪外受引动肝风等辨治。

整体观认为，上述各类各型病机并不孤立存在，而是互相联系共同存在。此病症状复杂多样，但都是整体疾病表现的不同侧面。表证如发热、恶寒、咽痛、多汗、关节疼痛等；上焦证如胸闷、心悸、胸痛、心烦不安等；中焦证如口干、口苦、纳差、乏力等；下焦证如尿黄、尿少、浮肿、便干或溏等；血分证如舌暗、皮肤淡红色环形红斑等。故应予系统治疗，全息汤基础方加减。

高热者加石膏15～20g，知母10g；咽痛者加银花12～15g，连翘、桔梗、薄荷各10g；关节红肿者加银花藤、蒲公英各15g，连翘、萆薢各12g；关节冷痛者加附子10g，痛甚者合桂枝芍药知母汤（知母、麻黄、防风、附子各10g）；多汗或心悸不安或手舞足蹈者加龙骨、牡蛎各12g。此病多有血瘀，一般去白芍加赤芍10g。其余按总论中加减法加减。

用以上方法治疗风湿热，简化了辨证，也提高了疗效，对后遗症也有预防和治疗作用。必要时可配合西医治疗。

按：风湿热影响面广，病情复杂。古人受历史条件限制，很难发现其内在联系，故分属于不同的疾病，用不同的方法治疗，从而也暴露出传统辨证施治的局限性。整体观和系统疗法，则将其视为整体疾病，不管其症状怎样复杂多样，一律进行系统治疗。实践证明这种理论和方法简单明了，疗效可靠，完全符合风湿热的本质和规律，这就克服了传统辨证施治的局限性，也为中医治疗复杂疾病开辟了新的思路。

第二节 类风湿性关节炎

类风湿性关节炎是一种以关节病变为主的慢性全身性自

身免疫性疾病。其发病与免疫、遗传、感染等因素有关，寒冷、潮湿、外伤等可为本病诱发因素。临床表现：①一般症状：起病缓慢，未出现明显关节症状前可有乏力、体重减轻、纳差、发热等症状。②骨关节损害：关节疼痛、僵硬，周围皮肤红肿，活动受限，指关节肿胀呈梭形。指关节最易受累，其次为掌指、腕、踝、膝等关节。病变的关节最后变成畸形。部分患者在关节隆突部位可出现皮下小结。③其他系统损害：部分患者有淋巴结肿大和脾肿大。二尖瓣易受影响。肺受累多表现为胸膜炎、弥漫性肺间质纤维化。类风湿性血管炎可引起局部组织缺血坏死。神经系统和眼部也可受累，出现相应病变。此病属中医"痹证"中的"历节风"、"尪痹"、"顽痹"等范畴。

传统一般多从风寒湿侵、湿热毒滞、痰瘀互结、肝肾亏虚等分别辨治。

整体观认为，上述各型病机并不孤立存在，而是互相联系共同存在。此病是以关节病变为主的整体疾病。表证如发热、恶寒，关节僵硬、肿痛、畸形，皮下结节，淋巴结肿大等；上焦证如胸闷、胸痛、心悸、呼吸困难、咳嗽等；中焦证如口苦、口干、纳差、疲乏、肝脾肿大等；下焦证如尿黄、便干或腹泻等；血分证如舌暗、目赤、皮肤紫暗、鼻衄、齿衄、皮肤溃疡等。故应予系统治疗，全息汤基础方加减。

关节红肿者加银花15g，连翘12g；高热者加石膏20g，知母10g；关节疼痛者合桂枝芍药知母汤（见上节）或乌头汤（黄芪12g，乌头、麻黄各10g）；疼痛严重，舌质暗，皮肤紫暗者，合身痛逐瘀汤（秦艽、川芎、桃仁、红花、羌活、没药、当归、五灵脂、香附、牛膝、地龙各6～10g）；疼痛日久难以缓解者，酌加虫类药，如蜈蚣3条，全虫5～6g，乌蛇10g，炮甲6～10g等；上肢痛者酌加桑枝、姜黄各10g，下肢痛者酌加川牛膝、防己各10g；烦躁不安或心悸者加龙骨、牡蛎各12g；胸痛者加丹参12g；皮下结节者加白芥子10g；淋巴结肿大者加夏枯草10g；肝脾肿大者加牡蛎、鳖甲各12g；身体虚弱者酌加党参或人参、黄芪各12g。其余按总论中加减法加减。

用以上方法治疗类风湿性关节炎，一般可明显缓解症状，且可改善体质。一般可配合西医治疗。

按：类风湿性关节炎是全身性疾病，除关节外，还累及众多脏器。传统多从风、寒、湿、热、痰、瘀、虚等辨证施治，是必要的，但显然不足。系统疗法吸收了辨证施治的有效方药，使之融入系统治疗，则疗效显著提高。

第三节　系统性红斑狼疮

系统性红斑狼疮是累及全身结缔组织，表现为多脏器损害的自身免疫性疾病。多数患者为青年或中年女性。临床表现有发热、皮肤损害、关节损害、肾损害、呼吸系统损害、神经系统损害、眼部损害等。此病属中医"血风疮"、"日晒疮"、"面发毒"、"阴阳毒"等范畴。

传统常分热毒炽盛、气阴两虚、肝风内动、脾肾阳虚等辨治。

整体观认为，上述各型病机并不孤立存在，而是互相联系共同存在。此病整体性表现充分，表证如发热、恶寒、皮疹、关节疼痛、淋巴结肿大等；上焦证如气短、胸闷、胸痛、烦躁不安、谵妄、昏迷、咳嗽、呼吸困难等；中焦证如口干、口苦、恶心、纳差、疲乏、肝脾肿大等；下焦证如尿黄、尿少、浮肿、大便或干或溏、妇女月经不调等；血分证如舌红或暗、目赤、皮疹色红等。故应予系统治疗，全息汤基础方加减。

此病血热血瘀征象明显，一般加重生地用量至12～15g，丹皮用量至12g，去白芍加赤芍10～12g，加紫草10g。高热者加石膏20～30g，知母10g；皮疹鲜红者加银花12～15g，连翘10～12g，黄连10g，水牛角10～12g；皮疹暗红者加桃仁、红花各10g；烦躁不安者加龙骨、牡蛎各12～15g；神志不清者加石菖蒲10g；抽搐或痉挛者加羚羊角6g（分吞），钩藤12g；肢冷浮肿或关节疼痛者加附子10g；纳差者加三仙各12g；身体虚弱者酌加黄芪12g，党参10g。其余按总论中加减法加减。

用以上方法治疗系统性红斑狼疮，可明显缓解症状，且可改善体质。一般应配合西医治疗。

用以上方法也可治疗盘状红斑狼疮。

按：系统性红斑狼疮是累及多脏器的全身疾病，但开始时往往表现并不充分，这就给辨证施治带来一定难度。系统疗法则始终坚持系统治疗，对控制疾病的发展具有明显优越性。

第四节　白塞病

白塞病是一种原因不明的慢性反复发作性多系统损害疾病。其病理基础为细小血管炎。病变发生在口腔、皮肤、生殖器、眼和关节，部分可使心脏、大血管、消化道、神经系统受累。此病属中医"狐惑病"等范畴。

传统多分脾虚夹湿、阴虚湿热、湿热熏蒸等辨治。

整体观认为，上述各型病机并不孤立存在，而是互相联系共同存在。此病为整体疾病。表证如发热、恶寒、关节疼痛、口腔溃疡、生殖器溃疡、皮肤疮疡或结节等；上焦证如心烦不安、嗜睡、失眠、心悸等；中焦证如口干、口苦、纳呆、腹痛、疲乏等；下焦证如尿黄、腹泻等；血分证如舌红、目赤、溃疡处或皮肤结节色红等。故应予系统治疗，全息汤基础方加减。

口腔溃疡者加当归、川芎、知母、黄柏各10g；生殖器溃疡者加当归、栀子各10g，银花、蒲公英各15g，连翘12g；眼色素膜炎加银花、菊花各12g，当归、黄连、防风各10g；结节性红斑者加当归、川芎、桃仁、红花、牛膝各10g，银花15g，兼关节疼痛者加威灵仙12g，僵蚕10g；烦躁不安者加龙骨、牡蛎各12g。其余按总论中加减法加减。

用以上方法治疗白塞病，可明显缓解症状，且可改善体质，减少复发。一般可配合西医治疗，还可配合外用药治疗。

按：白塞病影响面广，病机复杂，传统辨证施治很难作高度概括。整体观和系统疗法，则完全适用对此病的解释和治疗，疗效也更好。

第五节 干燥综合征

干燥综合征是一种原因不明的以侵犯泪腺、唾液腺等外分泌腺为主的慢性自身免疫性疾病。分原发性和继发性两种。临床表现为干燥性角膜结膜炎、口腔干燥症、结缔组织病等。此病属中医"燥证"等范畴。

传统辨证施治一般分上燥肺阴不足、中燥胃阴不足、下燥肝肾阴虚等。

整体观认为，上述各型病机并不单独存在，而是互相联系共同存在。此病是以口眼干燥表现为重点的整体疾病。表证如或有烦热、恶寒、关节肿痛等；上焦证如气短、胸闷、咳嗽等；中焦证如口干、作渴、纳差、疲乏等；下焦证如尿黄、尿频、便干、目眩、头昏、耳鸣等；血分证如目赤、舌红或有咳血等。故应予系统治疗，全息汤基础方加减。

口干舌裂者合增液汤（生地12g，麦冬、玄参各10g）；干咳无痰或带血者合沙参麦冬汤（沙参、麦冬、玉竹、桑叶、扁豆、花粉各10g），或养阴清肺汤（麦冬、玄参、川贝、薄荷各10g）；目干者合一贯煎（生地12g，北沙参、麦冬、当归、枸杞子、川楝子10g）；纳差者加三仙各12g；烦躁不安者加龙骨、牡蛎各12g。其余按总论中加减法加减。

用以上方法治疗干燥综合征，可明显缓解症状，且可改善体质。

按：干燥综合征的特点是干燥，而系统疗法中很多方药特别是平胃散、五苓散明显与此不符，用之是否合适？答曰：
湿（包括水停）与燥是疾病表现的不同侧面，互相矛盾，又互
相联系共同存在，其根源都是因整体功能紊乱引起体液敷布失
常，不应强调一方面而忽视另一方面。此病属风湿性疾病，也
有风湿表现，如关节肿痛、渗液，或有淋巴结及肝脾肿大，肌
肉酸痛、无力等。也有学者透过表象看到湿的一面，以平胃散
合二妙散治疗此病湿热型并取得疗效。故对此病的认识和治疗
有必要进一步深化。

第八章　代谢及内分泌疾病

第一节　糖尿病

糖尿病是由胰岛素绝对或相对不足和靶细胞对胰岛素的敏
感性降低而引起的全身性疾病。临床常分为胰岛素依赖型（Ⅰ
型）和非胰岛素依赖型（Ⅱ型），部分患者介于Ⅰ型和Ⅱ型之
间。临床表现：早期常无症状。典型症状有多食、易饥、多
饮、多尿、口渴、消瘦、乏力，并可出现皮肤瘙痒、四肢酸
痛、麻木、腰痛、阳痿、月经不调、便秘或腹泻、视力障碍
等。慢性并发症有心脑血管病变、肾脏病变、眼部病变、神经
病变等。此病属中医"消渴病"等范畴。

传统多分肺胃燥热、气阴两虚、阴阳俱虚、瘀血内阻、湿
浊困脾等。

整体观认为，上述各型病机并不孤立存在，而是互相联系
共同存在。此病为整体疾病，全身症状表现也比较充分。表证
如烦热、恶寒、肢冷、关节疼痛、皮肤瘙痒、疮疡等；上焦证
如心烦、胸闷、气短、心悸、失眠、昏迷等；中焦证如口干、
口渴、多饮、多食、消瘦、疲乏等；下焦证如多尿、便秘或腹
泻，或有浮肿、头晕、目眩、耳鸣、耳聋等；血分证如舌暗、

目赤、皮肤瘀斑、紫绀等。故应予系统治疗，全息汤基础方加减。

口渴严重者加石膏20～30g，花粉12～15g，知母、太子参各10g；多食者加石膏20g，知母、黄连各10g；多汗或心悸不安者加龙骨、牡蛎各12g；四肢疼痛麻木者加黄芪12g；皮肤瘙痒加荆芥、防风各10g；阴部瘙痒加当归、栀子、黄柏、木通各10g；尿路感染者加当归、车前子、木通、竹叶各10g；皮肤感染者加银花、蒲公英各15g，连翘12g；脉管炎加银花15g，当归、玄参各10g；视网膜病变加菊花12g，枸杞子10g。其余按总论中加减法加减。

用以上方法治疗糖尿病，疗效明显，可较快控制症状，降低尿糖、血糖，并可治疗各种并发症。一般可配合西药治疗。

按：现在对糖尿病的辨证施治，增加了血瘀、湿困等类型，较之古代的分上消、中消、下消辨治，拓宽了思路，是一种进步。但糖尿病是一种全身性疾病，病情复杂，辨证分型还很难全面概括。系统疗法则较好地解决了这一难题。以治渴为例，古人除润燥、滋阴、清火等外，还有升阳、化湿、利水等方法，系统疗法则全面吸收应用，比单用某一二种方法效果更好。有些糖尿病患者并不以口渴为主要症状，而以气短、胸闷、疲乏等症状为主，系统疗法也可取得明显疗效。

第二节　高脂蛋白血症

血浆中脂质浓度或脂蛋白浓度超过正常高限时，前者称高脂血症，后者称高脂蛋白血症。两者常并存。临床分Ⅰ、Ⅱ、Ⅲ、Ⅳ、Ⅴ5型。临床表现：可有眼睑黄斑瘤、肌腱黄色瘤、皮下结节状黄色瘤（肘、膝、臀部）、角膜环。常有眩晕、心悸、胸闷、健忘、肢麻、乏力等症状。多伴有动脉粥样硬化、肥胖、高血压、糖尿病、肝硬化等疾病。部分患者可无症状。此病属中医"痰湿"、"浊阻"、"肥胖"、"痰核"等范畴。

传统辨证施治一般分痰湿内阻、痰瘀交阻、肝郁气滞、脾肾阳虚、肝肾阴虚等。

整体观认为，上述各型病机并不孤立存在，而是互相联系共同存在。此病为整体功能紊乱引起。表证如烦热或恶寒、肢麻、皮肤黄色瘤等；上焦证如心烦、胸闷、胸痛、心悸等；中焦证如口干、口苦、恶心、胃脘胀满、疲乏无力等；下焦证如尿黄、便溏或不爽、浮肿、性功能减退等；血分证如舌红或暗、瘤色暗淡或棕黄等。故应予系统治疗，全息汤基础方加减。

恶心者加半夏、苏叶各10g；胸痛重者加丹参12g；胁下痞硬或疼痛者去大枣，加牡蛎12g，青皮、郁金各10g；胃胀纳呆者加三仙各12g；便干或不爽者去瓜蒌加蒌仁10g；烦躁不安者加龙骨、牡蛎各12g。其余按总论中加减法加减。

用以上方法治疗高脂蛋白血症，可明显缓解症状，改善血浆中脂质和脂蛋白浓度，对相关疾病也有治疗作用。必要时可配合西药治疗。

按：辨证施治已经认识了此病病机的主要方面，并作了相应处理，也有一定疗效。但这些病机是互相联系共同存在的，很难割裂，应一并分析共同处理，故系统疗法效果更好。

第三节　肥胖病

人体进食能量长期超过消耗能量，机体将其转化为脂肪储存起来，当体重超过标准体重20%以上，称为肥胖。通常所指的肥胖病是指病因尚未查明，可能与遗传、神经、内分泌以及社会环境等因素有关的单纯性肥胖。临床表现：轻度肥胖者可无症状；中度及重度肥胖者，轻则劳动时心悸、多汗、气促、易倦；重则行动不便，生活自理困难；男性可有性欲减退，女性可有月经稀少、闭经、不孕等。极度肥胖者可有肥胖-通气受限综合征、高血压、动脉粥样硬化和冠心病、糖耐量减低或糖尿病、痛风、胆石症和肺心病等并发症。

传统辨证施治一般分脾虚湿阻、胃热湿阻、气滞血瘀、脾肾两虚、肾阴虚等。

整体观认为，上述各型病机并不孤立存在，而是互相联系共同存在。此病是整体疾病，也表现出一些整体症状。表证如恶热、恶寒、多汗等；上焦证如胸闷、气促、心悸、嗜睡等；中焦证如口渴、喜饮、多食、疲乏等；下焦证如尿少、浮肿、阳痿、月经不调等；血分证如舌暗、紫绀等。故应予系统治疗，全息汤基础方加减。

善食易饥者加石膏20g，黄连10g；大便干结者加大黄、芒硝各10g；心悸多汗者加龙骨、牡蛎各10g。其余按总论中加减法加减。无显著症状者以基础方治之。

用以上方法治疗肥胖病，可减轻体重，缓解症状，预防和治疗并发症。必要时可配合西医治疗。

第四节 痛 风

痛风是由于嘌呤代谢紊乱引起血中尿酸过高并沉积于关节、软组织、骨骼、软骨、肾脏等处而引起的疾病。本病多发生于中老年男性及绝经后妇女。分原发性和继发性两种。临床表现：①痛风性关节炎：起病急，受累关节以蹈趾、第一跖趾关节多见，其次为踝、腕、手等关节，红、肿、热、痛，活动受限，并有发热及局部皮肤脱屑和瘙痒。反复发作后转为慢性，关节肿大、僵硬、变形。②痛风石形成：以耳轮、跖趾、指间、掌指等部位多见，溃破后可有白色尿酸盐结晶溢出。③肾尿酸盐结石：可引起肾绞痛、血尿、蛋白尿、肾功能衰竭。此病属中医"痹证"、"历节风"、"痰湿"、"淋证"等范畴。

传统急性发作期多从风寒湿痹、风湿热痹等分别辨治；慢性及间歇期多从痰浊瘀阻、肾虚顽痹等分别辨治；肾结石多从石淋论治。

整体观认为，上述各类各型病机并不孤立存在，而是互相联系共同存在。此病为整体功能紊乱引起，除上述痛风性关节炎、痛风石形成、肾尿酸盐结石等典型症状外，还存在一些不典型的全身症状，如发热、恶寒、心烦、胸闷、口干、口苦、尿少、便干或溏、浮肿等。故应予系统治疗，全息汤基础方加减。

一般合当归拈痛汤（羌活、人参、苦参、升麻、葛根、黄芩、茵陈蒿、防风、当归、知母各10g）加减，红肿者加银花15g，连翘12g，疼痛者加乳香、没药各10g；肾尿酸盐结石者合石韦散（滑石、冬葵子、瞿麦、石韦、木通、王不留行、当归各10g）加减。其余按总论中加减法加减。

用以上方法治疗痛风一般有效，且可治疗原发或继发疾病。

第五节　单纯性甲状腺肿

单纯性甲状腺肿是由于碘摄入或代谢障碍所致甲状腺代偿性增生肥大，一般不伴有甲状腺功能异常。病因有：流行区水土中碘缺乏或过多、碘需要量增加而碘相对不足、过多食用致甲状腺肿物质、甲状腺激素合成酶的先天性缺陷等。临床表现：起病隐匿，病程缓慢，女性多见，常在青春期或绝经期起病，早期无症状；甲状腺多呈两侧弥漫性肿大，无压痛；久病者甲状腺显著肿大，并有结节或囊性变；邻近器官因受压迫而产生呼吸困难、阵咳、吞咽困难、发音嘶哑等症状。此病属中医"瘿瘤"范畴。

传统辨证施治多分痰气郁结、气血瘀结等。

整体观认为，上述两型病机并不孤立存在，而是相互联系共同存在。此病整体症状一般不明显，或有心烦、易怒、胁痛等。此病的形成和中医的痰、气、血等因素有关，而这些因素则和整体功能密切相关。故此病仍可视为整体疾病，应予系统治疗，全息汤基础方加减。

一般可加昆布、海藻各10g，严重可合海藻玉壶汤（海藻、贝母、连翘、昆布、半夏、青皮、独活、川芎、当归、海带各10g）。其余按总论中加减法加减。

用以上方法治疗单纯性甲状腺肿一般有效。必要时可配合西医治疗，严重者可手术治疗。

第六节　甲状腺功能亢进症

甲状腺功能亢进症（简称甲亢）是由于甲状腺功能增强，甲状腺激素合成和分泌过多引起的一种综合征。女性多见。临床上最常见的是弥漫性或结节性甲状腺肿伴甲状腺功能亢进。临床表现为甲状腺肿大、高代谢症状、神经系统症状、眼部症状、心血管系统症状、消化系统症状、内分泌系统症状、血液及造血系统症状、运动系统症状及甲状腺危象等。此病属中医"瘿瘤"、"心悸"等范畴。

传统辨证施治一般分气郁痰阻、肝火犯胃、心脾亏虚、心肝阴虚等。

整体观认为，上述各型病机并不孤立存在，而是互相联系共同存在。此病为整体疾病，全身症状表现也比较充分。表证如发热、多汗、甲状腺肿、指颤、肌肉萎缩等；上焦证如气短、心悸、烦躁不安、多动不宁，老年人可有精神抑郁，甚至昏迷等；中焦证如口干、口苦、恶心呕吐、多食易饥，或有厌食、疲乏、消瘦等；下焦证如尿黄、排便次数增多、或有腹泻、或有黄疸、男子阳痿、女子闭经、头晕、眼突等；血分证如舌红、皮肤红润等。故应予系统治疗，全息汤基础方加减。

多汗或心悸或烦躁或失眠多梦者加龙骨、牡蛎各12～15g；甲状腺肿大者加夏枯草、贝母、山慈菇各10g；多食易饥者加石膏20g，黄连10g；便频者去瓜蒌加蒌皮10g，腹泻者再加赤石脂、禹余粮各12g；便秘者去瓜蒌加蒌仁10g；恶心呕吐者加半夏、苏叶各10g；神昏者加石菖蒲10g。其余按总论中加减法加减。

用以上方法治疗甲状腺功能亢进症，可明显缓解症状。一般可配合西医治疗。甲状腺危象应配合西医抢救。

按：甲状腺功能亢进症涉及面广，病情复杂。传统辨证施治，从某一或某些侧面治疗，很难全面兼顾。整体观和系统疗法则可较好驾驭其复杂病情，疗效也更好。

第七节　甲状腺功能减退症

甲状腺功能减退症（简称甲减）是由多种原因引起的甲状腺激素分泌、合成或生物效应不足所引起的疾病。可发生于任何年龄，并随年龄不同分为三型：呆小病、幼年型、成年型。成年型临床表现：中年女性多见，起病隐匿，病程缓慢。早期仅有乏力、少汗、畏寒、纳差、便秘、水肿；以后出现全身症状和特殊面容。此病属中医"肤胀"、"水肿"、"虚劳"、"呆病"等范畴。

传统辨证施治多分脾肾阳虚、阴阳俱虚、气血不足、心阴不足等，甲状腺功能减退危象多从阳气衰竭、厥脱等辨治。

整体观认为，上述各型病机并不孤立存在，而是互相联系共同存在。此病为整体疾病，全身症状也表现得比较充分，表证如畏寒、肢冷、关节疼痛、皮肤干燥、粗糙、少汗等；上焦证如气短、胸闷、嗜睡、痴呆、记忆力减退等；中焦证如纳呆、腹胀乏力等；下焦证如尿少、便秘、水肿、性欲减退、男子阳痿、女子闭经、头晕、目眩、耳鸣等；血分证如舌淡暗或有便血等。故应予系统治疗，全息汤基础方加减。

畏寒、肢冷、低温、脉迟者加附子10～12g；嗜睡者加石菖蒲10～12g；疲乏无力者加黄芪、党参各10～12g；便秘者去瓜蒌加蒌仁10～12g，严重者再加麻仁12g，杏仁、大黄各10g；阳痿或闭经者加仙茅、仙灵脾各10g；纳差者加三仙各12g。其余按总论中加减法加减。

用以上方法治疗甲状腺功能减退症，可缓解症状，改善体质。一般可配合西医治疗。

按：甲状腺功能亢进症与甲状腺功能减退症，是性质相反的两类疾病，为什么都用系统疗法治疗呢？这两种病从微观看确实不同，如发病原因不同、表现症状不同、检查结果不同等等，这就是疾病的个性。但从宏观看却有相同之处，都因甲状腺功能异常而发病，都累及全身各系统各器官而成整体疾病，这就是疾病的共性。在重视疾病个性的同时，也应重视疾病的共性，这就是系统疗法既可治疗甲状腺功能亢进症又可治疗甲状腺功能减退症的原因。当然，病机和症状不同，用药也应有所不同。

第九章　神经精神疾病

第一节　面神经炎

面神经炎系指由面神经管段面神经的非化脓性炎症所致的一种急性周围性面瘫。病因未明，可能因风寒引起面神经的血管痉挛、缺血、水肿，再因面神经管压迫神经，促使原有的缺血、水肿加重，甚至引起神经变性而致病。临床表现：病前多有面部及耳后受凉史或咽部感染史。起病急骤，多于晨起洗漱或进食中，突然发现一侧（双侧者极少见）额纹消失，不能闭眼、皱眉，鼻唇沟变浅，口角下垂，嘴歪向健侧，鼓气时患侧嘴角漏气，食物常易滞留于患侧颊龈沟内，茎乳孔区有自发性疼痛及压痛。一般于病后2周内恢复，大多数1～3个月内好转康复。6个月以上无恢复迹象者预后较差。

传统辨证施治一般分风痰入络或血虚风动等。

整体观认为，上述两型病机并不孤立存在，而是互相联系共同存在。此病以面部症状为主，其他全身症状多不明显。但从以下分析，仍可看出疾病的整体性。从经络分析，面部为诸阳经循行之处，《内经》云："足阳明与足太阳之经急，则口目为僻"。经络与脏腑相联，必然影响内脏。从中医病机分析，形成此病的风、痰、湿、瘀等因素无不与整体功能相联系。从现代医学病理分析，病变部位神经缺血、水肿，而要解决这些问题，改善整体功能无疑是重要方法。总之，此病虽以局部为主，但仍属整体疾病，应予系统治疗，全息汤基础方加减。

一般合牵正散（白附子、僵蚕各10g，全蝎6g），或合大秦艽汤（秦艽、石膏各12g，川芎、当归、羌活、独活、防风、黄芩、白芷、熟地各10g，细辛5g）。其余按总论中加减法加减。

用以上方法治疗面神经炎，一般效果良好。可配合针灸治疗，也可配合西药治疗。

第二节　三叉神经痛

三叉神经痛系在三叉神经分布范围内以反复发作短暂的阵发性剧痛为特征的一种疾病，有原发性和继发性两种。临床表现：①局限于三叉神经分布区域内，以第二、第三支多见。多累及一侧，亦可数支或双侧同时受累。常以口-耳及鼻-眶区疼痛为其主要表现。②疼痛剧烈，如灼烧、刀割、电击或撕裂样疼痛，持续数秒至1~2分钟，来去突然。可引起同侧反射性面肌抽搐，并有流涎、流泪、结膜充血等。间歇期正常。③可因触及面部或口腔内某一点而引起发作，此点称为"扳机点"。说话、咀嚼、刷牙、漱口、洗脸、刮脸等均可诱发。此病属中医"偏头痛"、"偏头风"、"面痛"等范畴。

传统辨证施治一般分风阳上扰、痰瘀交阻等。

整体观认为，风阳、痰瘀等并不孤立存在，而是互相联系共同存在。此病重点在局部，但与整体功能紊乱关系密切，仍属整体疾病。全身症状虽不明显，但还是有所表现。表证如恶寒或恶热，多汗或无汗等；上焦证如心烦、胸闷、不安等；中焦证如口干、口苦、倦怠、纳差等；下焦证如尿黄、便干或溏等；血分证如舌红或暗、面红、目赤等。应予系统治疗，全息汤基础方加减。

烦躁不安或多汗者加龙骨、牡蛎各12g；鼻-眶区疼痛者加川芎、白芷各10g；口-耳区疼痛者加升麻12g，当归、黄连各10g；疼痛剧烈服上药不止者加全虫6g，蜈蚣2条。其余按总论中加减法加减。

用以上方法治疗三叉神经痛，一般效果良好，且可改善体质，减少复发。可配合西医治疗。久治不愈者可手术治疗。

第三节　坐骨神经痛

坐骨神经痛是指组成坐骨神经的神经根（腰4至骶3）、神经丛或神经干本身受各种病因影响，引起坐骨神经通路及其分布区内疼痛的一种疾病。常见病因有：椎管内病变、脊柱病变、骨盆及盆腔病变、肌肉和筋膜病变、坐骨神经病变。临床表现有放射性疼痛、牵拉痛、运动障碍、感觉障碍、植物神经功能障碍等。此病属中医"腰腿痛"、"痹证"等范畴。

传统一般多从寒湿或血瘀等分别辨治。

整体观认为，上述两型病机并不孤立存在，而是互相联系共同存在。此病是以局部表现为重点的整体疾病。从经络分析，疼痛部位多为足太阳经和足少阳经循行部位，还涉及督脉、冲脉、任脉、足厥阴经等，这些经脉与身体众多部位和脏腑相联系，形成整体疾病。从现代病因分析，此病病因有腰椎间盘脱出、腰骶神经根炎或脊神经根脊膜炎、退行性脊柱炎、腰椎管狭窄症、梨状肌综合征、坐骨神经炎、马尾肿瘤等多种疾病，这些疾病都和整体功能有关，故应视为整体疾病。应予系统治疗，全息汤基础方加减。

一般合桂枝芍药知母汤（知母、防风、麻黄、附子各10g）加川牛膝10g。兼腰痛者加杜仲10g；兼小腹痛者加当归、川芎各10g；兼少腹或腰两侧痛者加川楝子、元胡各10g；烦躁不安者加龙骨、牡蛎各12g。其余按总论中加减法加减。

用以上方法治疗坐骨神经痛，一般效果良好，对原发病也有明显治疗作用。必要时可配合针灸及西医治疗。

第四节　脑血管疾病

脑血管疾病是由于脑部血液循环障碍，导致以局部神经功能缺失为特征的一组疾病。分为出血型（包括脑出血、蛛网膜下腔出血）和缺血型（包括脑血栓形成、脑栓塞、短暂性脑缺血发作）两类。临床表现：①脑出血：突然起病，可出现剧烈头痛、头晕、呕吐，数分钟至数小时内发生意识障碍，瞳孔变化，呼吸深沉，脉搏缓慢有力，血压升高等。②蛛网膜下腔出血：起病急，突然剧烈头痛，并伴呕吐、头项强直，少数有口眼歪斜、肢体偏瘫、失语等。③脑血栓形成：可有偏瘫、偏身感觉障碍、偏盲、失语等。④脑栓塞：发病急骤，症状多在几分钟内达到高峰。可有意识障碍，一般持续时间较短，若栓子较大或多发性栓塞时，患者可迅速进入昏迷。⑤短暂性脑缺血发作：起病急骤，症状消失快，多无意识障碍，无后遗症，但可反复发作。常见症状有一侧肢体和面部无力，瘫痪，感觉障碍，同侧单眼失明，可伴失语。此病属中医"中风"、"眩晕"、"厥证"、"偏枯"等范畴。

传统多从中脏腑、中经络辨治，中脏腑分闭证和脱证，中经络分风痰入络、阴虚阳亢、气虚血瘀、肝肾亏虚等。现在也有按分期辨治的，如先兆期从阴虚阳亢，卒中期从闭证、脱证，恢复期从气虚血瘀、痰浊阻络，后遗症期从肝肾阴亏等辨治。

整体观认为，上述各型病机并不孤立存在，而是互相联系共同存在。此类病虽突发于一时，实际上酝酿已久。现代医学证实，此类病发作前多有高血压、脑动脉硬化、脑血管畸形、心脏病等等，而这些疾病必然表现出一些症状，如头痛、头晕、目眩、心烦、胸闷、心悸、失眠、嗜睡、健忘、口干、口苦、恶心、呕吐、尿黄、便干、腹泻、面红、目赤等等。这些症状虽多数并不严重，但已显示出整体功能紊乱。及至发作时出现的症状，如昏迷、半身不遂、口眼歪斜、头痛、恶心、呕吐、二便失禁、二便不通、面红、舌红或暗等等，根源虽在脑，但也涉及全身功能。故此病属整体疾病，应予系统治疗，全息汤基础方加减。

脑出血初发，神志不清，面红气粗，便秘，脉弦滑者，合风引汤（大黄、龙骨、牡蛎、寒水石、滑石、赤石脂、白石脂、紫石英、石膏各12g，干姜10g），或加代赭石12g；面青、汗出、二便失禁、脉微弱者，合参附汤（人参、附子各10g）、生脉散（人参、麦冬、五味子各10g），加龙骨、牡蛎各12g；痰涎壅盛者加天竺黄、胆南星各10g；呕吐者加半夏、苏叶各10g；神志不清者加石菖蒲10g；语言难复者加全虫6g。蛛网膜下腔出血按以上方法治疗。

脑血栓形成，半身不遂，语言不利者，合补阳还五汤（黄芪12g，当归、赤芍、桃仁、红花、地龙各6～10g）；口眼歪斜者合牵正散（全虫6g，僵蚕、白附子各10g）。脑栓塞按以上方法治疗。

短暂性脑缺血发作，一般加黄芪12g（黄芪桂枝五物汤意）。各种后遗症，也以此方法为基础加减治疗。

其余按总论中加减法加减。

用以上方法治疗脑血管疾病，可取得一定的疗效。一般可配合西医治疗，也可配合针灸治疗。

按：风引汤现在已很少使用。此方组织严密，用意深远，是用治出血性脑血管疾病初起的重要方剂。方中大黄降泻风火湿热，有降压止血作用；桂姜龙牡通阳安心肾，以扶正气；大队石类重坠药物，清热利湿，潜阳固涩，有降压止血作用。现在很少使用此方，可能顾虑方中桂枝、干姜辛温助火动血，于病不利。这种理解是片面的。阴阳、寒热、水火、动静等，都是对立的统一体，缺少一方，则另一方就失去了存在的条件。辛温药在此病的治疗中正是顾护并治疗生理和病理的另一面，是完全必要的。此方所不足者，是清血养阴之品不足，对整体功能的调整也不充分。系统疗法正好补其不足，故两者结合效果更好。

第五节　脑动脉硬化症

脑动脉硬化症是指脑动脉硬化后，脑部因多发性梗塞、软化、坏死和萎缩引起的神经精神障碍。此病多发生于老年男性及绝经期后女性。常有全身动脉硬化，多伴有高血压、高血脂、冠心病、糖尿病等疾病。临床表现：①脑衰弱综合征。②智能障碍。③性格改变。④各种不同程度的神经体征，如偏瘫、病理反射、掌额反射、偏身感觉减退、腱反射不对称、头手震颤等，有的呈现假性球麻痹或帕金森综合征、癫痫等。此病属中医"眩晕"、"不寐"、"多寐"、"健忘"、"呆病"等范畴。

传统辨证施治一般分痰瘀交阻、气虚浊滞、阴虚血瘀等。

整体观认为，上述各型病机并不孤立存在，而是互相联系共同存在。此病形成的根源是整体功能紊乱，疾病形成后也出现一些全身症状，如烦热、肢麻、肢颤、心烦、失眠、嗜睡、健忘、神思不敏、语言不利、口干、口苦、恶心、乏力、纳呆、尿黄、便干或溏、头晕、目眩、耳鸣、舌红或暗等。故应予系统治疗，全息汤基础方加减。

　　神志不清者加石菖蒲10g；烦躁不安或失眠者加龙骨、牡蛎各12g，失眠严重者加酸枣仁12g。川芎、知母各10g；肢麻严重者加黄芪12g。其余按总论中加减法加减。

　　用以上方法治疗脑动脉硬化症，可不同程度地缓解症状，改善体质。必要时可配合西医治疗。

第六节　偏头痛

　　偏头痛是一种反复发作的血管性头痛，可能与三叉神经-血管反射的不稳定性有关。有多种类型，常见为"有先兆型"和"无先兆型"。女性多见，发病高峰在25~34岁。临床表现：约一半患者在发作前有前驱症状，如情绪不稳、易激惹、胃肠不适、反应较迟钝。发作时症状是一侧（有时双侧）额颞部或眼眶周围呈搏动性痛或跳痛，伴恶心、呕吐、面色苍白、畏光、畏声，头部或躯体移动使头痛加剧。头痛数小时缓解，严重者可持续数日。此病属中医"头痛"范畴。

　　传统辨证施治一般分肝郁阳亢、痰浊闭阻、瘀血滞络、精血亏虚等。

　　整体观认为，上述各型病机并不孤立存在，而是互相联系共同存在。此病为整体功能紊乱引起。从经络分析，疼痛部位为足少阳循行部位，兼及足太阳、足阳明。经络内联脏腑，与整体密切联系。从症状分析，除偏头痛外，还存在一些全身症状，如肢麻、易汗、心烦、不安、口干、口苦、恶心、呕吐、乏力、痛泻、尿黄、头晕、目眩、耳鸣、目赤、面红、妇女月经不调等。故应予系统治疗，全息汤基础方加减。

　　烦躁不安或易汗者加龙骨、牡蛎各12g；头痛重者加川芎、白芷各10g，或合散偏汤（川芎、郁李仁、白芷各10g）；恶心呕吐者加半夏、苏叶各10g；痛泻者去瓜蒌加蒌皮、防风各10g。其余按总论中加减法加减。

　　用以上方法治疗偏头痛效果良好，可迅速缓解疼痛，且可改善体质，减少复发。必要时可配合西医治疗。

第七节　帕金森病

　　帕金森病又称震颤麻痹，是多发于中年以后的一种原因不明的锥体外系慢性退行性疾病。凡具有同样临床表现而有肯定原因者，如脑炎、脑外伤、脑动脉硬化、中毒等，统称为帕金森综合征。病变主要累及黑质及其上行的黑质纹状体通路，导致纹状体上的神经末梢处多巴胺不足，乙酰胆碱的作用相对增强而发病。临床表现：①多于50岁后缓慢起病，逐渐加重。②震颤。③肌强直。④随意运动缓慢。⑤少数病例伴有智能减退。此病属中医"颤振"、"内风"等疾病范畴。

　　传统辨证施治一般分气血两虚、肝郁痰滞、肝肾不足、气滞血瘀等。

　　整体观认为，上述各型病机并不孤立存在，而是互相联系共同存在。此病为整体疾病，也存在一系列整体症状。表证如肢颤、多汗、溢脂等；上焦证如胸闷、气短、情绪不稳、失眠、痴呆等；中焦证如口干、口苦、口黏、饮食无味等；下焦证如大小便困难等；血分证如舌红或暗等。故应予系统治疗，全息汤基础方加减。

　　此病以震颤为主，应予潜镇，故加龙骨、牡蛎各15g，加此二味，亦治多汗、溢脂、多梦、失眠；大便困难者去瓜蒌加蒌仁10g，严重者合麻仁丸（麻仁12g，杏仁、大黄各10g）；失眠严重者加酸枣仁12g，知母、川芎各10g；纳差者加三仙各12g。其余按总论中加减法加减。

　　用以上方法治疗帕金森病，有一定疗效，可使症状得到不同程度的缓解。此方亦可治疗帕金森综合征及其原发病。配合西医治疗，效果更好。

　　按：帕金森病是中老年疾病，难以治疗。整体观和系统疗法用于此病的治疗已取得初步疗效，这就为此病的治疗开辟了新的道路。由此推想，如及早以系统疗法调整整体功能，有可能降低此病发病率，或推迟发病期。

第八节 癫 痫

癫痫是由于大脑神经元群暂时性的过度放电所引起的一种发作性脑功能紊乱综合征。特发性病因未明，和遗传因素有较密切关系；症状性多由脑部病损和代谢障碍引起，如先天性疾病、颅脑外伤、感染、中毒、颅内肿瘤、脑血管疾病、代谢疾病、变性疾病等。临床上常将癫痫分为全身性发作及部分发作两大类，每类均有若干类型。①全身性发作，又分为全身强直阵挛发作（分强直期、阵挛期、惊厥后期）和失神发作（小发作）。②部分发作（分单纯性部分发作和复杂性部分发作）。此病属中医"痫证"范畴，俗称"羊痫风"。

传统上，发作期多从痰火阳痫、痰湿阴痫、瘀血夹痰等分别辨治，休止期多从心脾两虚、肝火痰热、肝肾阴虚等分别辨治。

整体观认为，上述各型病机并不孤立存在，而是互相联系共同存在。此病重点在心神，病机则以风、痰为主。肢体强直、抽搐、二目上翻等，皆为风，风外必涉表，内必涉肝、胆。口吐涎沫、神志昏迷，是痰蒙心窍，痰，重点在上焦，但与中焦湿困、下焦水停亦有密切关系。故此病仍属整体疾病，应予系统治疗，全息汤基础方加减。

此病发病时有神志异常，应予潜镇，加龙骨、牡蛎各15g。恶心呕吐者加半夏、苏叶各10g；嗜睡或神志模糊者加石菖蒲10g。其余按总论中加减法加减。

用以上方法治疗癫痫，疗效明显，可控制发作，且可改善体质，减少复发，对引起症状性癫痫的原发病也有治疗作用。频繁发作或出现其他症状时服中药煎剂，休止期可以上方配制成丸药常服。可配合西医治疗。

按：中医治疗此病的方剂甚多，其中以小柴胡汤和柴胡加龙骨牡蛎汤效果较好。系统疗法吸收其经验，并加以改造和扩充，疗效得到进一步提高。

第九节　神经衰弱

神经衰弱是因大脑功能活动长期过度紧张，导致大脑皮质内抑制过程减弱，以精神易兴奋和脑力易疲乏为特征，常伴有情绪烦恼和心理生理症状，且不能归于已存在的躯体疾病、脑器质性病变或某些特定的精神疾病。临床表现：（1）衰弱症状：①易兴奋，情绪紧张，烦躁，易激惹，易感伤，对声、光、疼痛、温度等刺激敏感。②易疲劳，疲乏无力，注意力不集中或不持久，思考困难，效率低，记忆力减退，近事遗忘等。（2）生理心理症状：①睡眠困难，多噩梦，易惊醒。②头痛、腰背酸痛或全身疼痛。③自主神经功能失调，出现心慌、气急、胸闷、食欲不振、腹胀、腹泻、便秘、尿频、遗精、阳痿、早泄、月经不调、面部潮红、手足发凉、多汗等。此病属中医"惊悸"、"不寐"、"健忘"、"眩晕"、"头痛"、"虚损"等范畴。

传统辨证施治，一般分肝火上炎，灼伤心阴；心脾不足，气血两亏；阴虚火炎，心肾不交等。

整体观认为，上述各型病机并不孤立存在，而是互相联系共同存在。此病是以心神为重点的整体疾病，存在一系列整体症状。表证如头痛、腰背酸重、烦热或恶寒、自汗或盗汗等；上焦证明显，如心烦、胸闷、失眠、健忘、心悸、不安、抑郁、焦虑、恐惧等；中焦证如食欲不振、口干、口苦、胃脘胀满、倦怠、乏力等；下焦证如尿黄、便秘或腹泻、遗精、阳痿、早泄、月经不调等；血分证如舌红、面部潮红等。故应予系统治疗，全息汤基础方加减。

烦躁不安或失眠多梦或遗精盗汗者加龙骨、牡蛎各15g；

失眠严重者合酸枣仁汤（酸枣仁12g，知母、川芎各10g）；便干者去瓜蒌加蒌仁10g，便溏者去瓜蒌加蒌皮10g；食欲不振者加三仙各12g。其余按总论中加减法加减。

上方治神经衰弱疗效明显，可较快缓解症状，改善体质。必要时可配合西医治疗和其他方法治疗。

按：神经衰弱症状复杂，分型辨治很难全面准确概括，整体观和系统疗法则可全面准确地阐释其发病机理并进行卓有成效的治疗，为此病的治疗开辟了新的道路。

第十节 癔 症

癔症是在体质因素的基础上，受到心理社会因素的影响而导致的高级神经活动失调。临床表现为多种精神和（或）躯体症状，但缺乏持久的精神病性症状和器质性基础。常突然发作，迅速终止，暗示治疗有效。根据临床表现可分为癔症性精神障碍（分离型）和癔症性躯体障碍（转换型），症状复杂。此病属中医"郁证"、"脏躁"等范畴。

传统辨证施治一般分心肝气郁、痰气交阻、心肾亏虚、心脾两虚等。

整体观认为，上述各型病机并不孤立存在，而是互相联系共同存在，且上述各型仍不能充分概括。此病虽无器质性病变，但引起整体功能紊乱，表现为整体疾病。表证如恶寒或烦热、多汗或无汗、肢体强直或抽搐、肌肉紧张、感觉减退等；上焦证如心烦、胸闷、心悸、不安、遗忘、痴呆、哭笑无常、多疑多虑等；中焦证如恶心、呕吐、饮食无味、嗳气、呃逆、疲乏等；下焦证如尿黄、尿急、尿频、大便困难、妇女假孕、目眩、视力减退或失明、耳聋耳鸣等；血分证如舌红、面部潮红等。故应予系统治疗，全息汤基础方加减。

烦躁不安者加龙骨、牡蛎各15g；神志不清者加石菖蒲10g；恶心呕吐者加半夏、苏叶各10g；咽干不利者加玄参、麦冬、贝母、薄荷各10g；嗳气频频者加代赭石12g，旋覆花、半夏、党参各10g；呃逆者加丁香、柿蒂、党参各10g；纳差者加三仙各12g；大便困难者去瓜蒌加蒌仁10g，严重者再加麻仁12g，杏仁、大黄各10g；尿急尿频者加当归、车前子各10g；胃脘痛者加重白芍用量至12g，痛连小腹者加当归、川芎各10g，痛连少腹或季胁者加川楝子、元胡各10g；失眠严重者加酸枣仁12g，知母、川芎各10g。其余按总论中加减法加减。

　　用以上方法治疗癔症，一般效果良好，可明显缓解症状。必要时可配合西医治疗。也可配合其他治疗方法。

　　按：癔症的发生除精神因素外，还有体质因素。系统疗法既可改善精神症状又可改善体质，故疗效明显。

第十一节　精神分裂症

　　精神分裂症是以基本个性改变，思维、情感、行为的分裂，精神活动与环境的不协调为主要特征的一类精神病。临床表现：①特征性思维障碍，思维结构松弛或散漫破裂，逻辑上概念倒错，推理异常及明显脱离现实。②情感平淡或不协调，病情严重者情感淡漠。③常有较离奇的人格解体或各种被强加的被动体验。④可有原发性妄想。⑤可有各种幻觉，以语言性幻听为多，思维幻声、争论性幻听较具特征性。⑥可有古怪奇异的行为和姿态。⑦虽有明显的精神症状，但仍保留原来的思维和对一般事物的判断能力，不承认自己有病，说明缺乏自知力。⑧各种精神症状持续存在至少3个月以上。临床分型包括单纯型、青春型、偏执型、紧张型、不定型、残留型等。此病属中医"癫狂"范畴。

　　传统辨证施治，一般分痰气郁结、肝胆郁火、气滞血瘀、心脾两虚、火郁伤阴、肾阴虚弱等。

　　整体观认为，上述各型病机并不孤立存在，而是互相联系共同存在。此病发病原因，现代医学尚不明确。中医对此病的论述各种各样。《内经》认为"生于阳也";《难经》有"重阳者狂"、"重阴者癫"的论述;《伤寒论》认为"热结膀胱,其人如狂","其人发狂者,以热在下焦";后代医家多认为与心、肝、脾有关,病因则有痰、火、郁等。整体观认为,综合前人论述结合临床观察分析,此病是整体功能紊乱影响心神所致,故应予系统治疗,全息汤基础方加减。

狂乱不宁者加龙骨、牡蛎各15g,严重者合加味生铁落饮(生铁落60g,玄参、丹参、麦冬、钩藤、天花粉、胆南星、连翘、远志、石菖蒲、茯神各10g,朱砂6g),大便干者加大黄12g。其余按总论中加减法加减。

用以上方法治疗精神分裂症,一般疗效明显,经过治疗,病情可逐步缓解直至完全恢复正常。可配合西医治疗。病情严重不能配合治疗者,应送专科医院治疗。

其他精神疾病也可以全息汤基础方加减治疗。

第十章 外科与男性疾病

第一节 疖与疖病

疖是一个毛囊及其所属皮脂腺的急性化脓性感染。好发部位为毛发多、易摩擦的腋下、臀部、头面部。发生在面部三角区的疖肿,感染可向颅内扩散,应引起重视。反复发生、多部位的疖肿,久治不愈者,称为疖病。临床表现:①起病时为一硬结,有局部炎症,红、肿、疼痛及压痛。数日后病灶扩大,中央出现黄白色脓栓,继而软化,溃破,脓汁排出,炎症减轻,渐愈。②疖肿较大时,可有发烧、头痛、乏力等全身症状。③面部疖肿如合并颅内感染时,面部肿痛严重,可伴寒战、高热、头痛等严重症状。此病中医多称为"疖",发生于夏秋季节的称为"暑疖",发于头部缠绵难愈的多发性疖肿称为"蝼蛄疖",发于头面部"三角区"的称为"疔疮",疔疮处理不当感染扩大引起败血症等严重疾病称为"疔疮走黄"。

传统辨证施治,疖:清热解毒,佐以凉血;暑疖:清热解毒,利湿祛暑;疖病:分湿火风邪、阴虚内热、卫阳不固等;疔疮走黄:清热解毒,清营凉血。

整体观认为,此病轻微者,一般全身症状不明显,也可不服中药。严重者,则疾病的整体性充分暴露。表证如发热、恶寒、头痛、疖肿等;中焦证如口干、口苦、口渴、恶心、呕吐、纳呆、疲乏等;下焦证如尿黄、便干等;血分证如疮疖红肿、舌红、目赤,严重者现出血斑等。缠绵难愈的疖病,更是全身功能紊乱所致。均应系统治疗,全息汤基础方加减。

此病毒邪明显,一般加银花15g,蒲公英15g,连翘12g。毒盛者加黄连10g;高热者加石膏20g,知母10g;疼痛严重者加乳香、没药各10g;神昏者加水牛角12g。外科疾病多现血瘀,一般以赤芍易白芍(下同)。其余按总论中加减法加减。

用以上方法治疗疖和疖病,效果良好。必要时可配合西医治疗,并可配合外敷药物治疗。

手部感染,如甲沟炎、脓性指头炎、急性化脓性腱鞘炎、手掌深部感染等,中医统称为疔,并分别名为蛇眼疔、蛇头疔、蛇腹疔、托盘疔等,性质与疖类似,可用以上方法治疗。

按:以前对此类外科疾病的治疗,也注意此病有表证或兼痰、兼湿、兼水等,表证用荆防败毒散,兼痰者加南星、半夏等,兼湿者加藿香、佩兰等,兼水者加车前子、泽泻等。系统疗法全面吸收了这些见解并使之系统化,组方更严密,疗效也更好。其中桂枝汤以前很少使用,实践证明,桂枝汤用于此病的治疗,有解热镇痛、促进血液循环、提高机体抗病能力等重要作用,有其他药物配合,无辛温助热之弊,可放心使用。疖病用西药消炎药及中药清热解毒等难以根治,用系统疗法疗效明显,多可根治,从而证实系统疗法具有独特的优势。

第二节 痈

痈是多个相邻的毛囊和皮脂腺及其周围组织的急性化脓性感染。好发于皮肤韧厚的项部、背部及腰部，也可发生于唇部。临床表现：①初期局部表现为大片状炎性浸润区，外观暗红，硬而界线不清，伴剧痛。中心部位逐渐出现多个脓头，呈蜂窝状，脓汁不易通畅排出，继而组织坏死、溃烂，形成较大创面。②常有区域淋巴结肿大、压痛。③常有畏寒、发热、头痛、乏力等全身症状。此病中医称为"痈"或"疽"，并随发生部位不同而有不同名称。

传统辨证施治，一般分实证、虚证两大类。①实证：初期，清热解毒，活血化瘀；中期，清热解毒，托里透脓；后期，一般不需服药，或调补气血，清解余毒。②虚证（常见于糖尿病、肾炎等慢性病患者）：阴虚火毒炽盛，滋阴生津，清热托毒；气血虚毒热盛，补益气血，扶正托毒。

整体观认为，此病重点在局部，但影响整体，也出现一些整体症状。表证如发热、恶寒、头痛等；上焦证如气短、胸闷等；中焦证如口苦、口渴、食欲不振、倦怠乏力等；下焦证如尿黄、便干或溏等；血分证如舌红、痈部红紫等。至于糖尿病等慢性疾病患者，全身症状则更明显。故应予系统治疗，全息汤基础方加减。

此病皆有热毒且较疖为重，故一般加银花、蒲公英、地丁各20g，连翘12g；毒盛者加黄连10g；高热者加石膏20g，知母10g；疼痛重者加乳香、没药各10g；脓成未溃者加炮甲、皂刺各10g；身体虚弱托毒无力者加黄芪15g，当归10g；糖尿病患者口渴严重者加石膏20g，知母、党参各10g，花粉12g。其余按总论中加减法加减。

用以上方法治疗痈，效果良好，且对糖尿病、肾炎、贫血等原发疾病也有明显的治疗作用。一般可配合西医治疗和外敷治疗。脓成者应手术排脓并作相应处理，但唇痈忌手术。

第三节　急性蜂窝组织炎

急性蜂窝组织炎是发生于皮下或肌肉间隙内蜂窝组织的急性感染。临床表现：初起局部红肿疼痛，继则向周围蔓延，肿痛加剧，红肿以中间明显，周围较淡，界线不清。病变发展，病灶区形成脓肿。可伴有畏寒、发热、头痛、乏力等全身症状。此病中医称为"发"，发生于不同部位者又有不同名称。

传统辨证施治，初期：发于上部者疏风清热，化痰消肿，发于下部者清热解毒，和营化湿；中期：托毒排脓；后期：清解余毒，滋阴养胃。

整体观认为，发生于不同部位和不同阶段病机和症状略有不同，但疾病的整体性没有根本性变化，也存在一些全身症状，如发热、恶寒、头痛、心烦、口苦、纳差、乏力、尿黄等，应予系统治疗，全息汤基础方加减。

此病毒邪明显，一般加银花、蒲公英、地丁、板蓝根各20g，连翘15g；高热者加石膏20g，知母10g；脓成未溃者加炮甲、皂刺各10g，黄芪12g。其余按总论中加减法加减。

用以上方法治疗急性蜂窝组织炎效果良好。一般可配合西医治疗，也可配合外敷治疗，化脓者应及时切开引流。

第四节　丹　毒

丹毒是由溶血性链球菌引起的皮内网状淋巴管的急性感染。临床表现：①发病初期，局部皮肤出现鲜红斑疹块，边界清楚，微隆起，伴灼痛。②病灶向四周扩展时，中心部位颜色开始消退，有的出现水疱或血疱。③常有畏寒、发热、头痛、乏力等全身症状。④患处附近可有淋巴结肿大、疼痛。此病中医亦称为"丹毒"，根据发病部位不同，又有许多名称。

传统辨证施治，一般分湿热化火（多发生于下肢）、风热化火（多发生于颜面）、肝胆湿热（多发生于腹部、腰部）等。

整体观认为，上述各型病机并不孤立存在，而是互相联系共同存在。此病是以局部体表表现为重点的整体疾病。表证如恶寒、发热、头痛、皮疹等；上焦证如心烦、胸闷，甚至神昏、谵语等；中焦证如口干、口苦、纳差，或有恶心、呕吐等；下焦证如尿黄、便干或溏等；血分证如舌红、患处皮肤鲜红等。故应予系统治疗，全息汤基础方加减。

此病毒邪血热明显，加银花、蒲公英、地丁各15g，连翘12g，生地、丹皮用量加至12g。高热者加石膏20g，知母10g；神昏者加水牛角12g；烦躁不安者加龙骨、牡蛎各12g；痒者加荆芥、防风、蝉衣各10g；急性期过后留有下肢淋巴水肿者合萆薢渗湿汤（萆薢、薏苡仁、滑石各12g，黄柏、通草各10g）。其余按总论中加减法加减。

用以上方法治疗丹毒，效果良好。必要时可配合西医治疗。

第五节 急性淋巴管炎

急性淋巴管炎是皮内或皮下淋巴管的急性炎症。多发于四肢，病原菌常由皮肤破损处侵入，或由其他化脓性病灶扩散而来。临床表现：感染病灶近侧皮肤沿淋巴管走向可见一条或数条红线，并向近心端延伸，局部较硬，有压痛。严重者伴有发冷、发热、头痛、乏力、食欲不振等症状。此病中医称为"红丝疔"。

传统辨证施治一般分火毒证和湿毒证。

整体观认为，上述两型病机并不孤立存在，而是互相联系共同存在。此病轻微者，全身症状一般并不明显，治以解毒清血等亦可。严重者，毒邪弥漫全身，出现全身症状，如恶寒、发热、头痛、胸闷、心烦、神昏、口苦、恶心、呕吐、尿黄、便干或腹泻等，进行系统治疗，明显优于仅针对局部治疗。全息汤基础方加减。

此病毒邪血热明显，一般加银花、连翘、板蓝根各15g，生地、赤芍、丹皮用量可加至12g。其余按总论中加减法加减。

用以上方法治疗急性淋巴管炎，效果良好。必要时可配合西医治疗，也可配合外敷等方法治疗。

第六节　急性淋巴结炎

急性淋巴结炎是化脓性细菌侵入淋巴结而引起的急性炎症。常见于颈部、颌下、腋窝、腹股沟等处，多继发于颜面、头部、口腔、上下肢等的化脓性炎症。临床表现：轻者仅有淋巴结肿大，略有压痛。重者红肿热痛，甚至发展成脓肿，常伴有恶寒、发热等症状。此病中医称为"痈"。

传统辨证施治，初期：疏风清热，行气活血；中期：清热解毒，托毒排脓；后期：补益气血，清解余毒。

整体观认为，此病在不同阶段，表现有些不同，但自始至终与整体有关，受整体影响也影响整体。轻微者全身症状并不明显，严重者则出现一系列全身症状，如恶寒、发热、头痛、口干、口苦、纳差、疲乏、尿黄、便干或溏等。应予系统治疗，全息汤基础方加减。

此病皆表现为热毒夹痰瘀，一般加银花、蒲公英、地丁、连翘各15g，夏枯草、大贝母、玄参、当归各10g；脓成未溃者加炮甲、皂刺各10g；疼痛重者加乳香、没药各10g。其余按总论中加减法加减。

用以上方法治疗急性淋巴结炎，效果良好。可配合西医治疗。脓成后应切开引流并作相应处理。

按：丹毒、急性淋巴管炎、急性淋巴结炎，都是淋巴系统的急性炎症。这些炎症除有一般外科炎症的共同特点即热毒偏盛外，还表现出水湿停滞、血热痰凝等特殊性。面对这些特殊性，单纯清热解毒显然是不够的。系统疗法具有的化痰理气、化湿行水、凉血散血等功能，正适用于解决这些特殊性。故用系统疗法加入相应药物，比单纯清热解毒方法疗效更好。

第七节　急性乳腺炎

急性乳腺炎是化脓性细菌侵入乳腺而引起的急性炎症。多发生于产后哺乳期妇女。临床表现：轻者仅有乳房胀痛，伴低热，无明显肿块。重者高热，寒战，乳房胀大、疼痛，继则红肿、变硬，短期形成脓肿。患侧腋窝淋巴结常肿大，有压痛。可有烦躁、食欲不振等全身症状。可并发败血症。此病中医称为"乳痈"、"乳疽"、"内外乳吹"等。

传统辨证施治，初期：清热解毒，理气活血；脓肿期：清热解毒，活血透脓；破溃期：补益气血，扶正托毒。

整体观认为，引起此病的是外邪，但外邪不仅侵犯局部，也影响整体，形成以乳腺为重点的整体疾病。故除乳房红肿、疼痛等突出症状外，还出现一些全身症状。表证如发热、恶寒等；上焦证如心烦、胸闷等；中焦证如口干、口苦、纳差、乏力等；下焦证如尿黄、便干等；血分证如舌红等。故应予系统治疗，全息汤基础方加减。

一般合瓜蒌牛蒡汤（瓜蒌仁、牛蒡子、天花粉、黄芩、山栀、皂角刺、青皮各10g，连翘10～12g，银花15～20g）加蒲公英15～20g；恶寒重者加荆芥、防风各10g；高热者加石膏20～30g，知母10g；疼痛重者加当归、乳香、没药各10g。其余按总论中加减法加减。

用以上方法治疗急性乳腺炎，效果良好。一般可配合西医治疗。脓已形成应切开排脓并作相应处理。

按：瓜蒌牛蒡汤是治疗此病的主方，具有疏风解表、清热解毒、理气、化痰、通络等多种功能，单用此方亦有疗效。如将其纳入系统疗法则疗效更好。其中桂枝汤加强牛蒡疏风解表之功，且可调和营卫；枳实薤白桂枝汤加强原方蒌仁、花粉、青陈皮等的理气化痰散结之效，枳实薤白桂枝汤本身即有治疗乳房病的功能；平胃散化湿和胃，体现"乳房属胃"之旨；五苓散利水，可消除肿胀并导邪外出；生地、丹皮凉血散血，补原方血药不足之缺。故瓜蒌牛蒡汤纳入系统疗法疗效明显增强。系统疗法不排斥任何有效方剂，可根据需要随时吸收。

第八节　乳房囊性增生病

乳房囊性增生病是由乳腺小叶增生和乳腺导管上皮增生以及乳腺导管扩张引起的慢性乳房病。本病的发生与卵巢功能失调有关。多见于中年妇女。临床表现：单侧或双侧乳房胀痛，有肿块，可局限于乳房一部分，也可分散于整个乳房，呈结节状，大小不一，质韧而不硬，与周围组织界限不清。月经前期加重，常伴有月经不调。可伴有胸背疼痛。必要时应检查确诊，以排除乳腺癌。此病中医称为"乳癖"、"乳核"等。

传统辨证施治一般分肝郁气滞、气滞痰凝、肝肾阴虚、阳虚痰凝、冲任失调等。

整体观认为，上述各型病机并不孤立存在，而是互相联系共同存在。此病为整体功能紊乱引起，虽然全身症状并不严重，但还是有所表现。表证如肩背酸重或有经行恶寒、发热等；上焦证如心烦、胸闷、胸痛、心悸不安等；中焦证如口干、口苦、纳差、胃脘胀闷不适等；下焦证如尿黄、便干或溏、月经不调或有痛经等；血分证如舌红或暗等。故应予系统治疗，全息汤基础方加减。

乳房胀甚者加香附、青皮各10g，痛甚者加乳香、没药、当归各10g；黄带者加当归、栀子各10g；乳房肿块较硬者加昆布、海藻、夏枯草各10g；心悸不安者加龙骨、牡蛎各12g。其余按总论中加减法加减。

用以上方法治疗乳房囊性增生病，效果良好。一般症状明显时服药，经过治疗，乳房症状可逐步缓解甚至消失。

按：全息汤基础方即使不作任何加减，治疗此病亦有良效。其中枳实薤白桂枝汤为的对之方。此方用于治疗胸痹。古人所讲的胸痹，不能简单地理解为现代医学的胸膜、心血管疾病，而是泛指有"胸痛"、"气短"、"气塞"、"喘息咳唾"、"背痛彻心"、"胁下逆抢心"等症状的一些疾病。乳房居胸前，乳房囊性增生病也多有胸痛、气短、气塞等症状。现在虽不能肯定此病属胸痹，但在病机上是一致的。至于其他组成，小柴胡汤疏肝理气，桂枝汤调和营卫，平胃散化湿和胃，五苓散清利下焦（包括冲任、胞宫），生地、丹皮凉血散血，对此病的治疗也都有重要意义，故其疗效明显优于其他方法。

第九节　血栓闭塞性脉管炎

血栓闭塞性脉管炎是一种慢性进行性周围血管疾病，多发生于下肢较小动脉。血管内有血栓形成，管腔闭塞，最后导致远端肢体缺血性坏死。常见于青壮年男性吸烟者。临床表现：轻者肢端发凉、怕冷、麻木、发绀、疼痛，间歇性跛行。严重者肢端呈紫红或苍白，皮温降低，皮肤干燥，小腿肌肉萎缩，趾或足发生溃疡和坏疽。坏疽溃烂后，疼痛剧烈难忍，甚至指（趾）节脱落。可伴有发热、食欲减退、消瘦、贫血等。此病中医称为"脱疽"。

传统辨证施治一般分寒凝络阻、气滞血瘀、湿热郁滞、热毒炽盛、气血两虚等。

整体观认为，上述各型病机并不孤立存在，而是互相联系共同存在。此病发生于局部，而根源则在于整体。故除局部症状突出外，还或多或少出现一些整体症状。表证如患指（趾）发冷或发热、疼痛，甚至全身恶寒发热等；上焦证如心烦、胸闷、困倦或失眠等，此病血瘀明显，心主血脉，自然与心有关；中焦证如口干、口苦、纳差、乏力等；下焦证如尿黄等，患指（趾）肿胀及溃疡处渗液亦是水湿停滞之象；血分证如患处红、紫、黑，舌红或暗等。故除重视局部外，更应重视整体，予以系统治疗，全息汤基础方加减。

患指（趾）苍白冷痛者合阳和汤（熟地、白芥子、鹿角胶、炮姜、麻黄、肉桂各10g）；患指（趾）溃疡者合四妙勇安汤（银花12~15g，当归、玄参各10g），酌加连翘、蒲公英、地丁等各12~15g，严重者加黄连10g；患指（趾）紫暗者合桃红四物汤（生地、赤芍、当归、川芎、桃仁、红花各10g），酌加牛膝、苏木等各10g；疼痛重者加乳香、没药各10g；身体虚弱者酌加黄芪、党参各10~12g。其余按总论中加减法加减。

用以上方法治疗血栓闭塞性脉管炎，明显提高了疗效，早期可治愈，后期可显著改善症状。必要时可配合西医治疗。必须手术治疗者应手术。

按：现代医学认为，此病可能为寒冷、吸烟、营养不良、磷脂代谢与内分泌失调等因素引起交感神经功能紊乱所致。这就涉及整体功能的诸多方面。系统疗法具有调整整体功能的作用，故用于此病的治疗能获得明显疗效。

第十节　血栓性浅静脉炎

血栓性浅静脉炎是浅静脉非化脓性炎症并伴血管腔内血栓形成的疾病。多由血管外伤，如静脉注射消毒不严等引起。以下肢静脉好发，亦可发生于上肢、胸腹壁等处。临床表现：病变浅静脉处疼痛，有条索状红肿，压痛，红肿退后留下条索状硬结，色素沉着。急性期可伴恶寒、发热、头痛等症状。此病中医称为"脉痹"。

传统多从湿热瘀阻论治。

整体观认为，此病以局部为重点，但急性期者也出现一些全身症状，如发热、恶寒、头痛、乏力、尿黄等，证实亦涉及整体功能，且此病病机中湿、热、瘀等也必然涉及整体功能的各个方面。故应予系统治疗，全息汤基础方加减。

此病皆现血瘀，故加当归、桃仁、红花、川芎各10g。红肿发热者加银花、蒲公英、连翘各12～15g；发于下肢者加牛膝、防己各10g，发于上肢者加升麻10g，发生于胸壁者加桔梗10g；疼痛重者加乳香、没药各10g；久病现条索硬结者加三棱、莪术各10g。其余按总论中加减法加减。

用以上方法治疗血栓性浅静脉炎，一般效果良好。必要时配合西医治疗。

第十一节 深静脉血栓形成

深静脉血栓形成是深静脉的一种急性非化脓性炎症，并伴有继发性血管腔内血栓形成的疾病。多见于产后、术后及长期卧床者。病变可累及任何部位深静脉，但以下肢静脉多见。临床表现：起病较急，患肢疼痛、肿胀、皮温升高、浅静脉扩张，全身伴有不同程度发热、疲乏等症状。后期可有皮温降低，常遗留下肢水肿。如血栓脱落，产生肺栓塞时，可出现胸痛、呼吸困难、发绀、咳嗽、咯血，重者可发生休克。此病中医称为"脉痹"、"恶脉"等。

传统辨证施治一般分湿热蕴结、血瘀气滞、寒湿壅阻等。

整体观认为，此病虽以局部为重点，但其形成和整体功能有关，形成后也影响整体并出现一些整体症状，如发热、恶寒、身重、疲乏、尿黄等，其病机中的湿、热、寒、瘀等，也无不涉及整体。故应予系统治疗，全息汤基础方加减。

发于下肢湿热明显者，合草薢渗湿汤（草薢、薏苡仁、滑石各12g，黄柏、通草各10g）；皮肤暗红者加当归、川芎、桃仁、红花各10g；发热或皮温升高者加银花、蒲公英、连翘各

12～15g；肢冷或皮温降低者加附子、肉桂各10g；疼痛重者加乳香、没药各10g；久病体虚者加黄芪、党参各10～12g。其余按总论中加减法加减。

用以上方法治疗深静脉血栓形成，一般有效。一般可配合西医治疗。有手术条件者可手术治疗。

第十二节　小腿慢性溃疡

小腿慢性溃疡好发于小腿前方。下肢静脉曲张、栓塞性静脉炎、损伤后感染合并营养不良等均可导致本病的发生。临床表现：溃疡浅在，底基平坦，边缘不规则，周围皮肤有时萎缩、硬化，疮面发暗，多有浆液性分泌物，经久不愈。此病中医称为"臁疮"。

传统辨证施治一般分湿热下注、脾虚湿盛、血瘀气滞、肝肾阴虚等。

整体观认为，此病以局部症状为主，但与整体功能密切相关。此病全身症状不明显，但有时亦有表现，如初起可有局部发热，久病可有身重、疲乏、尿黄、便干等。从病机分析，此病水湿停滞、气血凝郁比较明显，而这些都涉及整体功能。故应予系统治疗，全息汤基础方加减。

一般合萆薢化毒汤（萆薢12g，归尾、牛膝、防己、木瓜、薏苡仁、秦艽各10g）；肿痛者加银花、蒲公英、地丁、连翘各12g，黄柏10g；痒者加荆芥、防风各10g；久病体弱者加黄芪、党参各10～12g。其余按总论中加减法加减。

外用三香膏，其方为松香、乳香、轻粉各等份，研细末，香油调成糊状。原用法以纸扎孔，敷药纸上，隔纸贴敷患处。有人以药直接敷疮面，亦未见不良反应，且效果比隔纸好，可试用。

用以上方法治疗小腿慢性溃疡，一般有效，病程短者可治愈，久病者可减轻症状。

第十三节　急性阑尾炎

急性阑尾炎是阑尾腔阻塞或阑尾壁血运障碍，导致阑尾抵抗力下降，继发细菌感染而引起的急性炎症。临床上分为急性单纯性阑尾炎、急性化脓性阑尾炎、坏疽及穿孔性阑尾炎、阑尾周围脓肿等四种类型。临床表现：发病急，腹痛起于上腹部或脐周，后转移至右下腹。单纯性阑尾炎多为轻度隐痛或钝痛。化脓性阑尾炎伴有梗阻者常呈阵发性剧痛或胀痛。坏疽性阑尾炎开始呈重度持续性跳痛，管壁坏死后，可变成轻度的持续性胀痛，常伴有恶心、呕吐、乏力、发热等症状。阑尾周围形成脓肿时，可摸到固定包块。此病属中医"肠痈"范畴。

传统辨证施治一般分瘀滞型、蕴热型、热毒型等。

整体观认为，此病重点在于局部，但影响整体，也出现一些全身症状。表证如发热、恶寒、自汗等；上焦证如心烦、胸闷等；中焦证如先期有上腹或脐腹痛、恶心、呕吐、口干、口渴、疲乏等；下焦证除右少腹痛外，有大便秘结或腹泻，里急后重，小便黄或淋沥等；血分证如舌红或暗等。故应予系统治疗，全息汤基础方加减。

此病皆有少腹痛，故加川楝子、元胡各12g。大便秘结，按之痛甚者，合大黄牡丹皮汤（大黄12g，桃仁、冬瓜仁、芒硝各10g）；大便正常或腹泻，查为阑尾周围脓肿者，合薏苡附子败酱散（薏苡仁、败酱草各15g，附片6～10g）；热毒盛者加银花、蒲公英、红藤等各15g；恶心呕吐者加半夏、苏叶各10g；汗出或烦躁不安者加龙骨、牡蛎各12g。其余按总论中加减法加减。

用以上方法治疗急性阑尾炎，一般效果良好。可配合西医治疗。必须手术者应手术治疗。

慢性阑尾炎与急性阑尾炎相似，病情较缓，病程较长，也可用以上方法治疗，效果良好。

按：《金匮要略》治肠痈有两张处方，一为大黄牡丹皮汤，一为薏苡附子败酱散。前者治脓未成，后者治脓已成，而且明言"脓已成，不可下也"。现在使用以上二方时，多不加区分，且使用后方时一般不用附子，这是有违仲景原意的。根据临床体会，后方用于治疗阑尾周围脓肿效果良好，且必须用附子，不用附子则疗效大减。附子用于此病能兴奋机体功能，促进血液循环，使脓肿消散，且有镇痛作用。不可片面地认为，脓肿为炎症，炎症即等同热毒，温热药概不能用。

以上二方皆为针对局部而设，此病的形成还与整体功能关系密切，故将其融入系统疗法后，疗效更好。

第十四节　胆道蛔虫病

胆道蛔虫病是肠道蛔虫钻入胆道引起的疾病。蛔虫通常寄生于人体小肠的中下段，其寄生环境发生变化时，可上行十二指肠钻入胆道，引起本病。临床表现：急性发作时，剑突下或右上腹呈阵发性钻顶样绞痛，恶心、呕吐，吐出物为淡黄味苦的胆汁，可夹带蛔虫，痛甚者面色苍白，四肢厥冷。间歇期疼痛消失。如继发胆道感染者，有发热、烦躁、黄疸等。此病属中医"蛔厥"范畴。

传统辨证施治，一般分气滞型（相当于单纯胆道蛔虫病）和湿热型（相当于胆道蛔虫病合并感染）。

整体观认为，此病的重点在局部，但疾病的发生和整体功能紊乱有关，也出现一些全身症状。表证如或有发热、恶寒，疼痛严重时手足厥冷、出汗，右肩背疼痛等；上焦证一般不太明显，或有心烦不安、气短胸闷等；中焦证除右上腹疼痛、恶心、呕吐外，或有口干、口苦、纳差等；下焦证如或有尿黄、便干，继发感染者出现黄疸等；血分证如舌红，或有胆道出血等。故应予系统治疗，全息汤基础方加减。

一般合乌梅丸（乌梅12g，细辛6g，干姜、黄连、黄柏、当归、附子、蜀椒、党参各10g）加减，可加使君子、苦楝根皮各12g，槟榔10g。疼痛重者加川楝子、元胡各10g；恶心呕吐者加半夏、苏叶各10g；黄疸者加茵陈蒿15g。其余按总论中加减法加减。

用以上方法治疗胆道蛔虫病，一般效果良好，可安蛔、驱蛔，且可治疗继发感染。必要时可配合西医治疗，必须手术者应手术治疗。

按：乌梅丸方出自《伤寒论》厥阴篇，从出处及其论述可以看出，张仲景是把此病放在人体大环境中来思考和处理的。这点应予重视。此方的显著特点是寒热并投。这一用药特点在张仲景的很多方剂中都存在。整体观认为，疾病，特别是复杂的疾病，是复杂矛盾的综合，其中寒热并存就是其中的重要方面。

全息汤基础方按症加减用于临床，也有驱蛔效果，其机理有待进一步研究。

第十五节　肛　裂

肛裂是肛管齿线下方深达皮肤全层的慢性溃疡。常发生于肛管后正中部位，少数在前正中部位。多因大便秘结，排便时用力过猛，造成肛管皮肤裂伤；少数因肛窦炎、肛乳头炎向下蔓延形成皮下脓肿，破裂后形成慢性溃疡。多见于中年人，男性多发生于肛管后方，女性多发生在肛管前方。临床表现：排便时和排便后肛门剧痛，粪便上带有血丝，或便后滴下少量鲜血。有的伴有会阴瘙痒。此病中医称为"钩肠痔"、"裂痔"等。

传统辨证施治一般分为血热肠燥、湿热蕴结、血虚津亏等。

整体观认为，上述各型病机并不孤立存在，而是互相联系共同存在。此病以局部症状为主，其他症状一般不居主要地位。但疾病形成的根源则在整体功能紊乱，形成过程中也出现一些整体症状，如心烦、口干、口苦、尿黄、便干等。故仍属整体疾病，应予系统治疗，全息汤基础方加减。

　　疼痛出血不重者合润肠丸（当归、麻仁、桃仁各10g）；疼痛重者合止痛如神汤（秦艽、防风、当归、桃仁、黄柏、皂角子、槟榔各10g，大黄12～15g）；出血多者加槐花、地榆各12g。其余按总论中加减法加减。

　　用以上方法治疗肛裂，一般效果良好，可较快止血止痛。必要时可配合西医治疗和外治。病情严重必须手术者，应手术治疗。

　　按：也许会有人提出疑问：全息汤基础方中胃苓汤是治疗腹泻的常用方剂，此病多有大便燥结，用之是否合适？整体观认为，湿与燥都是疾病表现的不同侧面，互相联系共同存在，都缘于整体功能紊乱引起的水液运化敷布失常。化湿利水，使水液运化敷布恢复正常，是从另一角度治疗燥结，如重用白术治便秘，止痛如神汤中用苍术、黄柏、泽泻，皆与此意相近，两者并不矛盾。实践证明，系统疗法比单纯养血润燥或泄热通便疗效更好。

第十六节　肛门直肠周围脓肿

　　肛门直肠周围脓肿是指肛门或肛管周围皮下组织及直肠周围蜂窝组织内的化脓性感染。包括肛门周围皮下脓肿、直肠黏膜下脓肿、坐骨直肠间隙脓肿、骨盆直肠间隙脓肿、直肠后间隙脓肿、结核性肛周脓肿。临床表现：肛门周围某一部位红肿、疼痛，排便时疼痛加重，可有排尿困难。全身症状可有发热、恶寒、头痛、全身不适、恶心、不思饮食等。此病中医称"肛门痈"、"脏毒"等。

　　传统辨证施治一般分湿热蕴结和阴虚湿热等。

　　整体观认为，上述两型病机并不孤立存在，而是互相联系共同存在。此病重点在局部，但受整体影响并影响整体，也出现一些整体症状，如发热、恶寒、头痛、心烦、胸闷、口干、口苦、恶心、纳差、便秘、小便不利等。故应予系统治疗，全息汤基础方加减。

热毒炽盛者合三妙丸（黄柏、知母各10g）、凉血地黄汤去荆芥、升麻（当归尾、赤芍、黄芩、槐角、地榆、天花粉各10g），酌加银花、蒲公英各15g，连翘12g；体弱病缓者合滋阴除湿汤（熟地、当归、川芎、黄芩、知母、贝母、地骨皮各10g）；便秘者加大黄12g，玄明粉10g；小便不利者加车前子12g；恶心呕吐者加半夏、苏叶各10g；脓成未溃者加炮甲、皂刺各10g；疼痛严重者加乳香、没药各10g。其余按总论中加减法加减。

用以上方法治疗肛门直肠周围脓肿，一般效果良好。病情急重者应配合西医治疗，也可配合外敷。脓肿形成，应切开引流并作相应处理。

按：三妙丸合凉血地黄汤和滋阴除湿汤是治疗此病的有效方剂，方剂组成也顾及了疾病的一些重要方面，应予继承。滋阴除湿汤则把表面对立的两种因素有机结合，颇有辩证法意趣。把它们融入系统疗法，则意境更开阔，疗效也更好。

第十七节　痔

痔一般认为是直肠下端、肛管和肛门缘静脉丛的血管曲张形成的软块。近年认为是肛管黏膜下层内的血管垫增生向下滑脱所形成。在齿线上方的称为内痔，可分Ⅰ、Ⅱ、Ⅲ期；在齿线下方的称为外痔，分静脉曲张性、结缔组织性、血栓性、炎性等。内外痔同时存在称为混合痔。临床表现：①内痔：排便出血，血色鲜红，与粪便不混合，如感染或血栓形成发生嵌顿或绞窄时则剧烈疼痛；个别的出现瘙痒。②外痔：单纯外痔仅有肛门异物感，当外痔发炎肿胀或有血栓形成时，则有剧痛，肛缘有紫色肿块，界线清楚，触痛明显。③混合痔：有内痔外痔的共同表现。此病中医称为"痔疮"。

传统辨证施治一般分风火燥结、湿热蕴结、气血瘀结、气虚下陷等。

整体观认为，上述各型病机并不孤立存在，而是互相联系共同存在。此病重点在局部，但痔的形成与整体功能紊乱有关，除局部症状如痔块出血、疼痛外，也或多或少出现一些全身症状，如心烦、胸闷、口干、口苦、倦怠、大便不畅、小便黄等，故仍属整体疾病。应予系统治疗，全息汤基础方加减。

一般出血者合槐花散（槐花、侧柏叶各12g，炒荆芥10g）；出血严重者合凉血地黄汤（槐角、地榆各12g，当归尾、赤芍、黄连、黄芩、荆芥、升麻、天花粉各10g）；疼痛者合止痛如神汤（秦艽、桃仁、皂角子、防风、黄柏、当归尾、槟榔各10g，大黄12~15g），兼出血者加地榆、槐花各12g；肛门肿痛不适兼小腹痛者合当归芍药散（当归、川芎各10g）；肛门胀坠不适而无出血或剧痛者合滋阴除湿汤（熟地、当归、川芎、黄芩、知母、贝母、地骨皮各10g）；病久体虚者加黄芪、党参各10~12g。其余按总论中加减法加减。

用以上方法治疗痔，一般效果良好，可止血止痛，且可改善体质，减少复发。病情严重必须手术治疗者，应手术治疗。

按：当归芍药散和滋阴除湿汤，原都不是治痔方剂，但二方均由活血、养血、利水药物组成，比较切合此病血滞水停之病机，再融入系统疗法，用于治疗痔无出血，疼痛不重者，效果良好。

第十八节　肛管直肠脱垂

肛管直肠脱垂，是指肛管、直肠甚至乙状结肠向下移位，脱出于肛门之外。仅有黏膜脱出，称不完全脱垂；直肠全层脱出，称完全脱垂。根据脱垂程度，分Ⅰ级、Ⅱ级、Ⅲ级。此病多见于儿童、老年人及多次分娩妇女，常有便秘或腹泻史，或为久病患者。临床表现：排便时有黏膜脱出肛外。自觉为柔软团块，初可还纳肛内，病程较长者，咳嗽、喷嚏甚至搬物、行走时均可脱出肛外。若久不还纳常被摩擦至肿胀、糜烂甚至坏死。此病中医称为"脱肛"。

传统辨证施治一般分中气下陷、大肠湿热、肾阳虚脱等。

整体观认为，中气下陷、大肠湿热等只是疾病表现的某些侧面，形成疾病的根源是整体功能紊乱。除局部症状明显外，也出现一些整体症状，如畏寒、咳嗽、气短、食欲不振、疲乏无力、口干口苦、腹泻或便秘、小便困难等。故属整体疾病，应予系统治疗，全息汤基础方加减。

咳嗽者去生姜、大枣，加干姜、五味子各10g；腹泻者去瓜蒌加蒌皮10g，严重者加赤石脂、禹余粮各12g，五倍子10g；便秘者去瓜蒌加蒌仁10g，严重者加麻仁12g、杏仁、大黄各10g；脱垂重者加升麻12g；心悸不安者加龙骨、牡蛎各12g；久病体虚者加党参、黄芪各12g。其余按总论中加减法加减。

用以上方法治疗肛门直肠脱垂，一般有效，病程越短效果越好。一般可配合外治，以五倍子、明矾煎水外洗。必须手术治疗者应手术治疗。

第十九节 泌尿系统结石

泌尿系统结石包括肾结石、输尿管结石、膀胱结石、尿道结石。临床表现：腰痛、小腹两侧痛、尿急、尿频、尿痛、血尿、尿中带有砂石；有的伴有全身症状，如发热、恶寒、恶心、呕吐、纳差、心悸等。此病属中医"石淋"范畴。

传统辨证施治一般分气机不利、湿热下注、肾气不足等。

整体观认为，泌尿系统结石发生在局部，而形成结石的原因则是整体功能紊乱，故或多或少出现一些整体症状。表证如发热、恶寒、腰痛、腿酸等；上焦证如心烦、胸闷、心悸等；中焦证如口干、口苦、恶心、呕吐、纳差、乏力等；下焦证除尿急、尿痛、尿频、尿闭、血尿、尿中带砂石外，还有小腹或少腹痛，便干或溏等；血分证如尿中带血、舌红或暗等。故除通淋排石外，还应重视整体功能调整，全息汤基础方加减。

此病重点在结石，故一般加金钱草15g、海金沙10g等排石药物。腰痛者加杜仲、川楝子、元胡各10g；小腹痛者加当归、川芎各10g；少腹痛或痛连前阴睾丸者加川楝子、元胡各10g；恶心呕吐者加半夏、苏叶各10g；小便疼痛者加当归10g，车前子12g；小便带血者加木通、竹叶各10g，茅根12g。其余按总论中加减法加减。

用以上方法治疗泌尿系统结石，比单纯通淋排石效果更佳。结石较大可用体外震波碎石或手术取石等方法治疗。

第二十节　慢性前列腺炎

慢性前列腺炎常继发于急性前列腺炎、慢性后尿道炎或附睾炎等，疲劳、寒冷、饮酒和性生活过度等可诱发本病。临床表现：①排尿异常：如尿频，排尿不尽，尿道灼热，尿初或尿末疼痛，大便时或尿末尿道口有白色分泌物滴出，或有血尿。②疼痛：常发生在腰骶、会阴、耻骨上、腹股沟、睾丸和精索等处，偶向腹部放射。③性功能障碍：如遗精、阳痿、早泄和射精疼痛等，部分患者可致无精或不育。④其他：可有头痛、头晕、失眠、多梦、精神抑郁等。此病属中医"精浊"、"白浊"、"淋证"等范畴。

传统辨证施治一般分湿热下注、浊瘀互结、肝肾阴虚、脾肾两虚等。

整体观认为，上述各型病机并不孤立存在，而是互相联系共同存在。此病重点在局部，但形成疾病的根源则是整体功能紊乱，也出现一些整体症状。表证如恶寒或恶热、头痛、腰骶酸痛等；上焦证如心烦、胸闷、失眠、多梦等；中焦证如口干、口苦、恶心、纳差、乏力等；下焦证明显，如会阴部胀痛，尿急、尿频、尿痛、排尿不尽、尿末或便后尿道有白色分泌物，阳痿、遗精、早泄等；血分证如舌红或紫、血尿、血精等。故应予系统治疗，全息汤基础方加减。

尿急、尿频、尿痛、尿道灼热者加当归、栀子各10g、车前子12g；尿道有脓性分泌物等热象者加银花、蒲公英、地丁各15g，连翘12g；小腹痛者加当归、川芎各10g；睾丸或腹股沟痛者加川楝子、元胡各10g；腰骶痛者加杜仲、知母、黄柏、牛膝、小茴香、当归、元胡各10g；失眠、多梦或遗精、早泄或烦躁不安者加龙骨、牡蛎各12g；血尿或血精者生地加至12g，加木通、竹叶各10g，茅根12g；阳痿不重者一般不另加药，严重者加仙茅、仙灵脾各10g，或参阅"阳痿"节用药。其他按总论中加减法加减。

用以上方法治疗慢性前列腺炎，效果良好，可预防和治疗其他相关疾病，如精囊炎、附睾炎等。必要时可配合西医治疗。

第二十一节　前列腺增生症

前列腺增生症又称前列腺良性肥大，是中老年男性常见病。临床表现：早期尿频，夜间为甚。进行性排尿困难，轻者排尿踌躇、断续，尿后滴沥，严重者排尿费力、射程缩短、尿线细无力，终呈滴沥状，甚则小便不通，发生尿潴留，小腹胀痛，有时出现尿失禁（充溢性尿失禁）。合并感染时，可有尿急、尿痛。有泌尿系结石时，可伴有血尿。后期可发生肾盂积水，并可出现慢性尿毒症病象。此病属中医"癃闭"范畴。

传统辨证施治一般分下焦湿热、肺气失宣、阴虚火旺、肾阳虚衰、脾气虚弱、浊瘀阻塞等。

整体观认为，上述各型病机并不孤立存在，而是互相联

系共同存在。此病重点在局部，但形成的根源则是整体功能紊乱。此病除小便异常外，其他症状一般不严重，但或多或少存在，如恶寒、腰背酸重、心烦、胸闷、气短、喘促、口干、口苦、纳差、乏力、大便干或溏等。故应予系统治疗，全息汤基础方加减。

小便困难者加当归10g，车前子12g，小便失禁者加乌药、益智仁、山药、桑螵蛸各10g，两者同时存在同时加入；尿路感染严重者加银花、蒲公英、地丁各12g，连翘10g，兼泌尿系统结石者加金钱草15g，海金沙10g；小便带血者加木通、竹叶各10g，茅根12g。其余按总论中加减法加减。

用以上方法治疗前列腺增生症，一般有效。病情严重，小便点滴难下者，应予导尿，并配合中药治疗。必须手术者，可手术治疗。

第二十二节　腰椎间盘突出症

椎间盘退变失去正常的弹性和张力后，由于较重外伤或反复多次的不明显损伤，造成纤维环软弱或破裂，髓核即由该处突出，形成本病。临床表现：多数向后外侧突出，压迫或刺激神经根，表现为腰痛和一侧放射痛。放射痛沿坐骨神经传导，直达小腿外侧、足背或足趾。合并腰椎管狭窄者，常有间歇性跛行。可有脊柱侧弯。腰部有压痛点及放射痛。中央型突出者，鞍区两侧或一侧感觉减退，小便控制困难，大便秘结，性功能障碍。此病属中医"痹证"范畴。

传统多从风寒湿痹或肾虚论治。

整体观认为，此病的重点在局部，但形成疾病的根源则是整体的功能紊乱。从经络看，此病涉及督脉、足太阳、足少阳等经脉，也间接涉及身体各方面。从症状看，除腰腿疼外，也出现一些全身症状，如心烦、失眠、纳差、二便不调、性功能障碍等。故仍属整体疾病，应予系统治疗，全息汤基础方加减。

一般合桂枝芍药知母汤（知母、麻黄、防风、附子各10g）。腿痛者加川牛膝10g；腰痛者加杜仲10g；烦躁不安或失眠多梦者加龙骨、牡蛎各12g。其余按总论中加减法加减。

用以上方法治疗腰椎间盘突出症，效果明显。可配合西药、针灸、按摩推拿等治疗。有条件的可作牵引，必须手术治疗者，可手术治疗。

按：腰椎间盘突出症发病率较高，药物治疗比较困难，系统疗法疗效明显，其原因有二，一为全息汤基础方，一为桂枝芍药知母汤。

腰椎间盘突出症的形成，现代医学认为是椎间盘退行性变和损伤，这必然涉及整体功能，全息汤基础方对整体功能进行全面调整，这就为腰椎间盘突出的恢复创造了必要条件。

桂枝芍药知母汤是张仲景治疗关节疼痛的方剂。有人认为治"热痹"或"湿热"，也有人认为是治"风寒湿痹"，其中知母是用于"反佐"。整体观认为，以上两种意见都不全面、不准确。此病风、寒、湿、热并存，故治疗亦需兼顾。实践证实，此方确有良效，将其融入系统疗法后，其效更佳。

第二十三节　颈椎病

颈椎病是由于颈椎间盘退化，导致上、下椎体骨赘增生，压迫神经根、脊髓或影响椎动脉供血，引起一系列症状。临床表现：①神经根型：颈肩疼痛，可放射至上臂、前臂和手指，指尖有麻木感。有时伴有头痛、头晕、耳鸣等。颈部僵硬，活动受限，于颈下部棘突、患侧横突及肩胛骨内上角处有压痛。受累神经根支配区可有感觉减退和腱反射减弱或消失。②脊髓型：下肢远端逐渐软弱无力，有麻感。可同时有颈部疼痛、僵硬和手指痛。下肢有肌肉痉挛、腱反射亢进、肌张力增高和病理性反射。③椎动脉型：轻者只觉头晕、头痛，有时有恶心、耳鸣、视物不清，重者有体位性眩晕，甚至猝倒，多发生在头后仰或突然转头时，倒地后体位改变立即清醒，颈部有压痛，活动受限。此病属中医"痉病"、"痹证"、"痿证"、"头痛"、"眩晕"等范畴。

传统辨证施治一般分外邪痹阻、痰湿阻滞、气滞血瘀、气血虚弱、肝肾亏虚等。

整体观认为，上述各型病机并不孤立存在，而是互相联系共同存在。此病的重点在局部，但形成疾病的根源则是整体，也出现一些整体症状。表证如项强、肢麻、头痛、身痛、恶寒、喜热等；上焦证如心烦、胸闷、困倦、失眠、多梦、气短、心悸等；中焦证如口干、口苦、恶心、呕吐、纳差、四肢痿弱等；下焦证如小便不利、大便或干或溏、头晕、目眩、耳鸣等；血分证如舌质紫暗等。故应予系统治疗，全息汤基础方加减。

项强或痛者合葛根汤（葛根12~15g，麻黄10g），颈部连上下肢疼痛者合羌活胜湿汤（羌活、独活、藁本、蔓荆子、防风、川芎各10g）；肢麻者加黄芪12g；恶心呕吐者加半夏、苏叶各10g；烦躁不安或失眠多梦者加龙骨、牡蛎各12g；下肢软弱无力严重者合牛膝丸（牛膝12g，萆薢、杜仲、白蒺藜、防风、菟丝子、肉苁蓉各10g）。其余按总论中加减法加减。

用以上方法治疗颈椎病，疗效明显。必要时可配合西医治疗。

第二十四节　肩关节周围炎

肩关节周围炎，简称肩周炎，又称凝肩症，是肩周肌肉、肌腱、滑囊和关节囊等软组织的慢性炎症，多发生于中老年。临床表现：起病缓慢，肩部钝痛，可向颈部和前臂放射，活动时及夜间加重，肩关节活动受限。晚期可因肌肉长期运动减少，发生肩周肌肉萎缩。此病属中医"痹证"范畴，又有"漏肩风"、"五十肩"等名称。

传统辨证施治一般分风寒湿痹、气血虚痹、肝肾亏损等。

整体观认为，上述各型病机并不孤立存在，而是互相联系共同存在。此病重点在局部，但与整体密切联系。从经络看，肩为手足三阳经交会之所，亦为肺之分域，通过经络与整体密切联系。从症状看，除肩部疼痛，活动受限外，在患病前后还出现一系列全身症状，如恶寒、头痛、气短、胸闷、困倦、失眠、口干、口苦、纳差、疲乏、尿黄、便干或溏、妇女月经不调等，不过这些症状不典型，不系统，易被忽视。其实这些均反映出整体功能紊乱，与此病的发生和治疗密切相关。故应予系统治疗，全息汤基础方加减。

肩痛连臂痛者合羌活胜湿汤（见"颈椎病"节）；肩痛连背痛或久病者合舒筋汤（当归、羌活、姜黄、海桐皮各10g）；久病体弱者加黄芪12g；烦躁不安或失眠多梦者加龙骨、牡蛎各12g。其余按总论中加减法加减。

用以上方法治疗肩关节周围炎，疗效明显。必要时可配合西医或针灸等方法治疗。

第二十五节　阳　痿

阳痿是指阴茎不能勃起或勃起不坚，不能进行性交者。一般分器质性阳痿和功能性阳痿。器质性阳痿又分内分泌源性阳痿、神经源性阳痿、血管源性阳痿。功能性阳痿，排除器质性阳痿即可诊断。必要时应检查确定阳痿类型。此病中医亦称"阳痿"。

传统辨证施治一般分阴虚火旺、命门火衰、肝郁不疏、心脾两虚、湿热下注、瘀血阻滞等。

整体观认为，上述各型病机并不孤立存在，而是互相联系共同存在。此病为整体功能紊乱所致。整体症状虽不甚明显，但有时有些表现，如畏寒、肢冷、心悸、气短、失眠、多梦、不安、口干、口苦、纳差、乏力、尿黄、便干或溏等。故应予系统治疗，全息汤基础方加减。

烦躁不安或失眠多梦或盗汗者加龙骨、牡蛎各12g；久病体虚者合斑龙丸（鹿角胶、鹿角霜、菟丝子、柏子仁、熟地各10g）。其余按总论中加减法加减。无其他明显症状者以全息汤基础方治之。

用以上方法治疗阳痿，不仅简化了辨证，也提高了疗效。功能性阳痿可治愈，部分器质性阳痿可改善症状。必要时可配合西医治疗，必须手术者可手术治疗。

第二十六节　早　泄

阴茎插入阴道之前或正当进入阴道时或进入阴道不久出现射精，称为早泄，只有经常性者才为病态。其病因有功能性和器质性。常见的器质性病因是泌尿生殖系炎症，必要时应检查，以明确病因。此病中医亦称"早泄"。

传统辨证施治一般分肾气虚损、肝经湿热、心脾亏损等。

整体观认为，上述各型病机并不孤立存在，而是互相联系共同存在。此病为整体功能紊乱所致，虽整体症状一般不重，但还是有些表现，如恶寒、烦热、心烦、胸闷、心悸、不安、口干、口苦、纳差、疲乏、尿黄、尿痛、睾丸胀坠、便溏或干等。故应予系统治疗，全息汤基础方加减。

心烦不安或失眠多梦者加龙骨、牡蛎各12g；尿黄、尿频、尿痛者加当归、车前子、栀子各10g；睾丸胀坠加川楝子、元胡各10g。其余按总论中加减法加减。

用以上方法治疗早泄，一般效果良好，对引起早泄的泌尿生殖系统炎症也有治疗作用。必要时可配合西医治疗。

第二十七节 遗 精

遗精是指非性交时发生射精。只有婚后已有规律的性生活仍频繁发生遗精，或未婚过频遗精，才是病态。有属思欲过度引起者，有属生殖器官疾病引起者。必要时可检查以确定发病原因。此病中医亦称"遗精"。

传统辨证施治一般分心火旺盛、相火妄动、湿热下注、心脾两虚、心肾两虚、肾气不固等。

整体观认为，上述各型病机并不孤立存在，而是互相联系共同存在。此病为整体功能紊乱引起，虽然整体症状一般不重，但仍有些表现，如肩重、腰酸、心烦、胸闷、心悸、失眠、多梦、口干、口苦、疲乏、尿黄、便溏或干等。故应予系统治疗，全息汤基础方加减。

情绪不安或失眠多梦者加龙骨、牡蛎各12g；性欲亢奋者加当归、川芎、知母、黄柏、玄参各10g（滋阴降火汤意）；久病者加山药、芡实各12g，莲须10g等。其余按总论中加减法加减。

用以上方法治疗遗精，疗效可靠，对原发病也有治疗作用。必要时可配合西医治疗。

第二十八节 男性不育症

男性不育症是指精子的产生、成熟、运送或性功能障碍引起的不育的总称。育龄夫妇婚后共同生活2年以上，未采取避孕措施，由于男方原因而致女方未曾怀孕者称为男性不育症。常见的病因有原发性及继发性睾丸功能障碍、生殖道感染及性功能障碍等。应进行系统检查以明确病因。此病中医称为"无子"。

传统多从精少、精寒、精热及痰湿内盛、血少、心肝气郁等分别辨治。现在也有以检查结论辨治的，如无精子症从肾虚精亏、邪阻精窍辨治，少精子症从肾精亏损、脾肾阳虚、气血两虚辨治，精子畸形和死精过多从阴虚火旺、肾气不足、湿热内蕴、肝郁气滞等辨治，精液黏稠和精液不液化从阴虚火旺、脾肾两虚辨治等。

整体观认为，上述各类各型病机并不孤立存在，而是互相联系共同存在。此病为整体功能紊乱引起，全身症状多数不甚明显，但有的仍有所表现，如心烦、胸闷、口干、口苦、疲乏、尿黄、尿频等。应予系统治疗，全息汤基础方加减。

尿频者加当归、车前子各10g；性欲淡漠者合五子衍宗丸（枸杞子、覆盆子、菟丝子、车前子、五味子各10g）；性欲亢奋者加当归、川芎、知母、黄柏、玄参各10g；无以上症状者，以全息汤基础方治之。其余按总论中加减法加减。

用以上方法治疗男性不育症，对一般精子异常者多有良效。阻塞性无精子症应手术治疗。

第十一章　皮肤与性传播疾病

第一节　脓疱疮

脓疱疮是细菌感染引起的皮肤病。多发于小儿，夏秋季节多见。临床表现：发病部位多在颜面及四肢暴露处。初起为水疱，迅即混浊化脓，周围有红晕，破后露出糜烂面，后结痂，自觉瘙痒，破后疼痛。全身症状一般不明显，广泛性者可有发热、恶寒、附近淋巴结肿大等。链球菌感染者可并发急性肾炎。此病中医称为"黄水疮"、"疱疮"等。

传统多从毒热浸淫、湿毒凝结、湿热蕴结、营血郁热等分别辨治。

整体观认为，上述各型病机没有本质区别，且互相联系共同存在。此病一般并不严重，也很少内服中药治疗，病情较重者，可服中药，系统疗法完全适合对此病的治疗。此病发于体表，瘙痒，重者有恶寒发热，表证明显；初起为水疱，溃后有渗液，或有淋巴结肿大，痰湿水互结亦明显存在，即涉及上、中、下三焦；脓疱周围有红晕，显系血热血瘀。全息汤基础方加减。

皮肤病多现血瘀，故一般去白芍，加赤芍10g；此病一般可合升麻消毒饮（当归尾、金银花、连翘、牛蒡子、栀子、羌活、白芷、红花、防风、升麻、桔梗各6～10g），小儿用量酌减。毒盛银花、连翘可加量；发于下身者去升麻、桔梗，加牛膝6～10g；血瘀不重者去当归尾、红花。其余按总论中加减法加减。

另外，笔者自拟消炎渗湿粉治疗此病有特效。药物组成为：复方新诺明3片，黄连素3片，青黛1g，冰片0.6g，共研细粉。用时以药粉少许，放入清洁小容器中（如酒盅、瓶盖等），倒入适量紫药水，调成糯糊状，敷于患处，不用包扎。随调随用，放置过久则干结。一日敷药1～2次。一般敷1～2次，甚者2～3日即可痊愈。忌酒、鱼、虾、芫荽等发物。此粉亦可用于治疗湿疹糜烂、皮炎溃疡、单纯疱疹、带状疱疹及各种烫伤溃破、冻疮溃烂等皮损处渗液者，疗效亦佳。（注意：磺胺过敏者忌用本法。）

第二节 湿　疹

湿疹是由多种因素引起的具有明显渗出倾向的皮肤炎症，属变态反应性皮肤病。临床表现：①急性湿疹：起病急，好发于四肢屈侧、面部、手部、足背、外阴、乳部、脐窝等处。损害为多形性，有红斑、丘疹、丘疱疹、水疱、糜烂、结痂等。病变处有渗出，轻度肿胀，边界不清。痒甚。病程2～3周，易复发。②亚急性湿疹：患处炎症减轻，渗出减少，皮疹以丘疹、鳞屑和结痂为主，仍痒。③慢性湿疹：皮损为局限性，肥厚浸润较著，常伴色素沉着，境界清楚，痒甚。常有急性发作史。此病中医称为"浸淫疮"、"湿疮"、"湿毒"等。

传统上急性湿疹从湿热浸淫辨治，亚急性湿疹从脾虚湿蕴辨治，慢性湿疹从血虚风燥辨治。

整体观认为，传统辨证施治已注意到风、湿、热、血等各种因素并与肝、脾等相联系，但还不够完整，也没有阐明各型病机之间的内在联系。此病是因整体功能紊乱，在一定因素刺激下而形成的。此病除皮肤症状明显外，全身症状一般不很明显，但有时亦有些表现，如心烦不安、口苦、口干、疲乏、尿黄、便干或溏等，提示此病和整体功能有关。故应予系统治疗，全息汤基础方加减。

发病急，皮疹鲜红灼热或糜烂渗液者，加银花、蒲公英、连翘各15g，紫草、黄柏各10g，蒺藜12g，多用于急性湿疹；发病较缓，皮损潮红或见鳞屑结痂者，合消风散（荆芥、防风、蝉衣、牛蒡子、当归、苦参、胡麻、石膏、知母、木通各10g），多用于亚急性湿疹；久病皮损粗糙肥厚，合养血定风汤（当归、赤芍、川芎、天冬、麦冬、僵蚕、首乌、桑枝各10g）加蝉衣、防风、蒺藜各10g，病情顽固者酌加乌蛇10g、全虫6g，蜈蚣3条，多用于慢性湿疹；烦躁不安者加龙骨、牡蛎各12g。其余按总论中加减法加减。

还可用中药外洗。药物为：苍术、黄柏、苦参、明矾各20g，蛇床子、地肤子、白鲜皮各30g，皮损色红者加银花、蒲公英、马齿苋各30g，渗液者加土茯苓30g。煎水适量，洗患处。

用以上方法治疗湿疹，一般效果良好，且可改善体质，减少复发。可配合西医治疗。

按：湿疹的形成，除致敏原外，还与个人素质，以及消化不良、内分泌障碍、精神因素等有关。系统疗法在调整整体功能、改善体质方面具有独特优势，故用于此病的治疗可明显提高疗效。

第三节 神经性皮炎

神经性皮炎是一种以瘙痒和苔藓样变为特征的慢性皮肤病。临床表现：皮损好发于颈部，亦可发于眼、四肢伸侧及腰、背、骶等部位，亦可为播散型，泛发全身。先有痒感，然后出现扁平丘疹，并迅速发展成苔藓样变，瘙痒，一般无色素沉着，皮肤增厚、粗糙，纹理加深，边界清楚。此病中医称"牛皮癣"、"顽癣"、"摄颈疮"等。

传统辨证施治一般分为风热蕴肤、肝郁化火、血虚风燥等。

整体观认为，上述各型病机并不孤立存在，而是互相联系共同存在。此病是因整体功能紊乱，再受一些因素刺激而形成，以皮肤症状为主，全身症状并不严重，但有时还是有所表现，如失眠、头昏、头痛、心烦、胸闷、气短、口干、口苦、尿黄等。故应予系统治疗，全息汤基础方加减。

初起以丘疹为主者合消风散（见"湿疹"节）；皮肤粗糙肥厚者合当归饮子（当归、川芎、防风、白蒺藜、荆芥、首乌、黄芪各10g）；痒甚者酌加乌蛇10g，全虫6g，蜈蚣3条；心乱不安或失眠多梦者加龙骨、牡蛎各12g。其余按总论中加减法加减。

用以上方法治疗神经性皮炎，一般效果良好，且可改善体质，减少复发。可配合西医治疗。

第四节 接触性皮炎

接触性皮炎是皮肤或黏膜接触某些致敏物质或刺激物质，在接触部位发生的急性炎症。分为变态反应性接触性皮炎和原发刺激性接触性皮炎。临床表现：皮损好发于露出部位或接触物质部位。皮损为红斑、丘疹、水疱、大疱，糜烂、渗出、脱屑甚至坏死。肿胀明显，境界清楚，剧痒，常伴灼热或灼痛感。全身症状一般不明显，严重者可有发热、畏寒、头痛、恶心等。病程自限，除去病因，适当治疗，可较快消退，不再复发。反复接触过敏原，皮损可呈红褐色苔藓样改变及湿疹性改变，成为慢性接触性皮炎。中医所述"漆疮"、"膏药风"等均属本病范畴。

传统上，急性者多从热毒夹湿辨治，慢性者多从风盛血燥辨治。

整体观认为，上述二型病机并不孤立存在，而是互相联系共同存在，且不止以上范围。此病虽发于局部，但与整体关系密切。变态反应性接触性皮炎，是因整体功能紊乱，再接触致敏原而发病。原发刺激性接触性皮炎，皮损虽发生于局部，但也影响整体功能，故都是整体疾病。此病以皮肤症状为主，全身症状一般不重，但严重时表现也较明显，如发热、恶寒、头痛、心烦、不安、口苦、口干、恶心、纳差、尿黄等。从局部观察，水疱、渗液、胀肿等显示水湿停滞，皮损鲜红或红斑则显示血热，这些均涉及整体功能。故应予系统治疗，全息汤基础方加减。

热毒盛者加银花15g，连翘12g，黄连10g，石膏20g，知母10g；痒甚者加荆芥、防风、蝉衣、牛蒡子各10g；肿胀甚者加滑石15g，木通、车前子、竹叶各10g；慢性者合养血定风汤（见"湿疹"节）；心烦不安者加龙骨、牡蛎各12g。其余按总论中加减法加减。

糜烂渗液者，消炎渗湿粉调紫药水外敷（见"脓疱疮"节）。

用以上方法治疗接触性皮炎，效果良好。必要时可配合西医治疗。应避免接触致敏性和刺激性物质。

第五节 药 疹

药疹是药物通过口服、注射、皮肤黏膜吸入等途径进入人体引起的皮肤黏膜炎症反应。大多数为变态反应,少数可能与药物积蓄毒性、光感有关。临床表现:有明确的用药史,有一定的潜伏期(3~10天),突然发疹,颜色鲜明,多对称分布,范围广泛,形态各异。常见药疹表现有:固定红斑型、荨麻疹型、湿疹型、多型红斑型、麻疹或猩红热型、大疱性表皮松解型、剥脱型等。此病属中医"药毒"范畴。

传统辨证施治多分热毒入营、毒邪夹湿、热毒伤阴等。

整体观认为,上述各型病机并不孤立存在,而是互相联系共同存在。此病是药物对人身整体造成伤害,皮肤损害不过是表现最明显的一个侧面,除皮损外,也轻重不同地存在一系列整体症状,如发热、头痛、头昏、心烦、胸闷、神昏、口渴、恶心、纳差、乏力、尿黄、便干等。从皮损分析,除毒邪外,还有风、痰、湿、水、血热等各种因素,这些也无不和整体功能密切联系。故应予系统治疗,全息汤基础方加减。

毒邪明显加银花、蒲公英、连翘、大青叶、板蓝根各12~15g,毒盛者加黄连、黄芩、黄柏、栀子各10g;高热者加石膏20~30g,知母10g;血热重者生地用量加至12~15g,加紫草、茜草、茅根、水牛角等各10g;口渴舌燥者酌加玄参、天冬、麦冬各10g;瘙痒重者加蒺藜、牛蒡子、蝉衣各10g;心烦不安者加龙骨、牡蛎各12g。其余按总论中加减法加减。

渗液、水疱、糜烂者以消炎渗湿粉调紫药水(见"脓疱疮"节)外敷。由磺胺类药物引起者,配方中去复方新诺明。

用以上方法治疗药疹,一般效果良好。必要时应配合西医治疗,并停用可疑药物。

按:系统疗法对此病的治疗,并不局限于缓解皮肤症状,更注意改善整体功能,促进有害物质的排出,故疗效更好。从长期临床观察,全息汤基础方按症加减法治疗各种疾病,尚未出现药疹等不良反应，初步证实此方安全可靠。

第六节　荨麻疹

荨麻疹是由于皮肤、黏膜小血管扩张及渗透性增加而出现的一种局限性水肿反应。发病原因复杂。临床表现：①急性荨麻疹：突然发作，皮肤瘙痒，皮损为大小不等、形状不一、呈鲜红色或苍白色或肤色风团，境界清楚，可融合成片。消退快，不留痕迹，但可再次发作。部分病例有发热、关节痛、腹痛、腹泻等。严重者伴有呼吸道黏膜病变，引起胸闷、呼吸困难等。②慢性荨麻疹：皮疹经3个月以上不愈或反复间断发作者。此病中医称"风疹块"、"瘾疹"等。

传统辨证施治一般分风寒、风热、血热、湿热、血虚、虫积等。

整体观认为，上述各型病机并不孤立存在，而是互相联系共同存在。此病是因整体功能紊乱，再受某些因素刺激而发。偶发者全身症状一般不明显，严重者或复发者则可能出现一些全身症状，如发热、恶寒、头痛、身痛、心烦、胸闷、不安、口干、口苦、恶心、呕吐、胃脘不适、小腹痛、尿黄、便干或腹泻等。故应予系统治疗，全息汤基础方加减。

急性荨麻疹初起一般症状不重者合消风散（见"湿疹"节）；遇冷发病，疹色苍白者，合桂枝麻黄各半汤（麻黄、杏仁各10g）。慢性荨麻疹加荆芥、防风、蒺藜各10g，同时注意其他症状，如烦躁不安者加龙骨、牡蛎各12g；恶心呕吐者加半夏、苏叶各10g；腹泻者去瓜蒌加蒌皮10g；小腹痛者加当归、川芎各10g；虫积者加使君子、槟榔各10g等。其余按总论中加减法加减。

用以上方法治疗荨麻疹，疗效可靠，且可改善体质，减少复发。必要时可配合西医治疗。

第七节 多形红斑

多形红斑是一种急性自限性皮肤黏膜炎症。常发于春秋或冬季，多见于青壮年，原因不明。临床表现：①轻型：皮损呈多形性，有斑疹、丘疹、水疱或大疱，以丘疹多见。典型的类似虹膜样或靶状损害。好发于足背、指缘、掌跖、前臂、小腿等处。病程自限，约2～4周可痊愈。但常复发。在冬季寒冷季节，发生于手背、足背等处，称寒冷性多形红斑。②重型：突然发病，有高热、头痛等全身症状，皮损广泛，以大疱较为明显，且有眼、口腔、外生殖器等处黏膜严重损害，并有肺、肾、肝、心血管等受累。此病与中医所述"猫眼疮"、"雁疮"、"寒疮"等类似。

传统辨证施治一般分湿热蕴结、风热入营、寒湿阻络等。

整体观认为，上述各型病机并不孤立存在，而是互相联系共同存在。此病轻型者以皮肤、黏膜症状为主，全身症状一般不重。重型者则可现发热、头痛、乏力，并有肺、肾、肝、心血管等受累，则显现出疾病的整体性。从皮损情况分析，红斑多形性，可见有风、湿、热（或寒）、瘀等多种因素，这些因素也必然涉及整体功能。故此病仍属整体疾病，应予系统治疗，全息汤基础方加减。

皮疹鲜红者合升麻消毒饮（当归尾、赤芍药、牛蒡子、栀子、羌活、白芷、防风、红花、升麻、桔梗各10g，银花15g，连翘12g）；发热者加石膏20g，知母10g；发于冬季，遇寒加重，皮疹暗红者，合当归四逆汤（当归、赤芍、通草各10g，细辛3～5g）。其余按总论中加减法加减。

用以上方法治疗多形红斑，一般效果良好，且可改善体质，减少复发和对内脏的损害。

第八节　结节性红斑

结节性红斑是一种局限于皮下组织和真皮深层的血管炎。多发生于青年女性，好发于春秋季节。病因复杂，可能为一种迟发性过敏反应或为免疫复合物疾病。临床表现：发病前常有发热、恶寒、咽痛、关节痛、乏力等全身症状。皮损呈对称性，多发生于小腿伸侧，也可见于小腿屈侧、大腿、臀部及前臂。皮损为大小不等的皮下结节，略高于皮面，直径1～5cm，数个或数十个散在，表面皮色鲜红，灼热。随皮损消退，结节可呈紫红、暗红、黄褐色，质地由坚实变为柔软。皮损不破溃，常伴小腿浮肿，自觉疼痛并有压痛。急性发病，病程自限，约3～6周，亦有长达数月者，易复发。此病类似于中医所称的"湿热流注"、"瓜藤缠"等。

传统辨证施治一般分湿热瘀阻、气血凝滞等。

整体观认为，上述两型病机并不孤立存在，而是互相联系共同存在。此病以局部症状为主，从局部症状分析，血瘀、血热比较明显；发于下肢，常伴小腿浮肿，水湿停滞比较明显。再结合一些全身症状，如发热、恶寒、咽痛、关节痛、乏力、口干、便干、尿黄、妇女月经不调等，已显示出疾病的整体性。应予系统治疗，全息汤基础方加减。

此病皆有血瘀，故加当归、川芎、桃仁、红花、牛膝各10g。初起发热、皮损鲜红灼热者加银花、蒲公英各15g；咽痛者加桔梗10g；关节痛者加威灵仙、防己各10g；疼痛重者酌加乳香、没药各6～10g。其余按总论中加减法加减。

用以上方法治疗结节性红斑，效果良好，可迅速改善症状，并可改善体质，避免或减少复发。

第九节　银屑病

银屑病旧称牛皮癣，是一种常见并易复发的慢性炎症性皮肤病。本病病程较长，以侵犯青壮年为多。本病病因及发病机理尚不明确，可能与遗传、感染及代谢、内分泌、神经、精神、免疫功能障碍等因素有关。临床表现：一般分四型，即寻常型银屑病、脓疱型银屑病、关节型银屑病、红皮病型银屑病，各有不同情况的皮损，或有其他相应症状。

传统辨证施治多分血热风盛、血虚风燥、气滞血瘀、冲任失调、风湿阻络、热毒夹湿、火毒炽盛等。

整体观认为，上述各型病机并不孤立存在，而是互相联系共同存在。此病为整体功能紊乱引起，皮肤症状不过是整体疾病的外在表现。此病全身症状一般多不严重，也不典型，但也反映出整体功能的紊乱，如发热、关节痛、心烦、口干、尿黄、便干、妇女月经不调等。从皮损表现分析，血瘀、血热、风、湿、燥、火等各种因素兼夹互见，这些因素必然影响整体功能，也必然受整体功能影响。故此病属整体疾病，应予系统治疗，全息汤基础方加减。

寻常型初起或进行期，疹色鲜红，点状出血明显，属血热风盛，合防风通圣散（防风、连翘、麻黄、薄荷、荆芥、栀子、川芎、当归、大黄、芒硝、石膏、黄芩、桔梗各10g，滑石12g）加减，再合土槐饮（土茯苓、槐花各15g）；寻常型病程较久，疹色暗红，鳞屑增厚，为血瘀化燥，合养血润肤饮（熟地、当归、黄芪、天冬、麦冬、桃仁、红花、天花粉、黄芩、升麻各10g）加减，痒甚酌加乌蛇、蜂房各10g，蜈蚣3条；脓疱型多有湿热征象，加银花、蒲公英各15g，连翘12g，黄连、黄柏、栀子各10g，酌加土茯苓、槐花各12g；关节型风湿明显，合桂枝芍药知母汤（知母、麻黄、附子、防风各10g），酌合桃红四物汤（桃仁、红花、当归、川芎、熟地各10g）；红皮病型，血热毒邪明显，合清瘟败毒饮（石膏20～30g，生地、丹皮各12～15g，水牛角、栀子、桔梗、黄芩、黄连、知母、连翘、玄参、竹叶各10g），加银花、蒲公英、茅根各15g，皮损现鳞屑者酌合土槐饮。其余按总论中加减法加减。

第十节　带状疱疹

　　带状疱疹是由水痘-疱疹病毒引起的急性疱疹性皮肤病。临床表现：发病前局部皮肤感觉过敏，或有疼痛、灼热感，可有发热、倦怠、食欲不振等全身症状，持续7～10日；此后在同一部位突然出现集群性伴有红晕的水疱，呈带状分布，持续性神经痛样疼痛；约1周后结痂，愈后留有暂时性红斑或色素沉着。一般2～3周自愈，但有的患者，特别是老年、体弱者，其后遗神经痛可持续数周至数月之久。愈后不复发。好发部位为胸部、颈部、三叉神经区、腰部。此病中医称为"缠腰火丹"等。

　　传统辨证施治一般分肝经湿热、脾虚湿蕴、气滞血瘀等。

　　整体观认为，上述各型病机并不孤立存在，而是互相联系共同存在。此病是以局部皮肤表现为重点的整体疾病，除局部症状明显外，还出现一些全身症状，如发热、恶寒、心烦、胸闷、口苦、纳差、乏力、尿黄、便干或溏等。故应予系统治疗，全息汤基础方加减。

　　一般加当归、栀子、木通各10g。疹色鲜红者加板蓝根15g；疼痛重者加川楝子、元胡、郁金各10g；兼痒者加防风10g；心烦不安者加龙骨、牡蛎各12g。其余按总论中加减法加减。

　　用以上方法治疗带状疱疹，疗效可靠。必要时可配合针灸或西医治疗。

第十一节　疣

　　疣是由人类乳头瘤病毒引起的皮肤病。分扁平疣、寻常疣、跖疣、尖锐湿疣等。临床表现：①扁平疣：多见于青年。

好发于面部、手背处。皮疹如米粒至黄豆大小，表面光滑坚硬。②寻常疣：多见于青少年。好发于手背、指、趾、甲缘。损害为半球形或多角形隆起，呈灰白色、黄褐色，表面粗糙不平，呈丛棘状角化。③跖疣：多见于成年人。好发于足底着力部位。常有行走痛、挤压痛。损害为圆形或不规则形角质块，表面粗糙不平。④尖锐湿疣：好发于成年人外生殖器部位及肛门皮肤，多为性接触传染。损害开始为淡红色或污灰色，以后呈菜花样隆起，大小不等，小者如针尖，大者如鸡卵，表面凹凸不平，湿润柔软，易糜烂、渗液、出血，有恶臭。此病与中医"扁瘊"、"疣目"、"瘙瘊"等类似。

传统辨证施治一般分热毒蕴结、血燥络瘀、下焦湿热等。

整体观认为，上述各型病机并不孤立存在，而是互相联系共同存在。此病以皮肤症状为主，全身症状一般不明显，或有心烦、口干、尿黄、便干等，提示此病与整体有关。随疣体发生的群体、部位、形态的不同，而表现出风、热、燥、瘀、湿等各种不同病机。其实，这些都是疾病表现的不同侧面，都是因整体功能紊乱所致。应予系统治疗，全息汤基础方加减。

扁平疣热毒偏盛，加马齿苋、大青叶、板蓝根、败酱草、薏苡仁各15g，紫草10g，痒者加桑叶、菊花、蝉衣各10g；寻常疣、跖疣血瘀偏重，加当归、桃仁、红花各10g，酌加板蓝根、大青叶各12g；尖锐湿疣湿热偏盛，加栀子、黄柏、木通、当归各10g，酌加马齿苋、败酱草、板蓝根、大青叶各12～15g。其余按总论中加减法加减。

可配合外治。扁平疣，破故纸20g泡水（夏天用酒）洗疣（此为民间单方，多数有效）；寻常疣、跖疣，鸦胆子适量，去壳，捣如泥，敷患处，胶布固定；尖锐湿疣，苍术、黄柏、苦参各20g，蒲公英、马齿苋、土茯苓各30g，煎水外洗。

用以上方法治疗疣，一般有效。必要时可配合西医治疗。

第十二节　传染性软疣

传染性软疣是传染性软疣病毒引起的皮肤病。临床表现：常见于青少年躯干部。皮损为绿豆大或豌豆大半球形丘疹，中央有脐窝，表面光泽，成散在出现或数个一群，可挤出乳酪样物质，即病毒包涵体。病程数月，有的数年。此病中医称"鼠乳"。

传统多从风热邪毒辨治。

整体观认为，此病除皮肤症状外，全身症状并不明显。但从皮损状态分析，除风热毒邪外，还有痰、湿、瘀等各种因素存在，这些无不和整体功能密切联系。故应予系统治疗，全息汤基础方加减。

一般加马齿苋、大青叶、败酱草、薏苡仁各15g，紫草10g。其余按总论中加减法加减。

外治以三棱针挑刺疣体，挤出白色小体，再用雄黄解毒散（雄黄、郁金、巴豆）外搽。

用以上方法治疗传染性软疣，一般有效。必要时可配合西医治疗。

第十三节　斑　秃

斑秃为毛发突然局限性斑状脱落的一种皮肤附属器官疾病。病因不明。临床表现：头皮在短时期出现脱发斑，呈圆形或不规则形，面积大小不等，局部无炎症。严重时，全部头发均可脱落，称为全秃；若全身所有毛发（胡须、眉毛、腋毛、阴毛、毳毛）均脱落，称为普秃。部分患者指甲变形粗糙甚至脱落。有自愈倾向。此病中医称为"油风"，俗称"鬼剃头"。

传统辨证施治一般分血热生风、肝肾亏虚、瘀阻经络等。

整体观认为，上述各型病机并不孤立存在，而是互相联系共同存在。此病以头发片状脱落为主要症状，全身症状一般并不明显，部分患者有头皮瘙痒、胸闷、烦躁不安、失眠多梦、口干、尿黄等轻微症状，亦提示此病和整体功能紊乱有关，上述各型病机也无不和整体功能密切联系。故应予系统治疗，全息汤基础方加减。

一般合神应养真丹（羌活、木瓜、当归、菟丝子、川芎、熟地、天麻各10g）。烦躁不安或失眠多梦者加龙骨、牡蛎各12g。其余按总论中加减法加减。由于此病疗程较长，在全身症状缓解后，可以上方配制丸药服用。

外治可用破故纸、毛姜各等份泡酒适量外搽。

用以上方法治疗斑秃，可缓慢取效。必要时配合西医治疗。

第十四节 痤 疮

痤疮是一种毛囊、皮脂腺的慢性炎症，多发于青春期男女，其发病一般认为与雄激素刺激有关。临床表现：皮损好发于皮脂腺发达部位，如面、胸、肩胛部。初起时为与毛囊一致的圆锥形肤色正常的丘疹，内含淡黄色皮脂栓，若毛囊开放，皮脂顶端干燥、污染可呈黑色。如毛囊口封闭和继发感染可形成脓疱、结节、囊腔。病程缓慢，时轻时重，青春期过后可逐渐自愈或症状减轻。此病中医称为"肺风粉刺"，俗称"粉刺"、"青春痘"。

传统辨证施治一般分肺热、胃热、血热、毒热、湿毒、血瘀等。

整体观认为，上述各型病机并不孤立存在，而是互相联系共同存在。此病以局部皮肤症状为主，全身症状不明显，或有多食、便干、尿黄等轻微症状。从局部症状分析，风、热、痰、湿、瘀等各种因素共同存在，除与肺、胃有关外，也和其他各脏腑有关。故应予系统治疗，全息汤基础方加减。

一般合枇杷清肺饮去人参（枇杷叶、黄连、桑白皮、黄柏各10g）。有脓疱者加银花、蒲公英、菊花各12g；有结节、囊肿者加夏枯草、薏苡仁、贝母各10g；大便干者加大黄10g。其余按总论中加减法加减。

外治以颠倒散（大黄、硫黄各等份为细末）调凉水外敷。

用以上方法治疗痤疮，可减轻症状。必要时可配合西医治疗。

第十五节　　酒渣鼻

酒渣鼻是鼻部皮脂腺和毛细血管扩张形成的皮肤病。发病原因尚未完全明了，除毛囊虫感染外，嗜酒、辛辣食物、高温及寒冷刺激、情绪激动及精神紧张、内分泌障碍等也可能为发病因素。本病多见于中年人，女性较多，但严重者多为男性。临床表现：皮损多发于面部，特别是鼻部和颊部，为境界不清的充血性红斑，早期为暂时性，逐渐变为持久性。常伴有炎症丘疹、小脓疱、脂性鳞屑和毛细血管扩张。严重的可引起组织增生，形成鼻赘。自觉轻度不适或无明显症状。有时可伴有眼结膜炎和角膜炎。此病中医亦称为"酒渣鼻"，或曰"赤鼻"。

传统辨证施治多分肺胃积热、毒热蕴结、血热、气血瘀滞等。

整体观认为，上述各型病机并不孤立存在，而是互相联系共同存在。此病以局部症状为主，全身症状一般并不明显，或有鼻干、口干、便干、尿黄、妇女月经不调等，提示与整体功能失调有关。从局部症状分析，血热、血瘀、气滞、痰湿等因素错综互见，故除与肺胃有关外，还涉及其他脏腑。应予系统治疗，全息汤基础方加减。

一般合凉血四物汤（当归、黄芩、红花各10g），有脓疱者加银花、菊花、蒲公英、地丁各12g。其余按总论中加减法加减。

外治可用颠倒散（见"痤疮"节）外敷。

用以上方法治疗酒渣鼻，可明显减轻症状。必要时可配合西医治疗。

第十六节 黄褐斑

黄褐斑是一种多发生于面部的色素增生性皮肤病。多发生于女性，与妊娠、长期口服避孕药、月经紊乱有关，也见于一些女性生殖系统疾病、慢性肝胆疾病，日光也可促使发病。临床表现：皮损对称分布于面部，特别是眼眶、前额、两颊、鼻部和口周，呈淡褐色斑片，偶呈蝶翼状。一般无自觉症状。此病中医称"鼍黑斑"，俗称"蝴蝶斑"。

传统辨证施治一般分肝郁气滞、湿热内蕴、阴虚火旺等。

整体观认为，上述各型病机并不孤立存在，而是互相联系共同存在。此病面部皮损虽无自觉症状，但或多或少存在一些全身症状，如心烦、胸闷、经前乳胀、口干、口苦、乏力、尿黄、便干或溏、头晕、目眩、月经不调、白带增多等。这些症状存在显示此病的形成和整体功能紊乱有关，故应予系统治疗，全息汤基础方加减。

妇女经行腹痛者加当归、川芎各10g，痛连少腹者再加川楝子、元胡各10g；经前乳胀者加当归、香附、青皮各10g；经行不畅者加当归、红花、桃仁各10g；带多色黄者加当归、栀子各10g；心烦不安或失眠多梦者加龙骨、牡蛎各12g。其余按总论中加减法加减。无明显症状，以全息汤基础方加当归治之。

用以上方法治疗黄褐斑，效果良好，随着整体功能的调整和恢复，黄褐斑自然消退。

第十七节　白癜风

白癜风是一种局限性皮肤色素脱失性皮肤病。病因不清。临床表现：多见于青年，好发于手背、前臂、面、颈及生殖器部位，单独或对称分布，亦可沿神经节段分布，个别泛发全身。皮损处色素脱失，呈乳白色，形态大小不一，境界清楚。患处毛发常变白，亦可正常。活动期白斑向正常皮肤移行，境界不清，稳定期白斑不再扩展，境界清楚。无自觉症状，日晒后皮损处有痛痒感。此病中医称为"白驳风"、"白癜"。

传统辨证施治一般分气血失和、气血双亏等。

整体观认为，白癜风易诊难治，中西医都在探讨中。此病除皮肤变白外，其他症状并不明显，或有皮肤瘙痒（兼皮炎）、心烦胸闷、倦怠乏力等，但多不典型。此病可并发甲状腺疾病、恶性贫血、糖尿病、支气管哮喘、异位性皮炎及斑秃等，由此推测，此病的发生与整体功能紊乱有关。故可用系统疗法治疗，全息汤基础方加减。

一般加当归、红花各10g，苍耳子、紫背浮萍、白蒺藜各12g，酌加白芷、防风各10g。其余按总论中加减法加减。

外治可用破故纸适量泡酒外搽。

用以上方法治疗白癜风，初步观察有效，可改善症状，个别治愈。不过由于疗程较长，中药服用不便，服用中药治疗者很少，故成功病例不多，尚需继续探索。

按：中医向来重视皮肤病与内在脏腑的联系，但传统辨证施治多分别与某些脏腑联系，整体观认为不应分别联系，而应全面联系，这就简化了辨证思考。全息汤基础方具有调畅气机、疏风散寒、化痰理气、化湿利水、凉血散血等多种功能，本身就有治疗皮肤病的某些作用，再根据病情需要加入相应方药，则疗效明显比传统辨证施治好。

真菌类皮肤病现在多不用中药内服治疗，系统疗法也未曾涉及，故系统疗法只适用于需内服中药治疗的疾病。

第十八节 梅 毒

梅毒是由苍白螺旋体引起的全身性慢性炎症性性传播疾病，主要通过性交传染，也可通过胎盘传给下一代而发生胎传梅毒，少数通过性接触以外的途径传染。临床表现：①一期梅毒：2～4周潜伏期后出现硬下疳，发生于生殖器。②二期梅毒：发生于感染后7～10周，为广泛、对称分布的淡红斑疹。可出现二期骨关节损害、二期眼梅毒、二期神经梅毒、二期复发梅毒。一、二期梅毒传染性强。③三期梅毒：感染4年后发生。可为皮肤黏膜梅毒、心血管梅毒、神经梅毒等。此外，还有潜伏梅毒（隐性梅毒）及先天梅素（胎传梅毒）等。此病中医称"霉疮"、"杨梅疮"、"广疮"、"时疮"等，根据不同时期和不同表现，又有许多名称，如"下疳"、"横痃"、"杨梅疹"、"杨梅结痘"、"杨梅结毒"等。

传统辨证施治一般分肝经湿热、痰瘀互结、脾虚湿蕴、气血两虚等。

整体观认为，上述各型病机并不孤立存在，而是互相联系共同存在。此病为整体疾病，除皮肤、黏膜、淋巴损害外，眼、骨、心血管、神经和其他器官都可被侵犯，产生多种多样的症状和体征。故应予系统治疗，全息汤基础方加减。

一般加当归、栀子各10g，银花、土茯苓各15g。现硬结或淋巴结肿者加贝母、夏枯草各10g，牡蛎12g；现斑疹者加白芷、防风各10g；现骨节疼痛者加羌活、独活、威灵仙各10g；心悸不安者加龙骨、牡蛎各12g。其余根据出现症状按总论中加减法加减。

用以上方法治疗梅毒，一般有效。但现在笔者所经病例不多，尚需积累经验。从梅素侵犯人体各系统各器官的特点推测，系统疗法预期良好。一般应配合西医治疗，或以西医为主治疗。

第十九节　淋病

淋病是由淋球菌引起的泌尿生殖系统化脓性感染，也包括眼、咽、直肠、盆腔和播散性淋球菌感染。一般为性交传播，少数由接触污染了患者分泌物的衣、被、浴衣、浴巾、浴盆、便器等间接传染，新生儿则通过母亲产道传染。临床表现：潜伏期一般为2～10天。单纯性淋病，男性表现为急性尿道炎，有尿道溢脓、尿道口红肿、尿频、尿急、尿痛。女性表现为宫颈内膜炎及尿道炎，宫颈充血、触痛，白带增多，尿道口充血溢脓，排尿时有烧灼感，尿道瘙痒，尿液中有絮状或丝状物。此外有合并症淋病、儿童淋病、播散性淋病等。此病属中医"淋"、"淋浊"等范畴。

传统辨证施治一般分湿热毒蕴、正虚邪恋、毒邪流窜、热毒入络等。

整体观认为，以上各型病机并不孤立存在，而是互相联系共同存在。此病是以泌尿生殖系统为重点的整体疾病，除泌尿生殖系统症状明显外，还可能侵犯眼、关节、心、脑等而出现其相应症状。故应予系统治疗，全息汤基础方加减。

小便涩痛兼带脓液，尿道口红肿者，加当归、栀子、车前子各10g，萆薢12g，银花、蒲公英、土茯苓各12～15g；尿道或女性阴道痒者加黄柏、木通各10g；兼小腹痛者加当归、川芎各10g；兼少腹、睾丸、会阴痛者加川楝子、元胡各10g。其余按总论中加减法加减。

用以上方法治疗淋病，效果良好，并可预防和治疗各种并发症。一般可配合西医治疗。

第二十节　非淋菌性尿道炎

非淋菌性尿道炎是由衣原体、支原体等引起的尿道炎症。

主要通过性交传播。临床表现：早期可出现尿频、尿急、尿痛、排尿困难、尿道刺痒、尿道口有分泌物。后期可出现附睾炎、宫颈炎、输卵管炎、盆腔炎等。此病属中医"淋"、"淋浊"、"带下"等范畴。

传统多从肝经湿热论治。

整体观认为，此病重点在下焦，全身症状一般并不明显，或有心烦、胸闷、口苦、口干、倦怠等轻微症状，亦提示此病与整体有关。为了提高整体抗病能力，仍应进行系统治疗，全息汤基础方加减。

此病湿热明显，故一般加银花、蒲公英、土茯苓各15～20g，栀子、黄柏、当归、木通、车前子各10g。男性睾丸或会阴痛、女性少腹痛加川楝子、元胡各10g，兼小腹痛者再加川芎10g；烦躁不安者加龙骨、牡蛎各12g。其余按总论中加减法加减。

用以上方法治疗非淋菌性尿道炎，效果良好，服药数剂即可迅速控制症状。性伴侣感染者应同时治疗。必要时可配合西医治疗。

按：非淋菌性尿道炎近年发病率有上升趋势。西医对此病的治疗，效果多不理想。系统疗法对此病效果良好，除了加入的相应药物可能有抑制或杀灭衣原体和支原体的作用外，还可能因为系统疗法增强了整体抗病能力。

第十二章　妇产科疾病

第一节　外阴炎

外阴炎是指外阴部皮肤或黏膜，由于阴道分泌物或其他因素较长时间的刺激，同时合并感染而引起的炎症。本病多与阴道炎、子宫颈炎并发，与滴虫、霉菌、淋球菌、阿米巴原虫感染有关。糖尿病人的糖尿刺激，尿瘘、粪瘘患者的尿、粪刺激，肠道蛲虫刺激，月经垫刺激等，也可引发本病。女婴幼儿因雌激素水平低，外阴皮肤抵抗力弱，也易引起本病。临床表现：外阴部红肿、糜烂，甚至形成溃疡，患者自觉灼热、瘙痒或疼痛，分泌物增多，排尿时不适感加重。急性期严重者可有发热、腹股沟淋巴结肿大及压痛等。此病中医称为"阴疮"、"阴蚀"、"阴蜃"等。

传统辨证施治多分肝胆湿热、脾胃积热、肝肾阴虚、外感毒邪等。

整体观认为，上述各型病机并不孤立存在，而是互相联系共同存在。此病重点在局部，但和整体功能有密切关系，也出现一些整体症状，如或有发热、心烦不安、口干、口苦、倦怠、小便不适、大便干结、月经不调、白带增多或有小腹胀痛等。故应予系统治疗，全息汤基础方加减。

一般加当归、栀子、黄柏、木通各10g。外阴肿痛者再加银花、蒲公英各12～20g，连翘10～12g；小便不利者加车前子10g；痒甚者加蒺藜12g；小腹痛者加川芎10g；心烦不安者加龙骨、牡蛎各12g。其余按总论中加减法加减。

另外可配合中药煎水外洗。药用苍术、黄柏、苦参各20g，银花、蒲公英、马齿苋各30g，痒甚者加蛇床子、地肤子、白鲜皮各30g，滴虫感染者加百部20g，雄黄15g，渗液者加土茯苓30g，明矾20g。

用以上方法治疗外阴炎，效果良好。必要时可配合西医治疗。

第二节　前庭大腺炎

前庭大腺炎是在性交、分娩或其他接触使外阴受细菌感染时，前庭大腺被细菌侵入而引起的化脓性炎症。临床表现：患侧大小阴唇肿大，局部红、肿、痛、热，形成脓肿时疼痛剧烈，溃破时于破口排出脓液。可有发热等全身症状。必要时可检查确诊。此病属中医"妇人阴肿"范畴。

传统辨证施治一般分湿重于热、热重于湿、中气下陷等。

整体观认为，上述各型病机并不孤立存在，而是互相联系共同存在。此病以前阴局部为重点，但受整体影响，也影响整体，故或多或少出现一些整体症状。如发热、气短、胸闷、口干、口苦、纳差、倦怠、尿黄、带多等。应予系统治疗，全息汤基础方加减。

一般加当归、栀子、黄柏、木通各10g，银花、蒲公英、地丁各15～20g，连翘12g；疼痛重者加乳香、没药各10g；脓成未溃者加皂刺10g。其余按总论中加减法加减。

另外，可用中药煎水外洗。药用朴硝、马齿苋各30g，肿痛甚者加大黄15g。

用以上方法治疗前庭大腺炎，效果明显，且可改善体质。必要时可配合西医治疗。脓肿已形成者，应切开引流，并作相应处理。

第三节　阴道炎

阴道本身有自净作用，具有天然的防御功能。如果这种正常状态遭到破坏，则病原体可趁机而入，形成阴道炎。临床常见的有非特异性阴道炎、霉菌性阴道炎、滴虫性阴道炎、老年性阴道炎等。临床表现：①非特异性阴道炎：自觉阴道灼热、下坠；阴道分泌物增多，呈脓性或浆液性；分泌物刺激尿道口可出现尿痛、尿频；阴道黏膜充血，红肿疼痛。②霉菌性阴道炎：外阴部奇痒；白带增多，如豆渣样或凝乳块，呈乳白色，无明显臭味；阴道黏膜充血，表面可有易剥离之白色片状薄膜。③滴虫性阴道炎：白带增多，呈黄绿色，稀薄，带泡沫；外阴瘙痒；阴道及宫颈黏膜充血，常见散在小出血点。④老年性阴道炎：绝经后阴道分泌物增多，水样或脓性，偶带血；外阴瘙痒或有灼热感；阴道黏膜平滑充血，有散在小出血点或表浅溃疡。此病属中医"带下"、"阴痒"范畴。

传统辨证施治一般分湿热下注、肝郁脾虚、肝肾阴虚等。

整体观认为，上述各型病机并不孤立存在，而是互相联系共同存在。此病重点在局部，但与整体关系密切。其发病的基础是整体功能紊乱，阴道的正常状态遭到破坏，因而也出现一些全身症状，如心烦不安、口干、口苦、倦怠、小便不利、大便或干或溏、月经不调、小腹胀痛等。故应予系统治疗，全息汤基础方加减。

除老年性阴道炎外，一般加当归、栀子、黄柏、木通各10g。非特异性阴道炎阴道热痛分泌物呈脓性者，再加银花、蒲公英各12～15g；霉菌性阴道炎白带量多如豆渣，外阴奇痒者，再加白鲜皮、地肤子各12g；滴虫性阴道炎分泌物呈黄绿色或泡沫状者，再加蛇床子、百部各12g；老年性阴道炎白带稀薄，阴中灼热刺痛者，加知母、黄柏各10g，山药、芡实各12g。以上各种阴道炎症状错综互见者，用药可互相参照加减。另外，白带带血者，加重生地用量至12g，重者再加茜草、槐花各12g；小便不利者加当归、车前子各10g；烦躁不安者加龙骨、牡蛎各12g。其余按总论中加减法加减。

另外，可用中药煎汤外洗，药用苍术、黄柏、苦参、明矾各20g，热痛者加银花、蒲公英、马齿苋各30g，痒者加蛇床子、地肤子、白鲜皮各30g，分泌物多者加土茯苓30g，滴虫引起者加百部、鹤虱各20g。

用以上方法治疗阴道炎效果良好。可配合西医治疗。

按：在对阴道炎的治疗中，逍遥散、丹栀逍遥散、龙胆泻肝汤为常用方剂。逍遥散由柴胡、当归、白芍、白术、茯苓、炙甘草、煨姜、薄荷组成，具有解表、理气、养血、健脾、利湿等多种功能。现在只重视其疏肝理气、健脾养血功能，忽视其解表退热功能，是没有全面理解立方原意。此方体现了系统治疗思想，所以能广泛应用于各种疾病，且用之得当多有疗效。此方面面俱到，可惜面面不足，病情轻微者尚可应用，严重者则力不从心。加丹皮、栀子，为丹栀逍遥散，兼有凉血清热作用。龙胆泻肝汤由龙胆草、栀子、黄芩、车前子、木通、泽泻、生地、当归、甘草、柴胡组成，侧重清泻肝胆湿热，体壮热盛者可暂用，体弱者则不宜，亦不可久服。全息汤基础方吸收了这些方剂的优点，补其不足，去其偏颇，则其应用范围更广，疗效也更好。

第四节 子宫颈炎

子宫颈炎是妇科常见病之一。当机体抵抗力减低，或宫颈受物理、化学、生物等因素影响使分泌物增加，宫颈外部长期浸于分泌物内，极易受到病原体的侵袭感染，形成子宫颈炎。子宫颈炎分急性和慢性两类。急性子宫颈炎多发生于产褥期感染、感染性流产及阴道滴虫感染后。慢性子宫颈炎是妇科常见病。临床上一般分子宫颈糜烂（分Ⅰ、Ⅱ、Ⅲ度）、子宫颈息肉、子宫颈内膜炎、子宫颈腺体囊肿、子宫颈肥大，以子宫颈糜烂最为常见。临床表现：白带增多，呈乳白色黏液状或淡黄色脓性，或有血性白带，或性交后出血，外阴痒痛；多有腰酸、腰痛、下腹胀痛、性交痛、痛经；蔓延至膀胱区，可有尿频、尿痛等。必要时应检查确诊，并排除子宫颈癌。此病属中医"带下"、"阴痒"范畴。

传统辨证施治一般分湿热蕴结、热毒炽盛、脾虚失运、肾气虚亏等。

整体观认为，上述各型病机并不孤立存在，而是互相联系共同存在。此病重点在局部，但和整体密切相关，也出现一些整体症状。如或有发热、恶寒、腰痛、心烦、胸闷、易怒、口干、口苦、恶心、纳差、尿黄、便干或溏、月经不调等。故应予系统治疗，全息汤基础方加减。

白带色微黄者加当归、栀子各10g，重者加山药、芡实各

12g，黄柏、车前子、白果各10g；白带带血者加重生地用量至12g，加地榆12g，甚者合清肝止淋汤（当归、阿胶、黄柏、牛膝、香附、黑豆各10g）；白带如脓或兼发热者加银花、蒲公英、败酱草各15~20g；兼腹痛者加当归、川芎各10g，甚者再加川楝子、元胡各10g；腰痛带多者加首乌、枸杞、菟丝子、狗脊、杜仲、桑螵蛸、赤石脂各10g；阴痒者加当归、栀子、黄柏、木通各10g；小便频或痛者加当归、车前子各10g；烦躁不安者加龙骨、牡蛎各12g。其余按总论中加减法加减。

用以上方法治疗子宫颈炎，效果良好。必要时可配合西医药物或物理疗法治疗，必须手术者应手术治疗。

第五节　盆腔炎

盆腔炎是指子宫、输卵管、卵巢、子宫旁组织及腹膜等部位炎症的总称。分急性和慢性两种。临床表现：急性盆腔炎发热，寒战，头痛，下腹部疼痛，白带多、脓性、有臭味，腹痛可向大腿内侧放射，或伴有尿频、排尿困难、肛门坠胀等。慢性盆腔炎一侧或双侧下腹部胀痛，腰骶部酸痛，有时有性交痛，可引起月经不调、白带增多，甚至不孕。此病属中医"热入血室"、"带下"、"小腹痛"等范畴。

传统辨证施治一般分湿热郁毒、肝经湿热、气滞血瘀、血虚寒湿、阴虚内热等。

整体观认为，上述各型病机并不孤立存在，而是互相联系共同存在。此病重点在下焦特别是胞宫，但与整体关系密切。除妇科症状明显外，还存在一些整体症状，如发热、恶寒、腰背酸痛、心烦、胸闷、乳房胀痛、困倦或失眠、口干、口苦、纳差、乏力、尿黄、便干或溏等。故应予系统治疗，全息汤基础方加减。

小腹痛者白芍用量加至12g，再加当归、川芎各10g；少腹痛者加川楝子、元胡各10g，兼现白带色黄或兼阴痒者加栀子

10g；急性盆腔炎现发热，腹痛拒按，带下如脓者，加银花、蒲公英各15g，连翘12g；腰骶痛者加杜仲、牛膝、当归、小茴香、元胡各10g；小便涩痛者加车前子10g。其余按总论中加减法加减。

用以上方法治疗盆腔炎，方法简单，疗效卓著，且可改善体质，减少复发。

按：盆腔炎是妇科常见病，传统辨证施治，不仅辨证繁琐，而且疗效有时也不理想。系统疗法既简化了辨证，也提高了疗效，为此病的治疗开辟了新的道路。

系统疗法融入了张仲景方剂当归芍药散。此方组成为当归、芍药、茯苓、白术、泽泻、川芎，功能为利水行血，主治有二，一为"妇人怀妊，腹中痛"，二为"妇人腹中诸疾痛"。这里所说的腹痛，是指小腹（下腹中部）疼痛。笔者体会，还可扩大应用范围，用于治疗所有疾病引起的小腹疼痛。张仲景准确把握了这类疾病最本质的病理特征为血滞水停，故用之皆有良效。可惜此方应用尚不广泛，有时只应用于妊娠腹痛、经行腹痛的某些证型，实在可惜。这可能和《医宗金鉴》在"妇人腹中诸疾痛，当归芍药散主之"之下作了否定评注有关，也与后人对当归芍药散的理解和对此类病的认识不够有关。盆腔炎除小腹痛外，还可能有少腹（下腹两侧）痛，则涉及足厥阴经，尚须加入金铃子散（川楝子、元胡）。另外，盆腔炎的形成和整体关系密切，故应将当归芍药散等方剂融入系统疗法，其疗效才更好。

第六节 子宫脱垂

子宫不能保持正常位置，沿阴道向下移位，甚至整个子宫脱出于阴道之外，称为子宫脱垂。产伤、盆底组织松弛、腹压增加、身体虚弱等因素，均可导致子宫脱垂。临床表现：阴道有肿物突出，在负重劳累时加重。轻者休息后可缩小或自动回纳，重者需用手协助回纳，更甚者用手亦不能回纳。根据子宫脱出程度，一般分Ⅰ、Ⅱ、Ⅲ度。多兼小腹有下坠感，腰酸，背痛，或兼有白带增多，排尿困难、尿失禁，便秘、排便困难等。脱出之宫颈、阴道壁可因摩擦而糜烂、溃疡，可有脓性分泌物。此病中医称为"阴挺"、"阴脱"、"阴菌"等，发生于产后者称为"子肠不收"等。

传统辨证施治一般分脾虚气陷、肾气不固、气血两虚、湿热下注等。

整体观认为，上述各型病机并不孤立存在，而是互相联系共同存在。此病重点在局部，而形成疾病的根源则是整体功能紊乱，除局部症状突出外，也或轻或重出现一些全身症状，如恶寒、腰背酸痛、气短、心烦、胸闷、口干、口苦、纳呆、疲乏、大小便不利、白带增多等。故应予系统治疗，全息汤基础方加减。

一般加升麻12g。身体虚弱者加黄芪、党参各12g；小便不利者加当归、车前子各10g；大便不利者去瓜蒌加蒌仁12g；白带多者加山药、芡实各12g；白带色黄或肿物红肿糜烂者加当归、栀子各10g；腰痛者加杜仲、川断各10g；烦躁不安者加龙骨、牡蛎各12g。其余按总论中加减法加减。

用以上方法治疗子宫脱垂，多数有效，轻者可痊愈，重者可减轻症状。可配合西医治疗，必须手术者可手术治疗。

第七节　子宫肌瘤

子宫肌瘤是主要由增生的子宫平滑肌和少量纤维结缔组织形成的良性肿瘤。多发生于中年妇女。按肌瘤生长部位，分浆膜下肌瘤、肌壁间肌瘤、黏膜下肌瘤、子宫颈肌瘤等。临床表现：月经过多，经期延长，或有不规则出血，下腹部有包块，少数患者有疼痛及压迫症状。应进行检查，以明确诊断。此病属中医"癥瘕"、"月经过多"、"崩漏"等范畴。

传统辨证施治一般分气滞血瘀、痰湿夹瘀、气虚夹瘀、阴虚夹瘀等。

整体观认为，以上各型病机并不孤立存在，而是互相联系共同存在。此病重点在局部，但发病原因则是整体功能紊乱。故除局部症状外，也出现一些全身症状，如恶寒或恶热、腰背酸痛、心烦、胸闷、乳胀、心悸、口干、口苦、恶心、纳差、乏力、尿黄或小便不利、便干或溏、头晕、目眩等。应予系统治疗，全息汤基础方加减。

经量过多或淋漓不止者加重生地用量至12g，另加地榆12g；出血量多兼小腹痛者，加当归、川芎、阿胶、艾叶各10g；白带色黄者加当归、栀子各10g；小便不利者加当归、车前子各10g；烦躁不安者加龙骨、牡蛎各12g；腰痛者加杜仲、川断各10g；月经正常后，加桃仁（桂枝茯苓丸意）、三棱、莪术各10g。其余按总论中加减法加减。

用以上方法治疗子宫肌瘤，效果良好。一般月经期间服药，非月经期间有明显症状者适当服药。经过一段时间的治疗，可控制症状使肌瘤逐渐缩小直至消失。可配合西医治疗。肌瘤过大或疑有恶变者，应予手术治疗。

按：子宫肌瘤的发病原因，现代医学尚未明了，一般认为可能与过多雌激素刺激有关。中医多认为由脏腑失调，气血不和，而致气机阻滞，瘀血内停而成。整体观认为，此病形成的根源在整体功能紊乱，应全面调整整体功能。实践证明，系统疗法比辨证施治更符合疾病的实际，更稳妥可靠，疗效也更好。

第八节 卵巢囊肿

卵巢囊肿是发生于卵巢的良性囊性肿块。可发生于任何年龄，以20～50岁者较多。临床表现：下腹有囊性包块，发生于单侧或双侧，多为圆形，表面光滑，可移动，生长缓慢。小者如鸡蛋，仅在妇科检查时可发现，后逐渐向上增大充满全腹如妊娠，月经仍下。小囊肿一般无明显症状，巨大囊肿可出现压迫症状，如尿频、尿急、大小便不畅、消化障碍、呼吸困难、心悸等。当发生蒂扭转、破裂或感染时，可出现急性腹痛。应检查确诊。此病属中医"癥瘕"范畴，与"肠覃"类似。

传统一般多从气滞血瘀、痰湿凝聚论治。

整体观认为，上述两型病机并不孤立存在，而是互相联系共同存在。此病的重点在局部，而形成的根源则是整体功能紊乱。此病形成缓慢，全身症状不太明显，即使出现一些症状，也很难与囊肿形成作肯定的必然联系。从局部分析，根据囊肿的位置、形态、组织，中医认为囊肿形成多与气血痰湿凝聚有关，而气、血、痰、湿无不与整体密切联系。故此病仍属整体疾病，应予系统治疗，全息汤基础方加减。

一般加桃仁、三棱、莪术各10g；疼痛者加川楝子、元胡各10g。其余按总论中加减法加减。

用以上方法治疗卵巢囊肿并不巨大者，效果良好，可控制发展，并使逐步缩小，直至消失。一般月经期间服药，非月经期间出现症状时也可服药。囊肿巨大者则需手术治疗，如合并蒂扭转、感染、坏死、出血、破裂者则应立即手术。

按：子宫肌瘤、卵巢囊肿属中医"癥瘕"。治疗癥瘕的方剂众多，首推桂枝茯苓丸。此方虽为妊娠病而设，也可用于非妊娠期间癥瘕的治疗。此方温阳、利水、行血、散瘀，完全符合此类病的实际，特别是利水的作用更应引起重视。将此方融于系统疗法中并加入相应药物，其疗效得到进一步加强，这就为对此类病的治疗开辟了新的道路。由此推想，一般常见病均以系统疗法治疗，也许可以避免或减缓此类病的形成。

第九节　子宫内膜异位症

子宫内膜异位症是子宫内膜组织生长于子宫腔以外而引

起的疾病。异位的内膜，可由子宫内直接延伸至其他部位生长，也可由其他组织内某种细胞演变而来，对卵巢所分泌的激素感应而发生周期性出血，易引起周围组织纤维增生和粘连而成结节或肿块。其最常发生的部位为卵巢、输卵管或累及腹壁、韧带、肠管、尿路、胸膜、肺、鼻、臂、腿等。发病高峰在30~40岁。临床表现：育龄期妇女有继发性进行性痛经。腹痛常于经前1~2天开始，第1天最剧，经后缓解。腹痛表现为下腹及腰骶部疼痛，并向阴道、会阴、肛门或大腿内侧放射。常有月经过多，继发性不孕，性交痛，肛门胀坠感，或有尿频、尿痛、尿血、鼻衄、咯血、皮下及疤痕处周期肿块结节并触痛等。应检查确诊。此病属中医"痛经"、"不孕"、"癥瘕"、"月经不调"等范畴。

传统辨证施治多分肾虚血瘀、寒凝血滞、气滞血瘀、热郁血瘀等。

整体观认为，上述各型病机并不孤立存在，而是互相联系共同存在。此病是因整体功能紊乱引起，形成后又进一步影响整体。故除痛经、不孕、月经不调、癥瘕等妇科症状外，还可能出现一些整体症状，如经期发热或恶寒、腰骶酸痛、心烦、胸闷、经前乳房胀痛、口干、口苦、恶心、纳呆、乏力、小便黄或不利、大便溏或不爽等。应予系统治疗，全息汤基础方加减。

小腹痛者加重白芍用量至12g，再加当归、川芎各10g，兼少腹或前阴痛者加川楝子、元胡各10g；腰骶痛者加杜仲、当归、牛膝、小茴香、元胡各10g，寒者加破故纸10g，热者加知母、黄柏各10g；肿块明显者加三棱、莪术各10g；月经量多或多日不净者加重生地用量至12g，加地榆12g；小便不利者加当归、车前子各10g；烦躁不安者加龙骨、牡蛎各12g。其余按总论中加减法加减。

用以上方法治疗子宫内膜异位症，可明显缓解症状，且可改善体质。必要时可配合西医治疗，必须手术治疗者，应予手术。

第十节　外阴白色病变

外阴白色病变是指外阴皮肤和黏膜组织发生变性及色素改变的一组慢性疾病。多见于中老年妇女。发病原因尚不明确，可能与遗传因素、自身免疫因素、性激素缺乏有关。临床主要分为增生型营养不良、硬化苔藓型营养不良、混合型营养不良、增生型或混合型伴上皮细胞不典型增生。后者为癌前病变，有恶变可能。临床主要表现为外阴部皮肤瘙痒、病损和色素改变。此病属中医"阴痒"、"阴蚀"、"阴肿"、"阴疮"、"阴痛"等范畴。

传统辨证施治一般分肝经湿热、脾湿下注、血虚肝旺、肝肾阴虚、肾阳虚衰等。

整体观认为，以上各型病机并不孤立存在，而是互相联系共同存在，其不同症状，不过是不同类型不同阶段表现的不同侧面。此病重点在局部，但引起疾病的根源是整体功能紊乱。此病以局部症状为主，全身症状多不典型，或有头晕、目眩、心烦、胸闷、口干、口苦、纳呆、疲乏、尿黄、便干或溏、月经不调、白带增多等，亦提示此病和整体功能有关。从局部症状分析，风、寒、热、湿、燥、血虚、血瘀各种因素错综互见，除肝、脾、肾外，还与其他脏腑有关。故应予系统治疗，全息汤基础方加减。

皮肤瘙痒色白者加当归、川芎、荆芥、防风、蝉衣各10g，白鲜皮12g；白带色黄者加栀子、黄柏、木通各10g；局部溃破者加银花、蒲公英各12g，渗液者加土茯苓12g；外阴萎缩，性交困难者，加淫羊藿12g，枸杞子、菟丝子各10g；烦躁不安者加龙骨、牡蛎各12g。其余按病情变化参考总论中加减法加减。

另外可用中药煎水熏洗。一般药物：苍术、黄柏、苦参、当归、川芎各20g，淫羊藿、白鲜皮、蛇床子、地肤子各30g。渗液者加明矾20g，土茯苓30g；溃破者加蒲公英、银花、马齿苋各30g；干燥皲裂者去苍术、黄柏、苦参，加生地、玄参各20g。

用以上方法治疗外阴白色病变，多数可缓解症状，控制发展。必要时可配合西医药物或物理疗法治疗，保守治疗无效或有不典型增生者，应手术治疗，并送病检，定期复查。

第十一节　子宫颈癌

子宫颈癌是最常见的妇科恶性肿瘤。发病年龄多在40～60岁之间。临床表现：早期宫颈癌无症状，或仅有少量接触性阴道出血或水样或血性白带。晚期主要症状是：①阴道出血。常为不规则出血，可呈点滴状或大量出血。②白带增多。白带可为水样，白色或黄色，或米汤样，或混有血液，伴有恶臭。③疼痛。痛区常在下腰及腰骶部，亦可有下肢、耻骨上及坐骨神经痛。④邻近器官受累引起的症状。压迫或侵犯膀胱、尿道及输尿管，可出现排尿困难、尿痛、尿频、尿血、尿闭、肾盂积水、尿毒症、膀胱阴道瘘等。累及直肠时，出现里急后重、便血、排便困难、便秘或肠梗阻等，或发生直肠阴道瘘。⑤恶病质。出现面容憔悴、贫血、低热、消瘦、虚弱等全身衰竭的表现。此病属中医"崩漏"、"带下"、"月经不调"、"癥瘕"等范畴。

传统辨证施治一般分肝郁气滞、湿热蕴毒、肝肾阴虚、脾肾虚寒等。

整体观认为，上述各型病机并不孤立存在，而是互相联系共同存在。此病是以宫颈为重点的整体恶性病，其发病根源和影响范围都是整体。除上述局部症状外，还出现一些整体症状，如发热或恶寒、心烦、胸闷、口干、口苦、纳差、疲乏、消瘦等。应予系统治疗，全息汤基础方加减。

一般加半枝莲、白花蛇舌草、草河车各12～20g。小腹痛者加重白芍用量至12g；再加当归、川芎各10g，痛连少腹者加川楝子、元胡各10g；腰骶痛者加杜仲、当归、牛膝、小茴香、元胡各10g，热者加知母、黄柏各10g，寒者加破故纸10g；白带色青者加栀子10g，茵陈蒿12g；白带色黄者加山药、芡实各12g，黄柏、车前子、白果各10g；白带带血者加当归、牛膝、香附、阿胶、黄柏、黑豆各10g；出血多者加重生地用量至12g，加地榆12g，阿胶10g；便秘者加大黄10g，甚者再加芒硝10g；尿急尿频尿痛者加当归、车前子各10g；烦躁不安者加龙骨、牡蛎各12g；身体虚弱者加党参、黄芪各12g。其余根据病情参考总论中加减法加减。

用以上方法治疗子宫颈癌，可改善整体功能，缓解症状。此病一般以手术、放疗为主，可配合中药治疗。

第十二节　功能失调性子宫出血

功能失调性子宫出血（简称功血）是指由于神经内分泌功能失调而引起的子宫出血。任何影响丘脑下部-垂体-卵巢轴间相互调节机制的因素均可导致功血。常见原因有：青春期卵巢发育未成熟，更年期卵巢功能衰退，及精神刺激、环境改变、过度劳累、全身性疾病、其他内分泌疾病等。临床上分无排卵型功血、排卵型功血。后者又分排卵性月经过多、黄体功能不全、黄体萎缩不全、排卵期出血。临床表现：①无排卵型功血：月经周期、经期、经量不规律，常见月经周期紊乱，经期长短不一，出血量时多时少，甚至大量出血休克。出血多者可伴有贫血，一般无腹痛。②排卵型功血：多发生于生育年龄妇女。排卵型月经过多：周期正常，经量过多。黄体功能不全：月经规律，周期缩短，经量正常，常伴不孕史或流产史。黄体萎缩不全：月经周期规律，但经期延长，可达10天左右，经量不多但淋沥不止。排卵期出血：月经中期有少量出血，可伴有腹痛。此病属中医"崩漏"、"经期延长"等范畴。

传统辨证施治一般分肾虚不固、脾虚失统、血热妄行、瘀血阻滞等。

整体观认为，上述各型病机并不孤立存在，而是互相联系共同存在。此病是以子宫异常出血为重点的整体疾病。全身症状一般并不严重甚至不明显，但有时也有所表现，如恶寒、烦热、腰背酸重、心烦、胸闷、易惊、失眠、口干、口苦、恶心、纳差、尿黄、便干或腹泻等，提示此病和整体功能有关。应予系统治疗，全息汤基础方加减。

全身症状不明显，仅现月经先期或淋沥不净者，加重生地用量至12g，再加地榆12g，少女青春期功血用上方不止者再加女贞子、旱莲草、黄柏各10g；兼口苦者加当归、栀子各10g；兼小腹痛出血量多者合胶艾汤（干地黄12g，艾叶、当归、川芎、阿胶各10g）；兼小腹痛、恶心纳差者合温经汤（吴茱萸、当归、川芎、党参、阿胶、麦冬、半夏各10g）；兼少腹痛者合金铃子散（川楝子、元胡各10g）；兼腰痛者加山药12g，或合六味地黄汤（生地15g，山药12g，山萸肉10g）；心乱不安或失眠多梦者加龙骨、牡蛎各12g；咳嗽者去生姜、大枣，加干姜、五味子各10g；腹泻者去瓜蒌，加蒌皮10g，赤石脂、禹余粮各12g，痛泻者再加防风10g。后三项看似与功血无关，实际上是考虑到了整体功能紊乱的重要侧面，加入药物除改善相关症状外，对调整整体功能和止血都有重要作用。其余按总论中加减法加减。

按：上述加减方中引入的胶艾汤、温经汤要略加阐释。胶艾汤即胶艾四物汤加甘草，甘草有补虚缓急止痛之效，去之则效减。温经汤配伍复杂而严密，用意深刻，熔温经散寒、益气和胃、活血化瘀、凉血养阴于一炉，比较准确地反映了此类疾病的多面性，值得学习。古方融于系统疗法中疗效得到了加强，系统疗法也增加了新的内容，相得益彰。

第十三节　代偿性月经

代偿性月经是指与月经周期相似的周期性子宫外出血的一种疾病。临床表现：每值经期或经行前后出现有规律的鼻衄、吐血、咯血等。亦可发生于其他部位之黏膜、皮肤表面，出现便血、尿血等。其他如闭经时有全身不适及盆腔坠胀感，代偿性月经一出现，症状即消失等。必要时应检查确诊。此病属中医"经行吐衄"、"经行便血"、"倒经"、"逆经"、"错经"、"差经"等范畴。

传统辨证施治一般分肝经郁火、胃肠郁热、肺肾阴虚、瘀血内阻、脾不统血等。

整体观认为，上述各型病机并不孤立存在，而是互相联系共同存在。此病为整体功能紊乱引起，全身症状一般不重，有的可见心烦、胸闷、烦躁、多梦、口干、口苦、乏力、尿黄、便干或溏、月经不调、小腹胀痛等，提示此病和整体关系密切。故应予系统治疗，全息汤基础方加减。

首先按全身症状加减：心烦不安或失眠多梦者加龙骨、牡蛎各12g；口苦尿黄或白带色黄者加当归、栀子各10g；小腹疼痛者白芍加量至12g，加当归、川芎各10g；月经量少者加牛膝12g，益母草15g。用以上方法多可控制代偿性月经，个别不能控制者，酌合顺经汤（生地12g，当归、沙参、荆芥炭各10g）用于经前吐衄；犀角地黄汤（水牛角、生地各12g）用于经后吐衄；约营煎（生地、槐花各12g，赤芍、续断、黄芩、芥穗炭、乌梅各10g）用于经前便血。顺经两安汤（当归、熟地、山萸肉、人参、麦冬、黑芥穗各10g，巴戟肉、升麻各5g）用于经行便血。其余可参照总论中加减法中相关症状加减。

用以上方法治疗代偿性月经，效果明显，必要时可配合西医治疗。

第十四节 闭 经

闭经是妇科疾病常见症状，可分原发性和继发性两类。前者是指妇女年过18岁月经尚未来潮者，后者是指妇女在建立了正常月经后，停经3个月以上者。丘脑下部-垂体-卵巢轴间任何一个环节发生障碍均可导致闭经。根据病变发生的主要部位，可分为子宫性闭经、卵巢性闭经、垂体性闭经、下丘脑性闭经。临床表现：年逾18岁月经尚未初潮，或月经周期建立后非生理性停经3个月以上。此病中医称"经闭"、"女子不月"、"月水不通"等。

传统辨证施治一般分肝肾不足、气血虚弱、气滞血瘀、痰湿阻滞等。

整体观认为，上述各型病机并不孤立存在，而是互相联系共同存在。引起闭经的原因很多，适应中医治疗的是一些慢性疾病引起者或卵巢功能不足、子宫发育不良的闭经者。这类闭经，虽然具体原因不同，但都属整体疾病，也存在一些全身症状，如烦热或恶寒、心烦、胸闷、乳房胀痛、口干、口苦、恶心、纳差、乏力、消瘦、肥胖、尿黄、便干或溏、小腹胀痛等。应予系统治疗，全息汤基础方加减。

乳房胀痛者加香附、青皮、当归、牛膝各10g，口苦者再加栀子10g；小腹痛者加当归、川芎各10g，痛连少腹者再加川楝子、元胡各10g，酌加桃仁、红花各10g，益母草12g；腰痛者加山药、山萸肉、牛膝、菟丝子等各10g。有其他慢性病致闭经者，以系统疗法按症加减治疗原发病，病去则经自通。其余按总论中加减法加减。

用以上方法治疗功能性闭经，多数效果良好，必要时可配合西医治疗。器质性病变引起的闭经应以西医治疗为主。

第十五节　痛　经

凡在经期前后或行经期出现下腹疼痛或其他不适，影响工作及生活者，称为痛经。分原发性和继发性。原发性痛经指月经初潮开始即有腹痛，检查无明显器质性病变，又称功能性痛经。继发性痛经指月经初潮无痛经，而在以后出现痛经，多由生殖器官器质性病变，如子宫内膜异位症、盆腔炎等所致，又称器质性痛经。临床表现：伴随月经周期出现小腹疼痛，可发生在经前1～2日，经行后1～2日，将净或净后1～2日。呈阵发性痉挛性疼痛或胀痛、坠痛，有时向腰部、会阴、肛门放射，或有恶心、呕吐、尿频、欲大便等，疼痛剧烈时可有面色苍白、出冷汗甚至昏厥。疼痛时间长短不一，从数小时到2～3日不等，一般在月经来潮第一天达到高峰，随后逐渐减轻或消失。膜样痛经患者可见有大片子宫内膜脱落，排出后疼痛迅速缓解。必要时应进行检查，以明确痛经原因。此病中医亦称"痛经"或称"经行腹痛"、"经痛"等。

传统辨证施治一般分肝郁气滞、胞宫瘀血、寒湿凝滞、湿热郁结、气血两虚、肝肾亏损等。

整体观认为，上述各型病机并不孤立存在，而是互相联系共同存在。此病以经行下腹疼痛为主。疼痛的原因是水停、血瘀、气滞，而此三者的形成则是因整体功能紊乱。除下腹疼痛的主要症状外，也出现一些全身症状，如恶寒、肢冷、烦热、心烦、胸闷、乳房胀痛、失眠多梦、口干、口苦、恶心、呕吐、纳差、乏力、尿黄、尿频、便干或腹泻、带多等。故应予系统治疗，全息汤基础方加减。

小腹痛者加重白芍用量至12g，加当归、川芎各10g；痛连少腹者加川楝子、元胡各10g；便前腹痛加剧者加防风10g；烦躁不安或失眠多梦者加龙骨、牡蛎各12g；白带色黄者加栀子10g。其余按总论中加减法加减。

用以上方法治疗痛经，效果良好，对引起继发性痛经的原发病也有治疗作用，且可改善体质，减少复发。

按：痛经是妇科常见病。传统辨证施治，不仅证型繁琐、辨析难度大，且效果往往不理想。系统疗法不仅简化了辨证，且大大提高了疗效，为此病的治疗提供了新的思路和方法。

第十六节　经前期紧张综合征

经前期紧张综合征是指妇女伴随着月经来潮，周期性出现一系列生理上、精神上、行为上的改变，如烦躁易怒、精神紧张、神经过敏、浮肿、腹泻、乳房胀痛等症状，但经检查并无明显器质性改变的疾病。多发生于20～30岁。发病原因尚不十分清楚。临床表现：经行前1周左右，周期性出现腰背痛、关节痛、烦躁易怒、倦怠嗜睡、失眠多梦、头晕头痛、乳房胀痛、胸闷、浮肿、腹泻、荨麻疹、皮肤瘙痒、发热、咳喘、口腔溃疡等，月经来后骤然减轻或消失。必要时应检查确诊并与其他疾病鉴别。此病属中医"经行头痛"、"经行发热"、"经行身痛"、"经行浮肿"、"经行泄泻"、"经行乳房胀痛"等范畴。

传统辨证施治一般分肝郁气滞、阴虚肝旺、脾肾两虚等。

整体观认为，上述各型病机并不孤立存在，而是互相联系共同存在。此病为整体功能紊乱所致，重点症状虽各有侧重，但全身症状都较明显。表证如恶寒、烦热、头痛、偏头痛、咽痛、腰背痛、关节痛、荨麻疹、皮肤瘙痒等；上焦证如心烦、胸闷、乳房胀痛、嗜睡、失眠、多梦、易怒、易惊、咳喘等；中焦证如口干、口苦、恶心、呕吐、纳差、腹胀、乏力等；下焦证如小腹胀坠或疼痛、大便干结或腹泻、浮肿、尿急、尿频、月经不调、带下量多等；血分证如面赤、舌红、口腔溃疡、面色红等。故应予系统治疗，全息汤基础方加减。

心悸不安或失眠多梦或盗汗者加龙骨、牡蛎各12g；咳喘者去生姜、大枣，加干姜、五味子、杏仁各10g；乳房胀者加香附、青皮各10g；乳房痛者加当归、皂刺各10g，乳香、没药各6～10g；恶心呕吐者加半夏、苏叶各10g；便干者去瓜蒌加蒌仁10～12g；腹泻者去瓜蒌加蒌皮10g，痛泻者再加防风10g；小便不利者加当归、车前子各10g；白带色黄者加栀子、当归各10g；嗜睡者加石菖蒲10g；口疮者加当归、川芎、知母、黄柏各10g。其余按总论中加减法加减。

用以上方法治疗经前期紧张综合征，不仅简化了辨证，易于操作，而且明显提高了疗效，并可改善体质，减少复发。

按：经前期紧张综合征症状复杂多样，辨证施治的每种证型都难以准确概括，从而也暴露出其局限性。整体观和系统疗法则较好地解决了对此病的认识和治疗，有理论意义和实用价值。

第十七节　更年期综合征

妇女一般在45～50岁左右，因卵巢功能衰退而引起一些症状和体征，常表现为多系统错综复杂的症候群，称为更年期综合征。临床表现：月经紊乱，表现为月经周期、经期、经量的改变，渐至绝经，大多数患者有阵发性面颊潮红、出汗心悸、胸闷、胸痛、血压增高、头痛、眩晕、耳鸣、眼花，以及心理情绪改变，如精神不安、情绪不稳定、易疲劳、失眠、食欲减退、健忘，或抑郁忧愁、多思善虑、处事冷漠，或兴奋、易于激动、焦虑急躁、好哭，甚至喜怒无常等。或有腰背、关节疼痛，皮肤干燥、瘙痒等。症状可持续2～5年，甚至10～20年。此病现在中医称为"绝经前后诸症"。

传统辨证施治一般分阴虚火旺、脾肾阳虚、肝气郁结、心脾两虚等。

整体观认为，上述各型病机并不孤立存在，而是互相联系共同存在。此病是因卵巢功能衰退引起的整体功能紊乱，全身症状表现明显，表证如潮热、恶寒、汗出、肢冷、手足心热、腰背酸痛、关节痛、皮肤干燥、麻木、瘙痒等；上焦证如心烦、胸闷、心悸、失眠、多梦、健忘、善悲易哭等；中焦证如口干、口苦、饮食无味、倦怠乏力等；下焦证如尿黄、浮肿、便干或溏、月经紊乱、头晕、目眩、耳鸣等；血分证如面颊潮红、舌红、月经不净等。故应予系统治疗，全息汤基础方加减。

烦躁不安或多汗或失眠多梦者加龙骨、牡蛎各15g，严重失眠者再加酸枣仁12g，知母、川芎各10g；腰脊酸痛者加山药12g，山萸肉10g；月经不净者加重生地用量至12g，加地榆12g；兼恶心纳差，月经量多不止者，合温经汤（见"功能失调性子宫出血"节）。其余按总论中加减法加减。

用以上方法治疗更年期综合征，不仅简化了辨证，而且提高了疗效，可迅速缓解症状，使体质明显改善。必要时可配合西医治疗。

第十八节 女性不孕症

女子结婚2年以上，未避孕，性生活正常而不受孕，或曾受孕，又经2年以上未再受孕，原因在女方者，称为女性不孕症。前者称为原发性不孕，后者称为继发性不孕。女性不孕的因素有卵巢因素、输卵管因素、子宫颈因素、子宫因素、阴道会阴因素、免疫因素等。临床表现：除不孕外，常伴有月经失调，经前乳房胀痛，痛经，腰腹酸胀坠痛，带下异常，腹部有包块，时有低热，性欲淡漠，性交障碍，或有焦虑、失眠、忧郁等精神异常表现。必要时应检查，以明确不孕原因。此病中医称"全不产"、"无子"、"断绪"等。

传统辨证施治一般分肾气虚亏、气血虚弱、肝郁气滞、气滞血瘀、痰湿内阻等。

整体观认为，上述各型病机并不孤立存在，而是互相联系共同存在。不孕的具体原因虽然不同，但都和整体功能密切联系，都可视为整体疾病，也出现一些全身症状。如恶寒、低热、腰背酸痛、心烦、胸闷、心悸、乳房胀痛、口干、口苦、恶心、纳差、肥胖、消瘦、乏力、尿黄、便干或溏、月经不调、白带增多、小腹胀痛、腹中包块等。应予系统治疗，全息汤基础方加减。

经行乳房胀痛者加当归、香附、青皮各10g；经行小腹疼痛者加重白芍用量至12g，加当归、川芎各10g，痛连少腹者加川楝子、元胡各10g；兼口苦带黄者加栀子10g；恶心呕吐者加半夏、苏叶各10g；腰酸腿软、性欲淡漠者加仙茅、仙灵脾、菟丝子、巴戟天、杜仲各10g。其余根据临床症状按总论中加减法加减。

用以上方法治疗女性不孕症，凡因功能性疾病和妇科炎症引起者，多可治愈。必要时可配合西医治疗。

按：引起女性不孕的因素很多，为什么都可以用系统疗法来治疗呢？从微观看，涉及器官和组织各不相同，也有各自的特殊症状；但从宏观看，每一器官和组织都是整体的一部分，其生理和病理都和整体功能密切联系。通过系统疗法调整整体功能，这就为患病器官和组织的恢复创造了良好的大环境；同时系统疗法对患病器官和组织也有治疗作用，根据症状加入相应药物，局部疗效会更好。这样，整体和不同的局部都得到治疗，故可适用于各种不同因素引起的不孕症。对不孕症的治疗是这样，对其他各种疾病的治疗也是这样。

第十九节　妊娠剧吐

妊娠后出现持续性频繁而剧烈的恶心、呕吐、头晕、厌食，甚至食入即吐，称为妊娠剧吐。妊娠早期有轻微恶心、呕吐、择食、倦怠等，称为早孕反应，不属病态，几周后可自然消失。临床表现：一般在妊娠6周左右出现恶心、呕吐、偏食、厌油、嗜睡、倦怠，后逐步发展成为严重而频繁的恶心、呕吐，甚至食入即吐。呕吐物可夹有血丝及胆汁。严重者可出现持续低热、黄疸、少尿或无尿，呈昏睡或昏迷抽搐状态。必要时应检查了解病情严重程度及全身情况。此病属中医"妊娠恶阻"范畴。

传统辨证施治一般分脾胃虚弱、痰涎上逆、肝胃不和等。

整体观认为，上述各型病机并不孤立存在，而是互相联系共同存在。此病除涉及胃、肝外，还涉及整体，故除呕吐外，还出现一些全身症状，如恶寒、烦热、肩背酸重、心烦、胸闷、嗜睡、多梦、口干、口苦、纳差、尿黄、尿少、便干或溏等。应予系统治疗，全息汤基础方加减。

此病以呕吐为主，故加半夏、苏叶各10g；纳差者加三仙各12g；心烦不安或多汗或多梦者加龙骨、牡蛎各12g。其余按总论中加减法加减。

用以上方法治疗妊娠剧吐，效果良好，可迅速止呕，增进食欲，且可改善体质。未见不良反应。

按：在对妊娠剧吐的治疗中，以上方药以前很少使用，故略加说明。柴胡，以前一般少用，畏其升提也。升与降是矛盾的统一体，相反相成，无升则无降。此病之胃失和降，重要原因是清阳不升，故前人有"呕属少阳"之说，和解少阳，升举清阳，首推柴胡。桂枝，以前也少用，畏其辛温动血也。桂枝用于系统疗法中，有生地、丹皮相佐，有助运建中之功，无动血之弊，包括呕吐带血者亦可应用。平胃散，虽有化湿降浊之功，但以前也很少用于妊娠剧吐，畏其降胎也，前人即有平胃散加芒硝治胎死腹中方。平胃散用于系统疗法中，化湿运脾和胃，是治疗此病的重要环节，并无降胎之弊。五苓散，以前也很少使用，利小便是胎前三禁（汗、下、利小便）之一，畏其伤阴动胎也。呕吐的形成，涉及整体功能的各个方面，下焦壅塞，水不下行是重要原因之一，五苓散利水，使停水下行，是系统疗法的另一重要环节，因有其他药物配合，无伤阴动胎之弊。另外，五苓散和西药利尿药不同，有停水时五苓散有利尿作用，无停水则无利尿作用；用于系统疗法中，对血压有双向调节作用，不同于西药利尿药的单向降血压作用，故不必担心其降低血压造成脱水等副作用。至于加入的半夏，虽属妊娠禁忌药，但用之得当，并无堕胎之虞，前贤多有发挥，不再赘述。

从以上介绍中可以看出，新的理论和实践，在其形成和发展过程中，与原有的理论和实践难免发生碰撞和冲突。经过反复的实践检验，前人的确有误，则应大胆纠正，这样医学才能不断发展。另外，还必须注意到，前人的结论是针对单药单方的，而系统疗法则将其融入一套复杂而严密的组方系统，而这套组方系统有可能制约其中某些方药在单药单方中表现出的副作用，此想法有待进一步研究证实。

第二十节　妊娠高血压综合征

妊娠高血压综合征是指妊娠20周以后至产后24小时内发生高血压、水肿、蛋白尿等的综合征，简称为妊高征。临床表现：妊娠20周后逐渐发生高血压、水肿、蛋白尿，以及在此基础上出现的头痛、眼花、恶心、呕吐、抽搐、昏迷等。可分轻、中、重三度。此病属中医"子肿"、"子冒"、"子痫"范畴。

传统上妊娠水肿从脾虚湿盛、肾阳虚弱、气滞水停等分别辨治；妊娠高血压从肝肾阴虚、脾虚肝旺等分别辨治；子痫从肝风内动、痰火上扰等分别辨治。

整体观认为，上述各类各型病机并不孤立存在，而是互相联系共同存在。此病是孕妇身体素质较差，因妊娠而加重，形成整体功能紊乱，明显表现出疾病的整体性。表证如恶寒、烦热、头痛、肩背酸痛等；上焦证如心烦、胸闷、气短、心悸、不安，甚至抽搐昏迷等；中焦证如口干、口苦、恶心、呕吐、纳差、乏力、胃脘胀满等；下焦证如尿少、浮肿、腹泻或便干、头晕、目眩等；血分证如面红、舌红等。故不必分型，应予系统治疗，全息汤基础方加减。

心悸不安或失眠多梦者加龙骨、牡蛎各15g；恶心呕吐者加半夏、苏叶各10g；纳差者加三仙各12g；抽搐昏迷者加羚羊角6g，钩藤、石菖蒲各10g。其余按总论中加减法加减。

用以上方法治疗妊娠高血压综合征，不仅简化了辨证，而且提高了疗效，只要及时治疗，可迅速缓解症状，避免恶化，完成妊娠。必要时可配合西医药治疗。子痫严重需产科处理者应由产科处理。

按：妊娠高血压综合征是影响全身的综合性疾病。古人受历史条件的限制，只能根据临床主要见症命名，故有"子肿"、"子冒"、"子痫"等病名，并根据其表现辨证施治。从局部和阶段看，是合理的，也可取得一定疗效；但从整体和全程看，是片面的，缺乏系统性、前瞻性，难免顾此失彼。由此可以看出古人对疾病认识和治疗的局限性。整体观和系统疗法则从整体出发，统筹兼顾，面面俱到，贯彻始终，明显提高了疗效，为此病的认识和治疗开辟了新的道路。

第二十一节　异位妊娠

受精卵在子宫腔以外的部位种植发育者，称为异位妊娠，又称宫外孕。根据着床部位不同，有输卵管妊娠、卵巢妊娠、腹腔妊娠、宫颈妊娠，以输卵管妊娠最为多见，本节以其为代表讨论。输卵管妊娠因其发生部位不同又可分为间质部、峡部、壶腹部及伞部妊娠，以壶腹部和峡部多见。临床表现：突发剧烈腹痛，疼痛为撕裂样，或为绞痛，疼痛可扩展至整个下腹部或全腹部，甚至引起胃部疼痛或肩部放射性痛。可有肛门坠胀及便意感。大多有停经史，停经多在6～8周，少数无停经史。有不规则阴道出血，量少色褐红，有时蜕膜完整排出。由于骤然内出血及剧烈腹痛，病人可出现头晕、眼花、恶心、呕吐、心慌、出冷汗、面色苍白、血压下降，处于休克前期或休克状态。此病属中医"妊娠腹痛"、"癥瘕"、"胎漏"等范畴。

传统辨证施治一般分气滞血瘀、气虚血脱、瘀阻癥结等。

整体观认为，上述各型病机并不孤立存在，而是互相联系共同存在。异位妊娠的形成，与输卵管等病变，如输卵管炎、输卵管发育异常或功能异常等有关，而这些病变又和整体功能密切相关联。及至发病，除腹痛、包块、出血等典型症状外，还可能有出冷汗、心慌、昏厥、恶心、呕吐、胃痛、肛门坠胀、头晕、目眩等全身症状，说明也影响整体功能。故应予系统治疗，全息汤基础方加减。

少腹痛者加川楝子、元胡各10g，另加丹参、赤芍、桃仁、三棱、莪术各10g，兼小腹痛者再加当归、川芎各10g；恶心呕吐者加半夏、苏叶各10g；汗出肢冷，面色苍白，脉细无力者，除按上述加减法外，另加人参、附片、麦冬、五味子各10g，龙骨、牡蛎各12g。其余按总论中加减法加减。

用以上方法治疗异位妊娠，比针对局部治疗副作用小，疗效也更好。病情急重者，应配合西医治疗，必须手术者应予手术治疗。

按：异位妊娠的形成，和输卵管等局部病变有关，局部病变和整体功能密切联系。如在异位妊娠发生之前，以系统疗法治疗局部病变并调整整体功能，也许可避免此病的发生或降低其发病率。

第二十二节　先兆流产

妊娠后出现阴道少量流血，下腹轻度坠痛或腰酸，妇科检查子宫大小与妊娠天数相符，宫口未开，B超检查示胚胎存活者，称为先兆流产。临床表现：停经后已证实受孕而出现阴道流血，但血量少于正常月经量，色鲜红或淡红，渐渐转变为深褐色，腰酸或下腹部有轻微胀痛，有时仅有出血而无腹痛。此病属中医"胎漏"、"胎动不安"、"妊娠腹痛"等范畴。

传统辨证施治一般分肾气虚弱、气血亏虚、阴虚血热等。

整体观认为，上述各型病机并不孤立存在，而是互相联系共同存在。此病是由整体功能紊乱所致，除出血、腹痛、腰酸等典型症状外，还或多或少出现一些全身症状，如恶寒、烦热、肩沉、心烦、胸闷、气短、心悸、口干、口苦、恶心、纳差、乏力、尿黄、便干或溏等。故应予系统治疗，全息汤基础方加减。

出血者加重生地用量至12g，加地榆12g；出血兼腹痛者合胶艾汤（见"功能失调性子宫出血"节）；出血兼腰酸或腰痛者合寿胎丸（菟丝子、桑寄生、续断、阿胶各10g）或加杜仲10g；只有小腹痛而无出血者加重白芍用量至12g，加当归、川芎各10g，痛连少腹者再加川楝子、元胡各10g；恶心呕吐者加半夏、苏叶各10g；心烦不安或失眠多梦者加龙骨、牡蛎各12g。其余按总论中加减法加减。

用以上方法治疗先兆流产，效果良好，多可治愈，使妊娠得以继续。必要时可配合西医治疗。

按：用系统疗法治疗先兆流产，最引起疑虑的可能是五苓散。利小便为胎前三禁之一，现胎气已动，用之是否安全？整体观认为，先兆流产形成的根源是整体功能紊乱，重点在胞宫。胞宫居下焦，和其他下焦疾病一样，其最本质的病理特征是水停。正是这一主要因素，结合其他因素，致胞宫壅滞而成病。病不去则胎不安，去病才是最重要的安胎方法。桂枝茯苓丸治妊娠癥病下血，当归芍药散治妊娠腹痛，皆用利水药，即是此意。实践也证实，系统疗法中用五苓散治先兆流产，不仅无害，且效果良好。故不必疑虑，可放心用之。

第二十三节　习惯性流产

凡自然流产3次及3次以上者，称习惯性流产。每次流产往往发生于同一妊娠月。临床表现：与其他流产相似，如阴道出血，腰酸腰痛等。但有反复流产史，且流产一旦出现，往往不易保胎，因而对妇女生育影响很大。必要时应检查，以明确造成习惯性流产的原因。此病中医称为"滑胎"，或称"数堕胎"。

传统辨证施治一般分肾气不固、脾胃气虚、相火妄动、虚寒相搏等。

整体观认为，上述各型病机并不孤立存在，而是互相联系共同存在。此病与先兆流产根源相似，都是整体功能紊乱所致，不过时间更长，更应重视平时治疗。仍以系统疗法，全息汤基础方加减。

怀孕前月经来潮时，视经期表现用药2～3剂。如小腹痛者加重白芍用量至12g，加当归、川芎各10g，痛连少腹者再加川楝子、元胡各10g；兼湿热者加栀子10g；月经先期，量多或淋沥不净者，加重生地用量至12g，加地榆12g。

经后仍有显著不适者，适当用药至症状消失。如少腹痛者加川楝子、元胡各10g；带多色黄者加当归、栀子各10g，甚者再加山药、芡实各12g，黄柏、车前子、白果各10g；恶心纳差者加半夏、苏叶各10g，三仙各12g；痛泻者去薏仁，加薏皮、防风各10g。

怀孕后有显著不适，适当用药至症状基本缓解。如感冒咽痛者加银花12g，连翘、桔梗、薄荷各10g；咳喘者去生姜、大枣，加干姜、五味子各10g；盗汗者加龙骨、牡蛎各12g；小腹痛者加重白芍用量至12g，加当归、川芎各10g，痛连少腹者再加川楝子、元胡各10g；心悸不安或失眠多梦者加龙骨、牡蛎各12g。

如已出现阴道出血，可按先兆流产治疗，但成功率不高。

用以上方法治疗习惯性流产，特别在孕前经期和孕后流产发生前的治疗，效果良好，多数可避免流产的发生。

按：治疗习惯性流产的关键是提前用药，用药的原则是调整整体功能。这一治疗思想在保产无忧散中已有体现。此方出自《傅青主女科·产后编》，组成为当归、川芎、荆芥穗、艾叶、枳壳、黄芪、菟丝子、羌活、厚朴、川贝、白芍、甘草、生姜。主治胎动不安、胎位不正及难产等。后代医家用于临床，疗效颇佳，但深入分析阐释其治病机理者不多。此方颇有深意，具有解表、散风、行气、化痰、益气、养血、和中、温经、补肾等多种作用。除缺清利下焦药物外，涉及方方面面，有全面治疗之意。由此可窥知傅氏已注意到胎前疾病涉及孕妇身体的各方面，应进行全面调理。这种治疗思想与整体观和系统疗法是接近的。不过系统疗法比保产无忧散立意更深，用药更全面更准确，因之疗效也更好。

第二十四节　羊水过多

单胎妊娠期间，羊水量超过2000ml者，称为羊水过多。如病情发展迅速，称为急性羊水过多；发生缓慢，称为慢性羊水过多。本病多发生于妊娠晚期，以慢性羊水过多较为常见。发病原因可能与胎儿畸形、孕妇的各种疾病、胎盘血循环等因素有关。临床表现：急性羊水过多常发生于妊娠20～24周，数天内子宫急剧胀大。患者较为痛苦，行动、呼吸困难，严重者不能平卧，腹壁紧绷、疼痛、皮肤变薄，皮下静脉显露，下肢及外阴水肿。可出现消化不良、呕吐、便秘等。慢性羊水过多多发生于妊娠晚期，发病缓慢，孕妇多能适应，虽也出现上述症状，但表现轻。往往因羊水过多，并发胎位不正，或因宫腔内压力增高，易发生早产。此病属中医"胎水肿满"范畴。

传统辨证施治一般分脾虚水泛、脾肾阳虚等。

整体观认为，上述两型病机并不孤立存在，而是互相联系共同存在。此病为整体功能紊乱所致。除腹大异常外，还出现一些全身症状，如恶寒、肢冷、胸闷、心悸、气短、口干、口苦、恶心、呕吐、纳呆、乏力、尿黄、浮肿、腹泻或便秘等。应予系统治疗，全息汤基础方加减。

恶心呕吐者加半夏、苏叶各10g；腹泻者去瓜蒌加蒌皮10g；便秘者去瓜蒌加蒌仁10g；体虚者加黄芪12g；恶寒肢冷者加附子10g；心悸不安者加龙骨、牡蛎各12g。其余按总论中加减法加减。

用以上方法治疗羊水过多无胎儿畸形者，效果良好。必要时可配合西医治疗。胎儿畸形者应终止妊娠。

第二十五节　胎儿宫内发育迟缓

胎儿宫内发育迟缓是指胎儿体重低于其孕龄平均体重第10百分位数或低于其平均体重的2个标准差。发生的原因有孕妇因素、胎儿因素、胎盘因素等。临床表现：孕期中子宫体高度与孕期不等，明显小于妊娠月份。患者常为高龄初产，多伴有妊娠高血压综合征及全身性、慢性疾病。可有习惯性流产史、胎儿宫内发育迟缓史、畸形生育史等。此病属中医"胎萎不长"范畴。

传统一般从气血虚弱、脾肾不足等分别辨治。

整体观认为，此病多表现为虚，但虚的形成根源则是整体功能紊乱。如妊娠高血压综合征、慢性高血压、慢性肾炎、糖尿病、妊娠期出血、病毒感染等等，无不涉及整体功能的各个方面。从症状分析，除腹形小于正常孕月外，还可能出现恶寒、肢冷、烦热、腰背酸痛、心烦、胸闷、心悸、气短、口干、口苦、恶心、纳差、乏力、尿黄、浮肿、便干或溏等等。故应予系统治疗，全息汤基础方加减。

心悸不安者加龙骨、牡蛎各12g；恶心纳呆者加半夏、苏叶各10g，三仙各12g；便溏者去瓜蒌，加蒌皮10g，痛泻者再加防风10g；体虚甚者，酌加黄芪12g，人参或党参10g。其余按总论中加减法加减。

用以上方法治疗胎儿宫内发育迟缓，多数有效，且可使原发病得到治疗。必要时应配合西医治疗。

第二十六节　产褥感染

产褥感染是指产褥期生殖道感染引起的局部或全身炎性变化，又称产褥热。产褥感染是由于致病细菌和其他病原微生物侵袭受损的生殖道，尤其是子宫内膜创面，引起生殖器官及周围组织的炎症。临床表现以发热、下腹痛及恶露异常为特征。此病除归属中医"产后发热"范畴外，尚见于"产后腹痛"、"产后恶露不绝"、"癥瘕"等病证之中。

传统辨证施治一般分感染邪毒、瘀血阻滞、血虚阴亏等。

整体观认为，上述各型病机并不孤立存在，而是互相联系共同存在。此病的重点在局部，但和整体关系密切。疾病的发生和身体素质有关，发生后也影响整体，出现一系列全身症状。表证如发热、恶寒、头痛、身痛、局部伤口溃疡等；上焦证如心烦、胸闷、心悸、嗜睡，甚至谵妄、神昏等；中焦证如口干、口苦、纳差、乏力，或有恶心、呕吐等；下焦证如小腹少腹疼痛、尿黄、便干或溏，或有浮肿、恶露有臭味等；血分证如舌红或暗、局部红肿、恶露不绝等。故应予系统治疗，全息汤基础方加减。

毒邪明显者加银花、蒲公英、败酱草、连翘各12～20g，高热者加石膏15～30g，知母10g；小腹痛者白芍加量至12～15g，加当归、川芎各10g，痛连少腹者再加川楝子、元胡各10g；恶心呕吐者加半夏、苏叶各10g；嗜睡或神昏者加石菖蒲10g；心悸不安者加龙骨、牡蛎各12～15g。其余按总论中加减法加减。

用以上方法治疗产褥感染，一般效果良好，可较快缓解症状，控制发展蔓延，且可改善体质。一般可配合西医治疗。脓肿形成后，应切开引流。

第二十七节　晚期产后出血

晚期产后出血是指产后24小时至整个产褥期内阴道大量出血或少量反复出血。主要原因有子宫复旧不全、胎膜胎盘残留、局部感染和各种慢性疾病等。临床表现：产后2～3周后阴道流血仍淋沥不净，可伴有臭味及下腹隐痛，低热或高热，也可表现为短期内出血较多，可致贫血甚至休克。此病属中医"产后血崩"、"产后恶露不绝"范畴。

传统辨证施治一般分气不摄血、血热妄行、寒凝血瘀等。

整体观认为以上各型病机并不孤立存在，而是互相联系共同存在。引起此病的原因虽各种各样，但都涉及整体功能，也或多或少出现一些全身症状。如发热、恶寒、心烦、胸闷、心悸、气短、口干、口苦、纳差、疲乏、尿黄、便干或溏、小腹或少腹疼痛等。应予系统治疗，全息汤基础方加减。

此病以出血为主，故加重生地用量至12g，加地榆12g；小腹痛者加重白芍用量至12g，加当归、川芎各10g；出血量多加阿胶、艾叶各10g；少腹痛者加川楝子、元胡各10g；血色紫暗有臭味者加当归、栀子各10g；心悸多汗者加龙骨、牡蛎各12g；身体虚弱者加黄芪、党参各12g。其余按总论中加减法加减。

用以上方法治疗晚期产后出血，多数效果良好。病情严重者应配合西医治疗。须手术治疗者，应予手术。

第二十八节　产后缺乳

产后缺乳是产后乳腺泌乳量甚少或全无，远不能满足新生儿哺乳需要。常见原因有：①慢性消耗性疾病、营养不良、贫血等。②产时失血过多，或孕期胎盘功能不全，阻碍乳腺的发育。③不良的精神刺激。④吸吮次数过少或时间过短。⑤乳腺疾病，乳腺结构不良，如乳头下陷及乳房发育过小、乳房囊性增生病、乳房纤维腺瘤等。临床表现：分娩后乳汁分泌不足，或无乳汁分泌。患者无明显乳胀感，或有乳胀感而乳汁排出不畅。此病中医称"缺乳"、"产后乳汁不行"等。

传统辨证施治一般分气血虚弱、肝郁气滞等。

整体观认为，上述两型病机并不孤立存在，而是互相联系共同存在。此病除缺乳外，全身症状多不明显，但形成缺乳的原因，如内分泌因素、精神因素、乳房囊性增生病等，无不和整体功能有关。故除通乳外，还应进行整体功能调整，全息汤基础方加减。

一般合涌泉散（王不留行、漏芦、天花粉、丁香、僵蚕、穿山甲各10g），或下乳涌泉散（当归、川芎、花粉、青皮、漏芦、桔梗、木通、白芷、通草、穿山甲、王不留行各10g）；身体虚弱者加黄芪、党参各12g，或合通乳丹（人参、黄芪、当归、麦冬、木通、桔梗各10g，猪蹄适量）。其余按总论中加减法加减。

用以上方法治疗产后缺乳，多数效果良好。必要时可配合西医治疗。

第二十九节　产后身痛

产后身痛是指产妇在产褥期间出现肢体酸楚、疼痛、重着、肿胀、麻木等症状。因其出现较多，治疗有特殊性，故中医多单独讨论。临床表现：产后肢体关节酸痛、重着、肿胀、麻木，而局部并无红、肿、热，也无明显功能障碍。理化检查一般无阳性发现。此症状中医称为"产后身痛"、"产后关节痛"、"产后痛风"等。

传统辨证施治一般分气血虚弱、风寒外袭、肾虚精亏、瘀血阻络等。

整体观认为，上述各型病机并不孤立存在，而是互相联系共同存在。此症状是因产褥期整体功能紊乱所致，故除肢体症状外，还出现一些全身症状，如恶寒、多汗、心烦、胸闷、气短、心悸、口干、口苦、纳差、疲乏、尿黄、便干或溏、恶露不净、头晕、目眩等。应予系统治疗，全息汤基础方加减。

疼痛不重者以基础方治之；兼痛泻者加防风10g；痛甚或兼恶寒、多汗者加附片10g；以麻木为主者加黄芪12g；身刺痛兼面唇紫暗恶露不畅者合身痛逐瘀汤（秦艽、川芎、桃仁、红花、羌活、当归、五灵脂、地龙、香附、牛膝各10g）；心悸不安或失眠多梦或盗汗者加龙骨、牡蛎各12g。其余按总论中加减法加减。

用以上方法治疗产后身痛，效果良好，且可改善体质。必要时可配合西医治疗。

第十三章　儿科疾病

第一节　新生儿黄疸

新生儿黄疸是由多种原因引起新生儿血中胆红素增高的一类疾病。分生理性黄疸和病理性黄疸。生理性黄疸是生理现象；病理性黄疸可由多种疾病引起。临床表现：（1）生理性黄疸：多在出生后2～3天出现，4～6天达到高峰，7～10天消退。早产儿持续时间较长。一般无其他症状。（2）病理性黄疸：①溶血性黄疸：出生后24小时即出现黄疸，很快加剧，并有贫血、肝脾肿大，重者出现水肿，并发心力衰竭等。②阻塞性黄疸：黄疸持续不退，大便色白，食欲不振，体重偏低，肝脏肿大等。③肝细胞性黄疸：起病缓慢，1～3周出现症状，可有厌食、体重不增等表现，肝脏肿大，大便色泽变浅。此病属中医"胎黄"范畴。

传统辨证施治一般分湿热熏蒸、寒湿阻滞、湿阻血瘀等。

整体观认为，上述各型病机并不孤立存在，而是互相联系共同存在。引起黄疸的原因虽不同，但都和整体功能密切相关。除黄疸外，也出现一些或多或少或轻或重的全身症状，如肢冷、盗汗、烦躁不安、神疲身倦、恶心呕吐、不欲吮乳、尿黄、便秘或腹泻、大便灰白、皮肤或有瘀斑等。故应予系统治疗，全息汤基础方加减，各药用量约为成人用量的1/3，约3~4g。

此病以黄疸为主，故加茵陈蒿4~6g；恶心呕吐者加半夏、苏叶各3g；烦躁不安或盗汗者加龙骨、牡蛎各4g；大便灰白者，去白芍加赤芍3g，酌加桃仁、当归各3g；有出血倾向者加重生地用量至4~5g，加水牛角4~5g；抽搐者加羚羊角粉0.6g（冲）；纳差者加三仙各4g。其余按总论中加减法加减。

用以上方法治疗新生儿黄疸，多数效果良好。必要时可配合西医治疗。必须手术者，应手术治疗。

第二节　新生儿硬肿症

新生儿硬肿症是指由多种原因引起的新生儿皮肤和皮下脂肪变硬和水肿，常伴有低体温及多器官功能受损。寒冷、早产、低体重、窒息、重症感染等为本病可能的致病因素。临床表现：本病多发生在寒冷季节，以出生1周内的婴儿、早产儿多见。早期表现反应差、哭声低微、吸吮困难，病情加重时表现为低体温、硬肿和多器官损害。此病属中医"胎寒"、"五硬"范畴。

传统辨证施治一般分阳气虚衰、寒凝血瘀等。

整体观认为，上述病机并不孤立存在，而是互相联系共同存在。此病为整体疾病，表现出多器官功能紊乱、损害甚至衰竭。故应予系统治疗，全息汤基础方加减，各药用量为

3～4g。

体温低者加附子3～4g；体虚者加人参、黄芪各3～4g；硬肿者加当归、川芎、红花各3～4g；精神萎靡者加石菖蒲3～4g。其余按总论中加减法加减。

用以上方法治疗新生儿硬肿症，多数有效。一般应配合西医治疗。

第三节　急性上呼吸道感染

急性上呼吸道感染是指喉部以上部位呼吸道急性感染性炎症。主要侵犯鼻、鼻咽和咽部。大多以病毒感染为主，少数可由细菌引起。临床表现：起病急，发热、鼻塞、流涕、喷嚏、咽部不适或疼痛、咳嗽等。婴儿可因鼻塞而张口呼吸或拒乳，可有高热惊厥、烦躁不安、精神疲惫、恶心呕吐、食欲减退、腹痛、腹泻等。此病属中医"感冒"范畴。

传统辨证施治一般分风寒感冒、风热感冒、暑湿感冒、外感夹痰、外感夹滞、外感夹惊、营卫不和、肺脾气虚等。

整体观认为，上述病机并不孤立存在，而是互相联系共同存在。此病重点在上呼吸道，但累及整体，属整体疾病。表证如发热、恶寒、鼻塞、流涕、喷嚏、咽痛，或有自汗、盗汗等；上焦证如咳嗽、烦躁、惊厥、嗜睡等；中焦证如口干、口苦、恶心、呕吐、纳差、乏力等；下焦证如尿黄、便干或腹泻等；血分证如舌红、咽喉红肿等。故应予系统治疗，全息汤基础方加减，各药用量根据患儿年龄约为4～6g。

咽痛者加桔梗、薄荷4～6g，银花、板蓝根6～10g，连翘5～8g；咳嗽者去生姜、大枣，加干姜、五味子各4～6g；自汗者加黄芪6～8g，盗汗者加龙骨、牡蛎各6～8g；恶心呕吐者加半夏、苏叶各4～6g；纳差者加三仙各5～8g；嗜睡者加石菖蒲4～6g；腹泻者去瓜蒌，加蒌皮4～6g，痛泻者再加防风4～6g。其余按总论中加减法加减。

用以上方法治疗小儿急性上呼吸道感染，效果良好，可迅速缓解症状，并可预防和治疗各种并发症。

第四节　急性支气管炎

急性支气管炎是支气管黏膜发生的炎症，常与气管同时受累，故又称急性气管支气管炎。婴幼儿发病较多，多继发于上呼吸道感染。病原为各种病毒或细菌，或为混合感染。一年四季均可发生，以冬春季节为主。临床表现：大多先有上感症状，但以咳嗽为主，初为干咳，以后有痰，婴幼儿症状较重，常有发热，可伴呕吐、腹泻等消化道症状。婴幼儿可发生一种特殊类型支气管炎，称喘息性支气管炎，表现为哮喘，多见于3岁以下，有过敏史，反复发作，随年龄增长而发作渐少，少数可发展成支气管哮喘。本病属中医"咳嗽"范畴。

传统辨证施治一般分风寒咳嗽、风热咳嗽、痰热咳嗽、痰湿咳嗽、阴虚咳嗽、气虚久咳等。

整体观认为，上述各型病机并不孤立存在，而是互相联系共同存在。此病是以气管、支气管炎症为主的整体疾病，除咳嗽外，还存在一些全身症状，如发热、恶寒、心烦、胸闷、胸痛、口干、口苦、恶心、呕吐、纳呆、疲乏、尿黄、便干或腹泻等。故应予系统治疗，全息汤基础方加减，各药用量约为4~6g。

一般去生姜、大枣，加干姜、五味子各4~6g，合止嗽散（荆芥、桔梗、紫菀、百部、白前各4~6g），喘者加杏仁4~6g；恶心呕吐者加半夏、苏叶各4~6g；腹泻者去瓜蒌加蒌皮4~6g；纳差者加三仙各5~8g；盗汗者加龙骨、牡蛎各5~8g。其余按总论中加减法加减。

用以上方法治疗急性支气管炎，效果良好。必要时可配合西医治疗。

第五节　肺炎

肺炎是由各种不同病原（病毒、细菌、真菌、支原体、衣原体等）或其他因素（如吸入羊水、过敏反应等）所引起的肺部炎症。本节主要论述支气管肺炎。临床表现：大多起病较急，主要症状为发热、咳嗽、气促，热型不一，咳嗽较频，早期为刺激性干咳，逐渐加速，且有痰，呼吸增快，每分钟达40～80次，鼻翼煽动，重者呈点头样呼吸，出现三凹征，口周或指甲青紫。婴幼儿常伴发纳差、呕吐、腹胀、腹痛、腹泻等症状。严重者可出现心功能不全，心率突然增快，超过180次/分，极度烦躁不安，肝脏增大，尿少或无尿，颜面或下肢浮肿，亦可出现嗜睡、凝视、昏迷、惊厥等神经系统症状。此病属中医"温病"、"咳喘"等范畴。

传统辨证施治一般分风寒闭肺、风热闭肺、痰热闭肺、阴虚肺热、肺脾气虚、心阳虚衰、邪陷厥阴等。

整体观认为，上述各型病机并不孤立存在，而是互相联系共同存在。此病是以肺为重点的整体疾病，也出现一系列全身症状。表证如发热、恶寒、肢冷、无汗、自汗、盗汗等；上焦证除咳嗽、喘促、痰多外，还可能有烦躁不安、嗜睡、惊厥、昏迷等；中焦证如口干、口渴、恶心、呕吐、纳差、疲乏、腹胀、腹痛等；下焦证如尿黄、尿少、无尿、浮肿、便干、腹泻等；血分证如舌红、咽红、口周或指甲青紫等。故应系统治疗，全息汤基础方加减，各药用量约为4～8g。

一般咳喘者去生姜、大枣，加干姜、五味子、杏仁各4～8g；高热喘促者合麻杏石甘汤（麻黄、杏仁各4～8g，石膏10～20g），酌加苏子、葶苈子各4～8g；恶心呕吐者加半夏、苏叶各4～8g；烦躁不安或盗汗者加龙骨、牡蛎各6～12g；自汗肢冷者加附子4～8g；嗜睡者加石菖蒲4～8g；昏迷抽搐者加钩藤4～8g，羚羊角粉0.3～0.6g（冲服）；腹泻者去瓜蒌，加蒌皮4～8g，痛泻者再加防风4～8g；纳差者加三仙各5～10g。

其余按总论中加减法加减。

用以上方法治疗小儿支气管肺炎，效果良好，可较快控制病情，避免发展、恶化。一般可配合西医治疗。

小儿大叶性肺炎出现吐铁锈色痰者合苇茎汤（芦根12～15g，薏苡仁、冬瓜仁、桃仁各8～10g）。其他各型肺炎均可按以上方法加减治疗。

第六节　支气管哮喘

支气管哮喘是在支气管高反应状态下，由变应原或其他因素引起的可逆性气道阻塞性疾病。哮喘病因复杂，受遗传和环境的双重因素影响，常有家庭史及患儿过敏史，如婴儿湿疹、荨麻疹、过敏性鼻炎等，且具有遗传性。任何年龄均可发病，但多始发于4～5岁以前。临床表现：常突然发作，多先感喉鼻作痒，流涕、喷嚏、呼吸不畅、胸部闷塞。继则发作明显，烦躁不安，呼吸困难，呼气延长，喉中痰鸣，甚至不能平卧，端坐呼吸。严重者面色苍白，鼻翼煽动，张口抬肩，口唇、指甲紫绀，冷汗淋漓，目珠直视欲脱，惊恐不安。若哮喘持续，久不缓解，可导致心力衰竭。此病属中医"哮证"、"喘证"等范畴。

传统辨证施治，发作期多分寒痰阻肺、痰热壅肺，缓解期多分肺气虚亏、脾气虚弱、肾不纳气等。

整体观认为，上述各型病机并不孤立存在，而是互相联系共同存在。此病的根源在于整体功能紊乱。除发作期哮喘气促这一主要症状外，还存在一些全身症状，如恶寒、肢冷、烦热、自汗、盗汗、心烦、胸闷、心悸不安、口干、口苦、恶心、纳差、疲乏、尿黄、便干或溏等。故应予系统治疗，全息汤基础方加减，各药用量约为5～8g。

哮喘发作，去生姜、大枣，加干姜、五味子、杏仁、麻黄各5～8g，甚者合定喘汤（麻黄、白果、桑白皮、苏子、杏仁、黄芩、款冬花、半夏各5～8g）；烦躁不安或自汗盗汗者加龙骨、牡蛎各6～10g。其余按总论中加减法加减。缓解期症状明显者，按症加减治之。

用以上方法治疗支气管哮喘，疗效明显，且可明显改善小儿体质，减少发作直至痊愈。必要时可配合西医治疗。

第七节　口　炎

口炎是指口腔黏膜的炎症。如病变局限于舌、齿龈、口角，也可分别称为舌炎、齿龈炎、口角炎等。本病为小儿常见病，婴幼儿发病率高。可单独发生，亦可继发于全身疾病。常见口炎有：①鹅口疮。鹅口疮为白色念珠菌感染所致。多见于新生儿及营养不良、腹泻、长期使用广谱抗生素或激素的患儿。临床表现：在唇、颊、舌、软硬腭及咽部黏膜上可见乳白色片状物，不易擦去，施力擦去后，局部黏膜潮红粗糙，可有溢血。患处不痛，不流涎，不影响吮乳。全身无症状，如累及食管、喉、气管、肺时，可出现呕吐、吞咽困难、声嘶或呼吸困难。此病中医称"鹅口"、"雪口"。②疱疹性口炎。由单纯疱疹病毒引起。1～6岁小儿比较常见，传染性强。临床表现：急性起病，发热38℃～40℃。口腔黏膜可见直径约2～3mm的圆形疱疹，破裂后形成黄色溃疡。疱疹多在两颊、唇内及牙龈，亦可侵及舌和软腭等部位，触之易出血，局部疼痛，流涎，拒食。可伴淋巴结肿大。病程1～2周。此病中医称为"口疮"。③溃疡性口炎。主要致病菌有链球菌、金黄色葡萄球菌、肺炎双球菌、绿脓杆菌、大肠杆菌等。急性感染、长期腹泻致机体抵抗力下降时，口腔细菌活力加强，导致发病，婴幼儿发病率高。临床表现：口腔黏膜特别是舌、唇内及颊黏膜等处可见大小不等的糜烂或溃疡，可散在或融合成片，可蔓延至咽喉部。溃疡面上有白色假膜形成，呈灰白色，边缘清楚，易于拭去，剥离时引起出血，口腔剧痛，流涎，常有发热。局部淋巴结肿大。此病中医称为"口疮"、"口糜"等。

传统辨证施治，鹅口疮多分心脾积热、脾肾阳虚；疱疹性口炎多分心火上炎、脾热痰火、脾肾两虚；溃疡性口炎多分心脾积热、中气不足等。

整体观认为，上述各种口炎虽病原不同症状各异，但都是以口腔黏膜病变为重点的整体疾病。其发病与整体功能有关，发病后也影响整体功能。除口腔症状明显外，还出现一些全身症状，如发热、烦躁不安、流涎、口干、尿黄、便干或腹泻等。应予系统治疗，全息汤基础方加减，各药用量约为4~6g。

鹅口疮合清热泻脾散（山栀、石膏、黄连、黄芩、灯心草各4~6g）；疱疹性口炎合导赤散（木通、竹叶各4~6g）加银花、板蓝根各5~8g，黄连3~6g；溃疡性口炎，便干者合凉膈散（大黄、芒硝、栀子、黄芩、薄荷各4~6g，连翘6~8g），加银花6~8g，便不干者合导赤散加银花、连翘、芦根各6~8g，黄连、花粉各3~6g；腹泻者去瓜蒌加蒌皮4~6g；烦躁不安者加龙骨、牡蛎各5~8g。其余按总论中加减法加减。

另外，可用薛氏中白散吹患处。药用石膏4g，人中白3g，青黛3g，黄连2g，硼砂2g，冰片1.5g，共研细末，吹患处。

用以上方法治疗各种口炎，效果良好。必要时可配合西医治疗。

第八节 腹 泻

腹泻根据病因分感染性和非感染性两类。感染性腹泻由病毒、细菌、真菌及寄生虫等引起，非感染性腹泻主要由饮食、气候等因素引起。一年四季都可发病，以夏秋季节多见。发病年龄多在3岁以下，1岁以内约占半数。临床表现：①轻型腹泻：大便每日数次至10多次，稀薄呈糊状或为黄绿色，混有少量黏液，并可见白色或黄色奶瓣，量不多，有酸味。偶有恶心、呕吐等症状。②重型腹泻：大便每天10余次至数十次，多为黄绿水样或蛋花样便，混有黏液，量多，可有腥臭味。常有不规则发热，并伴有呕吐，严重者呕吐物呈咖啡样。体重明显降低，逐渐出现脱水和电解质紊乱及全身中毒症状。一般情况差，烦躁不安，精神萎靡，甚至昏迷。③迁延性腹泻和慢性腹泻：病程持续2周至2月者为迁延性腹泻，病程持续2月以上者为慢性腹泻。患儿可见慢性营养不良症状，如体重减轻和贫血。此病属中医"泄泻"、"痢疾"范畴。

传统辨证施治一般多分风寒、湿热、伤食、脾虚、脾肾阳虚等。

整体观认为，上述各型病机并不孤立存在，而是互相联系共同存在。此病虽致病原因不同，临床表现也不尽相同，但都是以腹泻为主要表现的整体疾病，也有一些全身症状。如发热、恶寒、烦躁不安、精神萎靡、口干、作渴、恶心、呕吐、纳差、尿黄、小腹痛、便下稀水或带黏冻或带脓血等等。应予系统治疗，全息汤基础方加减，各药用量约为4～6g。

此病以腹泻为主，故去瓜蒌加蒌皮4～6g。不痛者去白芍，痛泻者不去白芍再加防风4～6g；腹泻严重者加赤石脂、禹余粮各5～8g；口渴者加葛根5～8g，党参、藿香、木香各4～6g；脓血便者，加重白芍用量至5～8g，加当归、川芎、防风各4～6g，赤石脂5～8g；恶心呕吐者加半夏、苏叶各4～6g；纳差者加三仙各5～8g；烦躁不安或盗汗者加龙骨、牡蛎各5～8g。其余按总论中加减法加减。

用以上方法治疗腹泻，不仅简化了辨证，且明显提高了疗效，对各种原因引起的腹泻皆有良效，并可改善小儿体质，为此病的治疗开辟了新的道路。

第九节　厌　食

厌食是小儿较长时期（半年以上）食欲不振，厌恶进食的症状。临床表现：食欲减退或消失，厌恶进食，食量显著少于同龄正常儿童，或有嗳气，恶心，多食后腹胀，甚至呕吐，大便不调，面色无华，形体偏瘦等。此症状中医称"恶食"。

传统辨证施治一般分脾运失健、脾胃气虚、胃阴不足等。

整体观认为，上述各型病机并不孤立存在，而是互相联系共同存在。此病为整体功能紊乱所致，除厌食外也存在一些全身症状。如恶寒或恶热、自汗、盗汗、烦躁、口干、口渴、恶心、呕吐、尿黄、便干或溏等。应予系统治疗，全息汤基础方加减，各药用量为5～7g。

一般加三仙各6～9g；恶心或呕吐者加半夏、苏叶各5～7g；便溏者去瓜蒌加蒌皮5～7g；烦躁或盗汗者加龙骨、牡蛎各7～9g。其余按总论中加减法加减。

用以上方法治疗厌食症，效果良好，一些原发病也可得到治疗。必要时可配合西医治疗。

第十节　营养不良

营养不良是因缺乏热量和（或）蛋白质所致的一种营养缺乏症。主要见于3岁以下婴幼儿。临床特征为体重下降、渐进性消瘦或水肿、皮下脂肪减少，常伴有各器官不同程度的功能紊乱。此病属中医"疳积"范畴。

传统有从脾胃损伤、病后失调等辨治者，有从疳气、疳积、干疳等辨治者。

整体观认为，此病为整体疾病，全身功能紊乱，也出现一系列全身症状。如发热、恶寒、体温降低、烦躁不安、萎靡嗜睡、口干作渴、恶心呕吐、食欲不振、偏食异食、腹大颈细、形体消瘦、毛发干枯、尿黄、浮肿、腹泻或便秘等。故应予系统治疗，全息汤基础方加减，各药用量约为5～6g。

恶心呕吐者加半夏、苏叶各5～6g；食欲不振者加三仙各6～8g；烦躁不安者加龙骨、牡蛎各6～8g；腹泻者去瓜蒌加蒌皮5~6g，痛泻者再加防风5~6g；便干者去瓜蒌加蒌仁5~6g，便秘者加麻仁6~8g，杏仁、大黄各5~6g；虫积者加使君子、槟榔各5~6g。其余按总论中加减法加减。

用以上方法治疗小儿营养不良，不仅简化了辨证，也明显提高了疗效，可使患儿各种功能较快恢复正常，改善体质，为此病的治疗开辟了新的道路。必要时可配合西医治疗。

第十一节　病毒性心肌炎

病毒性心肌炎是病毒侵犯心脏，引起局限性或弥漫性心肌炎症病变的疾病。临床表现：患儿多有轻重不等的前驱症状，主要为发热、周身不适、咽痛、肌痛、腹泻及皮疹等，继之出现心脏症状。主要表现为疲乏无力、食欲不振、恶心呕吐、呼吸困难、面色苍白，年长儿可诉心前区不适、心悸、头晕、腹痛、肌痛等。严重者可现烦躁不安、四肢冷湿及末梢发绀，可发生心力衰竭或心源性休克。此病属中医"心悸"、"怔仲"、"胸痹"等范畴。

传统辨证施治，一般分热毒侵心、气阴两虚、心肾阳虚、胸阳阻遏、心血瘀阻等。

整体观认为，上述各型病机并不孤立存在，而是互相联系共同存在。此病是以心肌炎症为重点的整体疾病，也出现一系列全身症状，如发热、恶寒、咽痛、身痛、自汗、盗汗、胸闷、胸痛、心悸、疲乏、腹痛、尿黄、腹泻或便干、紫绀等。应予系统治疗，全息汤基础方加减，各药用量约为5~8g。

烦躁不安或多汗者加龙骨、牡蛎各6~10g；恶心呕吐者加半夏、苏叶各5~8g；腹泻者去瓜蒌加蒌皮5~8g，痛泻者再加防风5~8g；自汗肢冷者加附子5~8g；胸痛甚者加郁金、川楝子、元胡各5~8g。其余按总论中加减法加减。

用以上方法治疗病毒性心肌炎，效果良好。呼吸道或胃肠道感染等疾病，用系统疗法治疗，可避免引发病毒性心肌炎。

必要时可配合西医治疗。

第十二节　营养性缺铁性贫血

营养性缺铁性贫血是由于从食物中摄取的铁不敷生理需要而致体内贮存铁减少，血红蛋白合成减少的一种贫血。是小儿常见病，尤以婴幼儿发病率最高。发病原因包括体内贮铁不足、铁摄入量不足、生长生育快、铁吸收障碍、铁的丢失过多等。临床表现：皮肤、黏膜逐渐苍白，以唇、口腔黏膜及甲床最为明显。易疲乏无力，不爱活动。年长儿可诉头晕、眼花、耳鸣等。肝、脾可轻度肿大，年龄越小，病程越久，贫血越重，肝脾肿大越明显。食欲减退，少数有异食癖。常有呕吐、腹泻。可出现口腔炎、舌炎或舌乳头萎缩。常有烦躁不安或萎靡不振，年长儿常精神不集中，记忆力减退，智力偏低。明显贫血时心率增快，心脏扩大，甚则心力衰竭。因细胞免疫功能低下，常并发感染。可因上皮组织异常而出现反甲。此病属中医"血虚"范畴。

传统辨证施治一般分脾胃虚弱、心脾两虚、肝肾阴虚、脾肾阳虚等。

整体观认为，上述各型病机并不孤立存在，而是互相联系共同存在。此病为整体功能紊乱所致，除皮肤黏膜苍白这一典型症状外，还存在一系列全身症状。如潮热、恶寒、肢冷、盗汗、气短、胸闷、心悸、烦躁不安或萎靡不振、口干、恶心、呕吐、纳差、乏力、尿黄、轻度浮肿、腹泻、头晕、目眩、耳鸣等。应予系统治疗，全息汤基础方加减，各药用量约为5～8g。

恶心呕吐者加半夏、苏叶各5～8g；腹泻者去瓜蒌加蒌皮5～8g，痛泻者再加防风5～8g；烦躁不安或盗汗者加龙骨、牡蛎各6～10g；食欲不振者加三仙各6～10g。其余按总论中加减法加减。

用以上方法治疗营养性缺铁性贫血，效果良好，可较快改善贫血和全身症状。必要时可配合西医治疗。

用以上方法也可治疗其他类型贫血。

第十三节 急性肾小球肾炎

急性肾小球肾炎（简称急性肾炎），是一组不同病因所致感染后免疫反应引起的急性弥漫性肾小球炎性病变，临床上以血尿、少尿、水肿和高血压为主要表现。细菌、病毒、原虫感染均能导致本病，小儿时期，以溶血性链球菌感染后肾炎最为常见。临床表现：本病症状轻重不一，主要有浮肿、少尿、血尿、高血压等，同时可伴有全身症状如低热、头晕、恶心、食欲减退等。严重患儿可出现循环充血及心力衰竭、高血压脑病、急性肾功能衰竭等并发症。此病属中医"水肿"范畴。

传统辨证施治一般分风水相搏、湿热内侵、脾肺气虚等，并发症则从水凌心肺、邪犯厥阴、水毒内闭等辨治。

整体观认为，上述各型病机并不孤立存在，而是互相联系共同存在。此病不管轻重，都是整体疾病，并发症不过是疾病发展到严重阶段在某些局部的突出表现，因此都存在一些全身症状。表证如发热、恶寒、自汗、盗汗、咽痛、疮疡等；上焦证如咳嗽、心烦、胸闷、烦躁甚至昏迷等；中焦证如口干、作渴、恶心、呕吐、纳差等；下焦证如尿少、尿黄、浮肿、便干或溏等；血分证如舌红、紫绀、血尿等。故应予系统治疗，全息汤基础方加减，各药用量约为5～8g。

呼吸道或皮肤感染者加银花6～12g，连翘5～8g，咽痛者加桔梗5～8g，皮肤感染再加菊花、地丁各6～12g；喘者加麻黄、杏仁各5～8g；咳嗽者去生姜、大枣，加干姜、五味子各5～8g；高热者加石膏6～15g，知母5～8g；恶心呕吐者加半夏、苏叶各5～8g；小便色红者加木通、竹叶各5～8g，茅根6～10g；浮肿严重或心悸严重，肢冷脉迟者，加附子5～8g；

烦躁不安或自汗盗汗者加龙骨、牡蛎各6～10g。其余按总论中加减法加减。

用以上方法治疗急性肾小球肾炎效果良好，并可预防和治疗各种并发症。必要时可配合西医治疗。

第十四节 遗尿症

遗尿症是指3岁以后经常发生或5岁以后有时在睡梦中不自主排尿。分器质性和功能性两大类。器质性遗尿是由于尿道病变、蛲虫病、脊柱裂等所致；功能性遗尿是由于大脑皮质及皮质下中枢功能失调所致。前者为数不多，后者占绝大多数。临床表现：特点是睡梦中不自主排尿。大都在上半夜一定时间。有时一夜遗尿数次，可持续数月，有时消失后再出现，还有的持续数年到性成熟后自然消失。此症中医称为"遗尿"或"夜尿"。

传统辨证施治一般分肾气不足、肺脾气虚、肝经湿热等。

整体观认为，上述各型病机并不孤立存在，而是互相联系共同存在。此症为整体功能紊乱所致，传统辨证施治已涉及肺、脾、肝、肾，整体观认为还涉及心，如困寐不醒、多梦纷纭应属心神范畴。这样五脏均已涉及，而且互相联系，就形成整体疾病。应予系统治疗，全息汤基础方加减，各药用量约为6～8g。

此病以遗尿为主，一般合闭泉丸（益智仁、白蔹、山栀各6～8g）或加桑螵蛸6～8g。困寐不醒者加石菖蒲6～8g；多梦纷纭者加龙骨、牡蛎各8～10g；日间小便频或不适者加当归、车前子各6～8g。其余按总论中加减法加减。

用以上方法治疗遗尿症不仅简化了辨证，且疗效比传统辨证施治好。必要时可配合西医等治疗。

此方法也可用于治疗小儿神经性尿频。

第十五节　惊厥

惊厥是全身或局部骨骼肌群突然发生强直性或阵挛性抽搐，多伴有意识障碍的症状。其病理生理基础为中枢神经系统或各种全身性疾病使脑细胞功能紊乱引起部分神经元突然异常放电。病因尚未完全查明，一般认为与高热、感染及遗传因素有关。各年龄小儿均可发生，尤以新生儿及2～3岁小儿多见。临床表现：主要症状为惊厥，突然发生全身性或局部肌群强直性或阵挛性抽动，常伴有不同程度的意识改变。次要症状为常有高热，部分患儿智力发育障碍。必要时应检查明确发病原因。此症状中医称为"惊风"。

传统辨证施治一般分风热外感、湿热疫毒、痰食惊风、温邪内陷、惊恐惊风、土虚木亢、脾肾阳虚、阴虚风动等。

整体观认为，上述各型病机并不孤立存在，而是互相联系共同存在。惊厥的病因很多，表现各不相同，中医的分型也很复杂，但都属整体疾病。除抽搐或意识障碍外，还有一些全身症状，这些症状虽不相同，但都是整体疾病表现的不同侧面，如发热、恶寒、肢冷、烦躁、嗜睡、口渴、恶心、呕吐、纳差、尿黄、便干或腹泻等。应予系统治疗，全息汤基础方加减，各药用量约为5～8g。

一般加龙骨、牡蛎各8～12g。神昏嗜睡者加石菖蒲5～8g；高热脉洪者加石膏10～15g，知母5～8g；恶心呕吐者加半夏、苏叶各5～8g；便秘者去瓜蒌加蒌仁5～8g，甚者加大黄5～8g；腹泻者去瓜蒌加蒌皮5～8g，痛泻者再加防风5～8g，甚者加赤石脂、禹余粮各6～10g；抽搐不止者酌加钩藤5～8g，全蝎2～3g，羚羊角粉0.3～0.6g（冲服）。其余按总论中加减法加减。

用以上方法治疗惊厥，不仅大大简化了辨证，且明显提高了疗效，还可治疗原发病。必要时可配合针灸和西医治疗。

第十六节 儿童多动综合征

儿童多动综合征是由于多种因素引起的脑功能轻微障碍综合征。学龄前及学龄期男孩多见。临床表现：注意力不集中，主动注意功能减退，而被动注意功能相对亢进，容易随环境转移。动作过多，有的表现为放肆的大幅度活动，有的只有小动作，活动方式多变。冲动任性，情绪不稳，不听劝阻，有时做出危险动作和破坏性行为，但行为的目的不明确。多数患儿到青春期症状明显减轻，少数患儿成年后遗留性格上的缺陷。此证属中医"躁动"、"失聪"、"健忘"等范畴。

传统辨证施治一般分阴虚阳亢、心脾气虚、湿热痰火等。

整体观认为，上述各型病机并不孤立存在，而是互相联系共同存在。此病由整体功能紊乱引起，除上述典型症状外，还或多或少存在一些全身症状，如自汗、盗汗、睡眠不安、多梦、口干、口苦、纳差、尿黄、便干或溏等。这些症状虽不典型，但提示此病与整体功能有关。应予系统治疗，全息汤基础方加减，各药用量约为6～8g。

一般加龙骨、牡蛎各8～12g，石菖蒲6～8g。其余按总论中加减法加减。

用以上方法治疗小儿多动综合征，一般效果明显。必要时可配合西医治疗。

第十七节 抽动-秽语综合征

抽动-秽语综合征是以多发性肌肉抽动和猥亵语言为主要表现的一种原发性中枢神经锥体外系疾病。临床表现：儿童期起病，缓慢发生和发展。肌肉抽动，波及全身的不同部位而出现多种多样的动作，如眨眼、舔嘴、面部怪相、扭颈耸肩、手臂抛掷、踢腿蹬脚、呃逆、爆破样发声等，兴奋紧张时加重，睡眠时消失。部分患者出现猥亵动作、模仿动作等。此征与中医"目劄"相似。

传统辨证施治一般分肝经风热、肝气乘脾、肝虚血少等。

整体观认为，上述各型病机并不孤立存在，而是互相联系共同存在。从病机分析，除肝、风外，还与心、痰有关，多为痰扰心神，使患者出现不能自控的动作语言，痰又与中焦湿困、下焦水停有关。经这样分析，可以看出此病和整体功能紊乱有关，属整体疾病。此病全身症状并不明显或不典型，但也可能出现一些症状，如心烦不安、多梦、纳减、尿黄、便干或溏等。应予系统治疗，全息汤基础方加减，各药用量约为5~8g。

一般加龙骨、牡蛎各6~12g，不止者再加当归、川芎、羌活、防风各5~8g。其余按总论中加减法加减。

用以上方法治疗抽动-秽语综合征，一般有效，初起者效果良好。必要时配合西医治疗。

第十八节　皮肤黏膜淋巴结综合征

皮肤黏膜淋巴结综合征，又称川崎病，是一种病因未明的以全身血管炎病变为主要病理变化的急性发热出疹性疾病。临床特点为急性发热、皮肤黏膜病损和淋巴结肿大。多见于5岁以下小儿，2岁以内发病率最高。临床表现：初病高热达38℃~40℃，持续1~2周，抗生素治疗无效，双侧结膜充血，口唇潮红，有皲裂或出血，杨梅样舌。手足硬性水肿，掌、跖及指趾端潮红，1周后开始消退，甲床与皮肤交界处呈片状或膜状脱皮。一过性淋巴结肿胀。发热不久出现斑丘疹或多形性红斑样皮疹，多见于躯干部。必要时应检查确诊。此病属中医温病范畴。

传统辨证施治一般多分风热郁表、热毒炽盛、阴伤气耗、心虚血瘀等。

整体观认为，上述各型病机并不孤立存在，而是互相联

系共同存在，其不同表现不过是疾病在不同阶段不同侧面的反映。此病为整体疾病，全身症状表现明显。除上述主要症状外，还可能出现一些全身症状，如身痛、关节痛、心烦、胸闷、心悸、口干、恶心、呕吐、腹痛、尿黄、腹泻等。应予系统治疗，全息汤基础方加减，各药用量约为5～8g。

此病血热血瘀明显，一般去白芍加赤芍5～8g，生地加量至6～10g；淋巴结肿大或掌跖潮红者加银花、板蓝根各8～12g，连翘6～10g；出疹者加紫草5～8g；高热者加石膏12～15g，知母5～8g；烦躁不安或心悸或自汗盗汗者加龙骨、牡蛎各6～10g；恶心呕吐者加半夏、苏叶各5～8g；腹泻者去瓜蒌加蒌皮5～8g，痛泻者再加防风5～8g。其余按总论中加减法加减。

用以上方法治疗皮肤黏膜淋巴结综合征，效果良好，由于系统疗法内含开胸化痰理气的方药，可预防和治疗心肌炎、心包炎、心内膜炎等可能并发的心脏疾患。必要时可配合西医治疗。

按：小儿主诉能力差或无主诉能力，中医问诊也受到限制，这就为儿科病的诊断造成一定难度。小儿身体娇嫩，用药一旦有误，反应往往比成人严重，这又为儿科病的治疗带来一定风险，故古人有"幼科最难"的告诫。

把整体观和系统疗法用于儿科，效果特佳，简化了辨证，提高了疗效，且无副作用，这就为儿科病的诊疗开辟了新的境界，也可规避风险。

小儿的生理和病理有其自身特点，但从宏观看，和成人是基本一致的，没有重大的根本的差别。如各种疾病尽管其发病原因不同、重点部位不同、表现症状不同、预后不同，但都受整体影响并影响整体，整体各部位各层次的最本质的病理特征也与成人一致，这就为应用整体观和系统疗法来分析和治疗儿科疾病提供了可能。实践证明这一应用是成功的。

儿科疾病和成人疾病一样，种类繁多，由于其可以和成人一样用整体观和系统疗法分析和治疗，故儿科部分所列病种不多，儿科部分未备者，可参照总论中加减法和其他章节有关疾病用药，只是按小儿年龄适当减量即可。

第十四章　老年病

第一节　老年人感冒

由于老年人体质衰弱，抵抗力低，或患有各种慢性疾病，患感冒后迁延多变，常致诸症蜂起，故需注意。此病中医称为"伤风"、"感冒"等。

传统辨证施治，实证分风寒感冒、风热感冒、暑湿感冒、秋燥感冒，虚证分气虚感冒、阳虚感冒、血虚感冒、阴虚感冒等。

整体观认为，风寒、风热、暑湿、秋燥不过是人体感染后表现的不同侧面，气虚、阳虚、血虚、阴虚不过是个人体质或固有宿疾表现的不同侧面。各型病机并不孤立存在，而是互相联系共同存在。此病为整体疾病，除上述主要症状外，还可能出现系列全身症状，如身痛、自汗、盗汗、胸闷、心悸、咳嗽、恶心、纳差、乏力、尿黄、便干或腹泻等。应予系统治疗，全息汤基础方加减。

咽喉疼痛者加银花15g，连翘12g，桔梗、薄荷各10g；自汗者加黄芪12g，防风10g，自汗肢冷者加附子10g；盗汗或心悸者加龙骨、牡蛎各12g；咳嗽者去生姜、大枣，加干姜、五味子各10g，甚者再加桔梗、紫菀、白前、百部各10g；恶心或呕吐者加半夏、苏叶各10g；纳差者加三仙各12g；体虚严重者加人参或党参10g（咳嗽者不加）。其余按总论中加减法加减。

用以上方法治疗老年人感冒，不仅大大简化了辨证，而且明显提高了疗效，还可预防和治疗各种并发症和原有各种慢性病。

第二节 老年人慢性支气管炎

慢性支气管炎是气管、支气管黏膜及其周围组织的慢性炎症，常由细菌感染、过敏及寒凉等因素诱发。临床表现：咳嗽、咯痰或有气喘，反复发作。此病老年人发病率很高，病久可并发慢性阻塞性肺气肿，进而形成慢性肺源性心脏病。此病属中医"咳嗽"、"痰饮"、"咳喘"等范畴。

传统辨证施治，发作期多分寒痰阻肺、痰热壅肺；缓解期多分脾肺气虚、肺阴不足、肺肾两虚、脾肾阳虚等。

整体观认为，寒痰与痰热只是发作期疾病表现的不同侧面，阴虚、阳虚只是老年人身体素质或宿疾表现的不同侧面，并不孤立存在，而是互相联系共同存在。此病是以肺（气管、支气管）为重点的整体疾病，除上述典型症状外，还或多或少存在一些全身症状，如畏寒、肢冷、潮热、盗汗、胸闷、心悸、口干、口苦、纳差、乏力、尿黄、便干或溏等。应予系统治疗，全息汤基础方加减。

一般去生姜、大枣，加干姜、五味子各10g，咳不减者再加荆芥、桔梗、白前、紫菀、百部各10g，喘者加杏仁10g；咯吐黄痰者加银花、鱼腥草各12g；咯痰带血者加侧柏叶10g，艾叶6g；自汗者加黄芪12g；盗汗者加龙骨、牡蛎各12g。其余按总论中加减法加减。

用以上方法治疗老年人慢性支气管炎，效果良好，可明显减轻症状，且可预防和治疗肺气肿、肺心病等。

第三节 老年人肺气肿

肺气肿是肺脏终末细支气管远端肺泡弹性减退，而造成终末细支气管、肺泡管及肺泡过度充气，老年人由于慢性支气管炎反复发作，长期不愈，可形成慢性阻塞性肺气肿，也可因肺脏老化而膨胀，形成单纯性老年肺气肿。临床表现：胸闷、气短、呼吸困难、活动后气促等。可见桶状胸、紫绀等。此病与中医"肺胀"、"痰饮"、"咳喘"类似。

传统辨证施治一般分寒饮射肺、痰热壅肺、肺脾气虚、肺肾阴虚、脾肾阳虚等。

整体观认为，上述各型病机并不孤立存在，而是互相联系共同存在。寒饮、痰热不过是病邪表现的不同侧面，气虚、阴虚、阳虚则是体质表现的不同侧面。此病除涉及肺、脾、肾外，也涉及心、肝，形成整体疾病，也出现一系列全身症状。除上述主要症状外，还可能有恶寒、肢冷、发热、自汗、盗汗、心悸、失眠、口干、口苦、纳差、乏力、尿黄、尿频、便干或溏等。应予系统治疗，全息汤基础方加减。

一般去生姜、大枣，加干姜、五味子、杏仁各10g。喘甚者加葶苈子10g；喘满无汗者加麻黄10g，有热者加石膏15～20g；自汗者加黄芪12g；盗汗或心悸不安者加龙骨、牡蛎各12g。其余按总论中加减法加减。

用以上方法治疗老年人肺气肿，可明显减轻症状，且可改善体质。必要时可配合西医治疗。

第四节　老年人冠心病

冠心病是冠状动脉粥样硬化性心脏病与冠状动脉痉挛的简称。常见类型有心绞痛和心肌梗死。临床表现：主要为阵发性胸前区闷痛及紧缩、压迫感，心肌梗死疼痛较重，时间较长。多因劳累、激动、饱餐等因素诱发，是中老年人中最常见和危害最大的心脏病。此病属中医"胸痹"、"心痛"、"真心痛"、"厥心痛"等范畴。

传统辨证施治，心绞痛多分胸阳痹阻、心脉瘀阻、心气虚损、心阴不足、痰浊壅塞、阳气虚衰等，心肌梗死多分寒凝血脉、脾虚痰阻、气阴两虚、水气凌心、心阳暴脱等。

整体观认为，心绞痛和心肌梗死的基本病机是一致的，即痰气郁阻，其余都是在此基础上结合全身功能紊乱情况而表现的不同侧面。此病虽以心为重点，但影响全身功能，是以心为重点的整体疾病。除上述主要症状外，还可能出现一些全身症状，如肩背疼痛、恶寒、肢冷、自汗、盗汗、气短、胸闷、心悸、失眠、多梦、口干、口苦、口黏、恶心、纳差、尿黄、尿少、便干或溏、头晕、目眩等。应予系统治疗，全息汤基础方加减。

胸痛不重者以全息汤基础方治疗即可，疼痛不止者加丹参12g，川楝子、元胡、郁金各10g，疼痛剧烈或现面紫舌暗者加红花、川芎各10g；心悸不安者加龙骨、牡蛎各12g，心悸严重或自汗肢冷者，暂加附子10g，缓解后则去之。其余按总论中加减法加减。

用以上方法治疗老年人冠心病心绞痛和心肌梗死，效果明显，可较快缓解症状，且可改善体质。必要时可配合西医治疗。

第五节　老年人心律失常

老年人心律失常以窦性心动过缓、房性心动过速及房性早搏、心室传导阻滞、房室传导阻滞及心房纤颤等为常见。引起本病的原因甚多，包括心脏本身病变、电解质紊乱、药物、缺氧、情绪激动、吸烟、酗酒等。临床表现：主要有心悸、胸闷、胸痛、心慌、头晕、乏力等，严重者可发生昏厥、抽搐、猝死。此病属中医"心悸"、"怔忡"等范畴。

传统辨证施治一般多分痰热扰心、心气不足、心阳虚衰、心阴亏虚、气阴两虚、心脉瘀阻、心脾两虚、心肾阳虚等。

整体观认为，上述各型病机并不孤立存在，而是互相联系

共同存在，其各种不同的症状，都是疾病表现的不同侧面。此
病的形成和整体功能有关，也影响整体，是整体疾病。除上述
主要症状外，还存在一些全身症状，如恶寒、肢冷、肩重、自
汗、盗汗、气短、微喘、失眠、多梦、嗜睡、口干、口苦、恶
心、纳差、胃脘不适、尿黄、便干或溏等。应予系统治疗，全
息汤基础方加减。

　　心悸不安或失眠多梦或自汗盗汗者加龙骨、牡蛎各
12～15g，心悸严重，自汗肢冷者，加附子10g，欲脱者加人参
10g；胸痛甚者加丹参12g，或加川楝子、元胡、郁金各10g；
心悸日久脉结代不复者合炙甘草汤（炙甘草12～15g，生地
12～15g，阿胶、麦冬、人参或党参、麻仁各10g，加酒煎）。
其余按总论中加减法加减。

　　用以上方法治疗老年人心律失常，不仅大大简化了辨证，
也提高了疗效，可使症状较快缓解，且可改善老年人体质。必
要时可配合西医等治疗。

第六节　老年人心力衰竭

　　心力衰竭是指心肌收缩、舒张功能下降，心脏负荷增加，
使心脏不能正常地维持组织代谢的血液供应，同时静脉血回流
受阻，静脉系统淤血，从而出现的一系列症状和体征，又称充
血性心脏力衰竭。老年患者常见的病因是冠心病、高血压性心
脏病、肺心病、窦房结纤维化、传导束退行性改变、心肌淀粉
样变等。一般分左心衰竭、右心衰竭、全心衰竭。临床表现：
根据衰竭部位，症状有所不同。主要有心悸、胸闷、呼吸困
难、不能平卧、咳嗽、咯血、吐泡沫痰、水肿、紫绀、恶心、
呕吐、嗜睡、失眠、精神错乱等。此病属中医"心悸"、"痰
饮"、"胸痹"、"虚劳"等范畴。

　　传统辨证施治一般分心气不足、阳虚水泛、脾虚水停、气
虚血瘀、阳气虚脱、气阴两虚等。

　　整体观认为，上述各型病机并不孤立存在，而是互相联系共同存在，其各种不同症状都是疾病表现的不同侧面，据此而过细分型，往往容易忽视其他方面。此病是以心为重点的整体疾病，整体性也表现得比较充分，如恶寒、肢冷、肩重、自汗、盗汗、心悸、胸闷、嗜睡、失眠、精神错乱、咳嗽、气喘、多痰、口干、口苦、恶心、呕吐、纳差、乏力、尿少、尿黄、夜尿多、浮肿、便干或溏、紫绀、咯血等。应予系统治疗，全息汤基础方加减。

　　咳嗽者去生姜、大枣，加干姜、五味子各10g；喘者加杏仁10g，喘甚者加葶苈子10g；心悸不安或失眠多梦或自汗盗汗者加龙骨、牡蛎各12～15g；嗜睡或昏迷者加石菖蒲10g；心悸严重自汗肢冷者加附子10g，欲脱者加人参10g，缓解则去之；紫绀明显者加丹参12g，桃仁、红花各10g；咯血者加重生地用量至12g，甚者加侧柏叶10g，艾叶6g；失眠严重者加酸枣仁12g，知母、川芎各10g；恶心呕吐者加半夏、苏叶各10g。其余按总论中加减法加减。

　　用以上方法治疗老年人心力衰竭，不仅简化了辨证，也提高了疗效，可明显缓解症状，且可改善老年人体质。必要时可配合西医治疗。

第七节　老年人高血压病

　　高血压病是一种以体循环动脉血压增高为主的临床症候群。高血压病发病率随年龄增长而增加。老年人高血压病，原发性多，继发性少，恶性高血压更少，特点是单纯性收缩期血压升高，舒张期血压正常或偏低。老年人高血压一日内波动幅度较大，可因生活、情绪、季节等因素而引起。临床表现：主要为头晕、头痛、头胀、耳鸣、眼花、烦躁、心悸、失眠等。此病属中医"眩晕"、"头痛"、"肝风"等范畴。

　　传统辨证施治一般分阴虚阳亢、痰浊中阻、气虚血瘀、阴阳两虚等。

　　整体观认为，上述各型病机并不孤立存在，而是互相联系共同存在，其不同症状都是疾病表现的不同侧面，以此为根据施治，易于忽视疾病的整体性和系统性。此病为整体疾病，也存在一系列全身症状，如恶寒、恶热、肢麻、心烦、心悸、失眠、口干、口苦、恶心、纳呆、尿黄、尿少、多尿、便干或溏、头晕、目眩、耳鸣、面部潮红等。应予系统治疗，全息汤基础方加减。

　　头胀或心悸或失眠多梦者加龙骨、牡蛎各12～15g；恶心呕吐者加半夏、苏叶各10g；颜面潮红者加重生地用量至12g，去白芍加赤芍10g，牛膝10g。其余按总论中加减法加减。

　　用以上方法治疗老年人高血压病，不仅简化了辨证，也提高了疗效，可明显改善血压和全身症状，预防和治疗心脑血管疾病。

第八节　老年人低血压症

　　低血压可由多种原因引起，若收缩压≤12kPa（90mmHg），舒张压≤8kPa（60mmHg），即为低血压。由于老年人动脉硬化，血管弹性减低，只有维持较高的收缩压才能保证脑及内脏器官的正常血液供应，故其收缩压≤13.33kPa（100mmHg）即为低血压。低血压分无症状、有症状和体位性（直立性）低血压。临床表现：除血压低外，还可能出现头晕、目眩、气短、乏力，或有恶心、心悸等。此病属中医"眩晕"、"虚劳"范畴。

　　传统辨证施治一般分中气不足、气血不足、心阳不足、肾精不足等。

　　整体观认为，上述各型病机并不孤立存在，而是互相联系共同存在，且不能以"不足"概括。此病为整体功能紊乱所致，也或多或少出现一些全身症状，如恶寒、烦热、肢冷、自汗、盗汗、胸闷、气短、心悸、恶心、纳呆、尿黄、夜尿多、便溏或干等。应予系统治疗，全息汤基础方加减。

恶心呕吐者加半夏、苏叶各10g；自汗者加黄芪12g；盗汗或心悸者加龙骨、牡蛎各12g；自汗肢冷脉弱无力者加人参、附子、麦冬、五味子各10g，龙骨、牡蛎各12g，症状缓解则去之；身体虚弱者酌加党参、黄芪各10~12g。其余按总论中加减法加减。

用以上方法治疗老年人低血压症，一般有效，且可改善体质，治疗心血管等原发病。

第九节 老年人慢性胃炎

慢性胃炎是指由于不同病因引起的各种慢性胃黏膜炎性病变，是老年人常见的消化系统疾病。其发病率随年龄增长而升高。临床表现：老年人胃炎与青年人胃炎有所不同，大多迁延多年可无症状，有的仅有上腹不适，或有不同程度的厌食、恶心、腹胀、嗳气等消化不良症状。由于病变部位不同，症状也有所不同，部分患者可有消瘦、贫血、溃疡样上腹痛及上消化道出血，老年人萎缩性胃炎常见肠上皮化生明显，分布范围亦较年轻人广泛。老年人胃炎并发症多，如伴有糜烂病变等。此病属中医"胃脘痛"、"痞证"、"呕吐"、"嘈杂"等范畴。

传统辨证施治一般分脾胃虚弱、中焦虚寒、食滞伤胃、肝气犯胃、胃阴不足、瘀血阻络等。

整体观认为，上述各型病机并不孤立存在，而是互相联系共同存在。此病以胃为重点，但与整体功能关系密切，仍属整体疾病，也出现一些全身症状，如恶寒、恶热、肩背酸重、心烦、胸闷、嗜睡、失眠、多梦、口干、口苦、口酸、口黏、恶心、呕吐、反酸、胃脘胀痛、纳差、乏力、尿黄、便干或溏、舌红或暗，或有呕血、黑便等。应予系统治疗，全息汤基础方加减。

胃脘痛者加重白芍用量至12g；恶心呕吐或口中泛水者加半夏、苏叶各10g；胃酸者加黄连6～8g，吴茱萸3～4g，甚者加乌贼骨、煅瓦楞子各10g；心悸失眠多梦者加龙骨、牡蛎各12g；纳差者加三仙各12g（胃酸者去山楂）；呕吐带血或黑便者加重生地用量至12g，严重者参阅总论中加减法用药。其余按总论中加减法加减。

用以上方法治疗老年人慢性胃炎，效果良好，对萎缩性胃炎肠上皮化生者也有不同程度的逆转。必要时可配合西医治疗。

第十节　老年性便秘

便秘是老年人常见的消化系统疾患。老年人易发生便秘的原因有：①肌肉（腹肌、膈肌、肛提肌、肠道平滑肌）功能减弱。②对胃肠道蠕动的刺激缺乏。③肠黏膜应激力减弱。④排便反射受抑制等。临床表现：老年人经常大便秘结难通，排便时间延长，或虽有便意，而排便困难，排便次数减少。此病属中医"大便难"、"脾约"、"阳结"、"阴结"、"气秘"、"热秘"、"冷秘"等范畴。

传统辨证施治一般分虚实两类。虚秘分气虚便秘、血虚便秘、阴虚便秘、阳虚便秘，实秘分气滞便秘、郁热便秘等。

整体观认为，上述各型病机并不孤立存在，而是互相联系共同存在，分型过细，容易忽视整体功能的调整，对治疗不利。此病为整体功能紊乱所致，除便秘这一主要症状外，还或多或少存在一些全身症状，如恶寒、烦热、心烦、胸闷、恶心、纳差、胃脘胀痛、小腹痛、尿黄、尿痛等。应予系统治疗，全息汤基础方加减。

一般去瓜蒌加蒌仁10～12g。恶心呕吐者加半夏、苏叶各10g；口苦者加当归、栀子各10g；胃脘痛者加重白芍用量至

12g，脐腹痛者加乌药、良姜、小茴香、青皮、木香、槟榔、川楝子各10g，小腹痛者加当归、川芎各10g，少腹痛者加川楝子、元胡各10g；大便干结难下或数日不便者加麻仁12g，大黄、杏仁各10g。其他症状不明显，只现大便不畅者，以全息汤基础方去瓜蒌加蒌仁治之。其余按总论中加减法加减。

用以上方法治疗老年性便秘，不仅简化了辨证，且明显提高了疗效，可使症状迅速缓解，还可改善老年人体质，避免或减少复发。全息汤基础方中，平胃散化湿，五苓散利水，可调整整体功能，使湿化脾运，津液得以敷布，是治疗便秘的重要环节之一，不可因其常用于治疗腹泻而弃而不用。以上加减法中所加方药，既可缓解局部症状，又可改善排便功能，也是治疗此病的组成部分。

第十一节 老年性尿失禁

尿失禁指尿液不能自主地排出或不能控制的尿液滴沥。老年性尿失禁多数是由于大脑皮质排尿中枢功能减退而引起的膀胱收缩力增强，容量减少。有脑血管后遗症的病人，因神经受损也易产生尿失禁。此外，经产妇膀胱括约肌松弛、老年性阴道炎及尿路感染可产生尿失禁；前列腺增生症可出现充溢性尿失禁；做前列腺摘除术时，若损伤膀胱括约肌亦可引起尿失禁；在环境变化、精神受强烈刺激时某些老人亦会发生尿失禁。此病属中医"小便失禁"范畴。

传统辨证施治一般分肾气虚衰、肺脾气虚、膀胱湿热等。

整体观认为，上述各型病机并不孤立存在，而是互相联系共同存在。从现代医学观点看，引起尿失禁的原因多种多样，这就涉及人体功能的各个方面，是整体疾病。从症状分析，除尿失禁这一主要症状外，也或多或少出现一些全身症状，如恶寒、烦热、腰酸、气短、胸闷、口干、口苦、纳差、乏力、尿黄、尿急、尿痛、便干或腹泻等。应予系统治疗，全息汤基础方加减。

一般合缩泉丸（益智仁、乌药、山药各10g）加桑螵蛸10g。前列腺增生或尿路感染引起小便困难或尿痛者加当归、车前子各10g；心悸或烦躁不安者加龙骨、牡蛎各12g；身体虚弱者加黄芪、党参各10g，或加升麻10g。其余按总论中加减法加减。

用以上方法治疗老年性尿失禁，多数可改善症状。全息汤基础方中五苓散，对改善排尿功能有重要作用，不可因小便失禁而不用。

第十二节　老年性脑萎缩

老年性脑萎缩是指由于衰弱等原因引起的脑退行性病变，表现为脑体积的缩小。临床表现：未老先衰，肢体痿软，步态不稳，手足震颤，反应迟钝，记忆力差，计算力减退，甚至发生痴呆等。此病属中医"虚劳"、"痿证"、"颤振"等范畴。

传统辨证施治一般分肾精亏损、瘀血内停、痰浊蒙蔽等。

整体观认为，上述各型病机并不孤立存在，而是互相联系共同存在。此病为整体功能紊乱所致，也表现出一些全身症状，如肢体麻木、手足震颤、健忘失眠、烦躁不安、思维混乱、记忆力衰退、口干、口苦、纳差或食欲亢进、乏力、尿黄、便干或溏等。应予系统治疗，全息汤基础方加减。

神志不清者加石菖蒲10g，烦躁不安者加龙骨、牡蛎各12g，两者兼有则三药同时加入；肢麻者加黄芪12g，震颤者加天麻、钩藤各10g，拘挛者加全蝎6g，蜈蚣2条；口角流涎者加半夏、胆南星各10g；腰膝无力，步态不稳者，加山萸肉、枸杞、山药、牛膝各10g；体弱者加人参10g。其余按总论中加减法加减。

用以上方法治疗老年性脑萎缩，可使症状得到不同程度的缓解。必要时可配合西医等治疗。

第十三节 老年性痴呆

老年性痴呆是以进行性记忆力、智力减退，人格改变，疑虑焦躁，抑郁偏执，和出现不同程度幻觉妄想等为特征的疾病。一般认为，由于机体日趋衰老，代谢功能逐渐降低，引起体内蛋白质与脂质代谢障碍，脑细胞营养缺乏，致使进行性脑功能衰退，出现脑萎缩，而发生本病。也有人认为与脑血管病变、铝代谢异常、自身免疫障碍、慢性病毒感染和遗传因素有关。临床表现：最初表现为记忆障碍，尤以近事记忆障碍为明显，空间定向障碍，缺乏主动性，可出现各种无意义的反复动作；晚期或有个性和人格异常、语言困难等。此病属中医"呆病"、"癫证"、"郁证"等范畴。

传统辨证施治一般分肝肾不足、痰浊阻窍、心脾两虚、瘀血阻滞等。

整体观认为，上述各型病机并不孤立存在，而是互相联系共同存在。此病的重点在心神，基本病因为痰浊、肝肾亏损、心脾两虚、瘀血阻滞等，不过这些只是形成此病的一些因素。痰浊除与上焦关系密切外，也与中焦湿困、下焦水停有关。故应系统治疗，全息汤基础方加减。

一般合转呆丹（人参、当归、半夏、酸枣仁、附子、石菖蒲、神曲、茯神、天花粉、柏子仁各10g）加减。烦躁不安者加龙骨、牡蛎、珍珠母各12g；腰膝酸软者加山药、山萸肉、枸杞、杜仲、牛膝各10g。其余按总论中加减法加减。

用以上方法治疗老年性痴呆，多可减轻症状。必要时可配合西医等治疗。

第十四节　老年性骨质疏松症

老年性骨质疏松症，是因中年以后内分泌变化、活动减少、营养障碍或药物影响而发生的慢性代谢性骨病。以单位体积内骨组织减少为病理特征。老年人发病率高，女性发病率高于男性。临床表现：以慢性持续性腰背痛最为常见，最明显的部位是脊柱，严重者可卧床不起。由于骨质疏松、骨密度减低，易发生骨折。此病属中医"骨痿"、"肾痹"等范畴。

传统辨证施治一般分真元不足、肾阳虚衰、肾阴亏损等。

整体观认为，上述各型病机并不孤立存在，而是互相联系共同存在。对此病的分析和治疗，重视肾是必要的，但只局限于肾则是片面的。因为肾及其功能并不孤立存在，而是和整体各部分各器官密切联系。此病为整体功能紊乱引起，除上述主要症状外，还或多或少存在一些整体症状，如恶寒、烦热、自汗、盗汗、心烦、胸闷、失眠、多梦、口干、口苦、纳差、乏力、尿黄、便干或溏、性功能减退等。应予系统治疗，全息汤基础方加减。

心烦不安或自汗盗汗或失眠多梦者加龙骨、牡蛎各12g；腰腿酸痛者加山药、山萸肉、枸杞子、杜仲、狗脊、牛膝各10g，严重者加鹿角胶、龟板胶各10g。其余按总论中加减法加减。

用以上方法治疗老年性骨质疏松症，一般可改善症状。必要时可配合西医治疗。

按：老年人由于身体渐衰，容易患病，病情多错综复杂，往往同一病人患多个脏器疾病，同一脏器又可兼患多种疾病，某一脏器的功能衰竭又可导致多个脏器的功能衰竭等等。从中医观点看，阴、阳、表、里、虚、实、寒、热，心、肝、脾、肺、肾等等，几乎都有不同程度的涉及。面对老年人这种错综复杂的病情，传统辨证施治很难面面俱到而又恰到好处，稍有疏漏则顾此失彼。整体观和系统疗法则避免了以上困扰。临证

时只需对重点部位和突出症状适当处理，其余则不必多虑，因
其都在系统疗法治疗范围之内。这样，不仅患病脏器得到治
疗，其他脏器功能也得以改善，而其他脏器功能的改善，又为
患病脏器创造了良好的大环境，促进其修复，故疗效也较好。

老年人由于机能衰退，常表现为虚弱状态，故以前中医治
疗老年病多用补药，对此要加以分析。

生命的特征是体内运动。运动规律正常即为健康，运动规
律紊乱即形成疾病。医生治疗疾病，就是拨乱反正，重建正常
的运动。促使其正常运动是第一要义，体弱者亦不例外。张仲
景以大黄䗪虫丸治"五劳极虚羸瘦"等即是此意。倘一见虚弱
即滥用补药，往往会阻滞气机，于病无补，甚至使病情恶化。
系统疗法立意在促使机体内部正常运动，故一般少用补药，但
如身体极度虚弱，适当用补药，可促使机体功能的恢复，还是
必要的。一般应在促其运动中应用，使补而不滞。

老年病种类甚多，上列各种不过是其中的一部分，未列入
者可参阅相关章节施治。

第十五章　眼科疾病

第一节　麦粒肿

麦粒肿又称睑腺炎，是睑板腺或睫毛毛囊周围的腺体感染
后引起的急性化脓性炎症，发生在睑板腺者称为内麦粒肿，发
生在睫毛毛囊周围的腺体者称为外麦粒肿。其致病菌多为金黄
色葡萄球菌。临床表现：眼睑红、肿、热、痛，以病变处最为
明显，严重者红肿波及同侧睑周皮肤及球结膜，触之局部有硬
结及压痛，数日后出现脓点，破溃脓排后疼痛明显减轻。部分
严重者可引起同侧耳前或颌下淋巴结肿大，少数出现恶寒、发
热、头痛等全身症状。外麦粒肿属中医"针眼"范畴，内麦粒

肿则与中医"眼丹"类似。

传统辨证施治一般分风热客胞、热毒上攻、脾胃伏热、脾胃虚弱等。

整体观认为，上述各型病机并不孤立存在，而是互相联系共同存在，分型过细临床不易操作。此病一般轻微，可不必服中药，症状较重或反复发作者可内服中药治疗。此病发病部位在眼睑，属中医"五轮"中"肉轮"，属脾胃，若波及球结膜，涉及"气轮"，则涉及面更广。寒热头痛等，显有表证；眼睑肿胀甚至球结膜水肿，是水湿停滞；若现淋巴结肿，则兼有痰；红肿化脓则是血热毒邪。综上分析，此病虽小，也涉及整体功能的各个方面。故应予系统治疗，全息汤基础方加减。

眼科疾病多现瘀血，故去白芍加赤芍10g（下同）。本病症状不重者加银花12~15g，连翘10~12g；严重者再合清脾散（黄芩、薄荷、升麻、山栀、藿香、枳壳、防风各10g，石膏12~15g）加减；日久不溃者加黄芪12g，皂刺10g。其余按总论中加减法加减。

用以上方法治疗麦粒肿不仅简化了辨证，也提高了疗效。可配合西医治疗。化脓者可切开排脓。

第二节　霰粒肿

霰粒肿又称睑板腺囊肿，是由于睑板腺管阻塞，腺分泌物滞留，刺激管壁肉芽增生而形成的炎性肉芽肿。临床表现：单发或多发，多发生在上睑。初起眼睑内有一小硬结，按之不痛，皮色如常，与皮肤不粘连，患者无症状。硬结可逐渐增大，较大的可见皮肤局部隆起，患者自觉眼睑有沉重感。病变处相应的睑结膜面呈红色、紫色或灰色。有时向结膜面穿破，肉芽显露，病人有异物感。此病属中医"胞生痰核"范畴。

传统辨证施治一般分痰湿阻络、痰热阻滞等。

整体观认为，上述二型病机并不孤立存在，而是互相联系共同存在。此病痰凝明显，除局部因素外，与上焦气滞痰阻、中焦湿困脾胃、下焦水停不行也有一定联系，结膜色红或紫，则属血瘀血热。应予系统治疗，全息汤基础方加减。

一般合化坚二陈丸（半夏、白僵蚕各10g，黄连6～10g），酌加大贝母、桔梗各10g。其余按总论中加减法加减。

用以上方法治疗霰粒肿，囊肿较小者效果良好。囊肿大者可手术治疗。

第三节　睑缘炎

睑缘炎是睑缘的皮肤、睫毛毛囊及其腺体的亚急性或慢性炎症。临床分三型：①鳞屑性睑缘炎：临床表现有睑缘充血、潮红，睫毛根部有许多鳞屑附着，睫毛易脱落，但可再生，自觉灼热刺痒。②溃疡性睑缘炎：临床表现有睑缘充血，睫毛根部有黄色痂皮，睫毛成束，除去痂皮可见溃疡、出血，日久睫毛乱生或脱落，不能再生，或睑缘肥厚变形，痒痛并作，羞明流泪，眵泪胶黏。③眦部睑缘炎：临床表现有眦部睑缘及皮肤充血、糜烂，自觉灼热刺痒，多发生于双侧外眦部。此病属中医"睑弦赤烂"范畴，眦部睑缘炎与"眦帷赤烂"相当。

传统辨证施治一般分风热客睑、湿热熏蒸、心火上攻等，也有分湿热偏盛、郁火上冲、血虚受风、脾虚夹湿等。

整体观认为，上述各型病机并不孤立存在，而是互相联系共同存在。此病重点在局部，全身症状一般不明显，或有心烦、口苦、纳差、乏力、尿黄、腹泻等，提示和整体功能有关。从局部症状分析，痒属风邪，眵泪属湿，红肿属血瘀血热，病发于"肉轮"与脾胃关系密切。故病虽发于局部，但与整体功能紊乱有关。应予系统治疗，全息汤基础方加减。

一般合加减四物汤（苦参、牛蒡子、薄荷、防风、当归、赤芍、天花粉、连翘、荆芥穗、川芎各10g）。红肿者加银花、蒲公英各12g。其余按总论中加减法加减。

用以上方法治疗睑缘炎，效果明显。必要时可配合西医治疗。

第四节　慢性泪囊炎

慢性泪囊炎是因鼻泪管阻塞或狭窄，泪液潴留在泪囊内，伴发细菌感染，致泪囊黏膜产生慢性炎症。鼻泪管阻塞多为沙眼或鼻腔疾病引起。多见于中老年女性。临床表现：顽固性流泪，有的出现溢脓。部分病人内眦部皮肤红湿，有时出现糜烂或湿疹，内眦结膜充血。用手指按压泪囊区可见大量黏液或脓性分泌物自泪点流出。若分泌物大量潴留，泪囊扩大，可形成泪囊黏液囊肿。本病属中医"漏睛"范畴，也称"眦漏"、"大眦漏"等。

传统辨证施治一般分风热停留、心脾湿热、气血两虚等。

整体观认为，上述各型病机并不孤立存在，而是互相联系共同存在。此病以局部症状为主，全身症状一般不明显，或有心烦、口渴、尿黄等，提示与整体功能有关。从局部分析，病发于内眦"血轮"，与心有关；流泪、内眦部肿胀，则为水湿停滞，此又与中下焦有关；内眦色红、溢脓，或有疼痛，则为血热兼毒邪，亦与整体关系密切。前人治疗此病的主方竹叶泻经汤已经顾及了此病的一些主要方面，如将其融入系统疗法则效果更好。全息汤基础方加减。

一般合竹叶泻经汤（栀子、羌活、升麻、赤芍、草决明、车前子、黄芩、黄连、大黄、竹叶各10g）加减。其余按总论中加减法加减。

用以上方法治疗慢性泪囊炎，可明显减轻症状。病情严重者，应手术治疗。

第五节 急性泪囊炎

急性泪囊炎是泪囊黏膜及泪囊周围组织的急性化脓性炎症。多先有慢性泪囊炎，偶有原发急性泪囊炎。临床表现：泪囊部及皮肤红肿疼痛，可扩展到眼睑及面部，局部灼热，有明显压痛。部分患者有发热、耳前颌下淋巴结肿痛。数月后局部出现脓点，溃破流脓后，红肿疼痛明显减轻，有的形成瘘管，时时流脓，长久不愈。此病属中医"漏睛疮"范畴。

传统辨证施治一般分风热外袭、热毒炽盛、正虚邪留等。

整体观认为，上述各型反映的只是疾病发展的不同阶段的不同表现，其病机并不孤立存在，而是互相联系共同存在。此病多在慢性泪囊炎的基础上感染发病。慢性泪囊炎已与整体功能密切联系，感染后除局部症状如红肿、疼痛、流脓等外，全身症状也更明显，如发热、恶寒、口渴、口苦、尿黄、便干等，形成以局部为重点的整体疾病。应予系统治疗，全息汤基础方加减。

一般合疏风清肝汤（当归尾、赤芍、荆芥穗、防风、菊花、薄荷各10g，连翘12g，金银花20g）。肿硬者加穿山甲、皂刺各10g。其余按总论中加减法加减。

用以上方法治疗急性泪囊炎，初起阶段效果较好。脓已形成者应切开排脓。有瘘道形成者应手术治疗。

第六节 沙 眼

沙眼是由沙眼衣原体感染引起的慢性传染性结膜角膜炎。因其病变能使睑结膜面呈沙粒状粗糙不平，故名沙眼。临床表现：常双眼发病，多发生于儿童及少年时期。轻者无症状，重者有异物感，畏光流泪，眼易疲劳，分泌物多。睑结膜充血，乳头滤泡增生，严重者可侵及半月状皱襞。病久形成瘢痕，呈三角形、网状或线状，严重者在粗大瘢痕条间出现颗粒样的沙眼肉芽。病变早期角膜上方有血管翳，在末端常见细胞浸润并可形成溃疡。严重者血管翳从四周扩展至瞳孔区，影响视力。此病属中医"椒疮"范畴。

传统辨证施治一般分风热客睑、脾胃热盛、血热壅滞等。

整体观认为，上述各型病机并不孤立存在，而是互相联系共同存在。此病以局部为重点，病程长，全身症状多无诊断意义。从局部分析，病发于"肉轮"，和脾胃有关，病重可累及"气轮"、"风轮"，甚至"水轮"，涉及面则更加广泛。痒属风，多泪属湿，睑内红赤、赤脉下垂则属血热血瘀。这些也都涉及整体功能的各方面。故此病仍与整体功能有密切关系，应予系统治疗，全息汤基础方加减。

一般合除风清脾饮（知母、连翘、大黄、防风、黄芩、元明粉、桔梗、荆芥穗、玄参各10g）或合归芍红花散（当归、大黄、栀子仁、黄芩、红花、赤芍、白芷、防风、连翘各10g）加减。其余按总论中加减法加减。

用以上方法治疗沙眼，多数有效。此病可配合药物外治，如用海螵蛸棒摩擦等。

第七节　急性卡他性结膜炎

急性卡他性结膜炎是细菌感染引起的急性结膜炎。常由葡萄球菌、肺炎双球菌、嗜血性流感杆菌、溶血性链球菌等引起。临床表现：发病急，常为双眼先后或同时发病。自觉眼痒、异物感、灼热疼痛，眵多黏结。眼睑肿胀，结膜充血，近穹窿部明显，少数见球结膜点状或片状出血。发病3~4天后达到高潮，2周后消退，少数转成慢性结膜炎或并发边缘性角膜溃疡或浅层点状角膜炎。此病属中医"暴风客热"、"天行赤眼"范畴。

传统辨证施治一般分风重于热、风热并重、热重于风或分风热型、热毒型等。

整体观认为，上述各型病机并不孤立存在，而是互相联系共同存在。此病以局部为重点，除上述眼部症状外，也或轻或重出现一些全身症状，如发热、恶寒、头痛、鼻塞、咽痛、心烦、口渴、口苦、尿黄、便干等，提示与整体功能密切相关。从局部分析，病发于"气轮"、"肉轮"，除与肺有关外，也与脾胃有关。症状表现除风、热外，亦与湿有关。故应予系统治疗，全息汤基础方加减。

一般合祛风散热饮（防风、牛蒡子、大黄、羌活、赤芍、连翘、薄荷、当归尾、川芎各10g）。热毒盛者加银花、菊花各12g。其余按总论中加减法加减。

除服用中药外，可用蒲公英煎水洗眼，或用黄连打碎浸水滴眼。

用以上方法治疗急性卡他性结膜炎，效果良好。必要时配合西医治疗。

由病毒引起的急性结膜炎，与此病相似，症状偏重，也可用以上方法治疗，效果亦佳。

第八节 春季卡他性结膜炎

春季卡他性结膜炎是周期性反复发作的结膜炎，为变态反应性疾病。多发生于青少年，常侵犯双眼，春季发病，夏季加重，秋冬季节缓解或消退。临床表现：自觉双眼奇痒或有烧灼感，轻微畏光流泪，异物感，分泌物呈黏丝状。可分3型：①睑结膜型：上睑结膜可见许多扁平、大小不等的肥大乳头，似"石块路面"状。②角膜缘型：球结膜充血，角膜缘有结节，使角膜缘呈黄褐色或污红色堤坝状外观。③混合型：兼见上述两型病变。本病属中医"目痒"范畴。

传统辨证施治一般分风热侵袭、湿热壅目等。

整体观认为，上述各型病机并不孤立存在，而是互相联系共同存在。此病以局部症状为主，全身症状多不明显，但有的也有些表现，如心烦不安、口干、口苦、尿黄等。从局部症状分析，风、痰、湿、血热、血瘀皆有，这些必将与内部功能相联系。故应予系统治疗，全息汤基础方加减。

一般合加减四物汤（见"睑缘炎"节）。痒甚者加地肤子、白鲜皮各12g；烦躁不安或失眠多梦者加龙骨、牡蛎各12～15g。其余按总论中加减法加减。

用以上方法治疗春季卡他性结膜炎，可明显减轻症状，并可改善体质，减轻或防止复发。必要时可配合西医治疗。

第九节　泡性角膜结膜炎

泡性角膜结膜炎是一种以形成泡性结节为主要特征的角膜结膜病变，是迟发性超敏反应性疾病。多见于儿童和青少年，易复发。临床表现：①泡性结膜炎：好发于睑裂部球结膜，有一个或数个疱疹，其周围有局限性充血，数日后疱疹溃破，形成溃疡，约10天左右愈合，不留疤痕。有轻微异物感，微痛畏光。②泡性角膜炎：疱疹位于角膜缘与角膜面，呈灰白色点状浸润，愈合后留有疤痕。患者有异物感、疼痛、怕光、流泪及眼睑痉挛。有的角膜缘疱疹形成溃疡，并向角膜中央进展，其后端有束状新生血管，称为束状角膜炎，症状较重，愈后新生血管闭塞，角膜面留有浅层束状混浊。③泡性角膜结膜炎：在角膜缘及其附近球结膜上出现多个细小疱疹，沿角膜缘排列，一般不溃破而自行吸收消退，严重者可融合并发生溃疡。此病属中医"金疳"范畴，还有"白睛粒起"等异名。

传统辨证施治，有的分肺经燥热、肺阴不足、肺脾两虚等，有的分风热犯肺、心火上乘、脾胃湿热、脾胃虚寒等。

整体观认为，上述各型病机并不孤立存在，而是互相联系共同存在。此病以局部为重点，全身症状一般不明显，但有时有些表现，如心烦、口干、乏力、纳差、尿黄、便干或溏等。从局部分析，病发于"气轮"，与肺关系密切，或兼及"肉轮"、"血轮",则涉及脾、心。从症状分析,风、热、痰、湿、血热、血瘀兼见,这些则涉及整体功能的各个方面。故应予系统治疗,全息汤基础方加减。

一般合桑白皮汤(桑白皮、玄参、麦冬、黄芩、旋覆花、菊花、地骨皮、桔梗各10g)加减。白睛红赤甚者加银花、连翘各12g;赤脉紫暗者加桃仁、红花各10g;心烦不安者加龙骨、牡蛎各12g。其余按总论中加减法加减。

用以上方法治疗泡性角膜结膜炎,一般有效,且可改善体质,减少复发。必要时可配合西医治疗。

第十节 细菌性角膜溃疡

细菌性角膜溃疡是由细菌感染引起的化脓性角膜炎。致病菌以葡萄球菌、链球菌、绿脓杆菌较为常见。临床表现:自觉眼痛,有异物感,畏光,流泪,视力下降。检查见眼睑红肿,混合充血,严重者出现球结膜水肿,角膜有溃疡面。本病属中医"凝脂翳"、"黄液上冲"等范畴。

传统辨证施治一般分风热壅盛、里热炽盛、正虚邪恋等。

整体观认为,上述各型病机并不孤立存在,而是互相联系共同存在。此病以眼部症状为主,但也出现一些全身症状,如发热、恶寒、头痛、心烦、口渴、口苦、尿黄、便干等,已显示出与整体功能关系密切。从局部分析,重点在"风轮",兼及"气轮"、"肉轮"、"血轮"甚至"水轮",涉及甚广。症状也表现出风、热、痰、湿、水、血热、血瘀等各种因素,这必然涉及整体功能的各方面。故应予系统治疗,全息汤基础方加减。

一般合四顺清凉饮子(当归、龙胆草、黄芩、桑白皮、车前子、赤芍、枳壳、大黄、防风、川芎、黄连、木贼草、羌活各10g)。热盛或积脓者加石膏20g,知母10g;毒盛者加银花、蒲公英各15g。其余按总论中加减法加减。

上法用于细菌性角膜溃疡，若治疗及时，效果良好。一般应配合西医治疗。

第十一节　真菌性角膜炎

真菌性角膜炎是真菌感染引起的化脓性角膜炎。常因角膜外伤，特别是植物性外伤引起。此外与长期使用抗生素、皮质类固醇有关。临床表现：多数起病缓，进展慢，自觉症状轻，少数人有眼部剧痛。检查见眼睑红肿，混合充血，病变处角膜呈灰白色，外观干燥而粗糙，表面微隆起，溃疡的边缘有白色条纹向四周呈放射状散开，在其周围可出现孤立的圆形浸润，称卫星灶。在溃疡周围有时出现灰白色环形或半环形浸润，称反应环或免疫环。溃疡面与反应环之间有窄而透明的沟状区相隔。病变向深部发展，溃疡加重，甚至穿孔，同时可出现虹膜炎及前房积脓，脓质多黏稠。此病属中医"凝脂翳"、"黄液上冲"等范畴。

传统辨证施治一般分风湿外侵、湿热熏蒸、阴虚湿热等。

整体观认为，上述各型病机并不孤立存在，而是互相联系共同存在。此病以局部为重点，全身症状一般不明显。从局部分析，风、湿、热、血瘀等都表现明显。对湿的认定，具有重要意义。一般所说的湿，大致包括整体观和系统疗法中所述痰、湿、水各方面，这就涉及整体功能的方方面面。故虽然全身症状不明显，仍应予以系统治疗，全息汤基础方加减。

一般合除湿汤（连翘、滑石、车前子、枳壳、黄芩、黄连、木通、荆芥、防风各10g）。其余按总论中加减法加减。

用以上方法治疗真菌性角膜炎，一般有效。可配合西医治疗。

第十二节 单纯疱疹病毒性角膜炎

单纯疱疹病毒性角膜炎是单纯疱疹病毒导致的角膜炎。这是一种病毒潜伏性病变，一般在机体抵抗力下降的情况下才发病。临床表现：常继发于发热，病程长，易复发。角膜上皮出现点状浸润及小疱，破溃后融合成白色弯曲细线，分支成树枝状（树枝状角膜炎），有的形成地图状（地图状角膜炎），荧光素均可着色。病变侵入角膜基质，则在角膜中央形成盘状混浊（盘状角膜炎）。角膜病变区感觉减退或消失，但其周围则敏感度相对增加。常有畏光流泪、疼痛、异物感、视物模糊。此病属中医"聚星障"、"花翳白陷"等范畴。

传统辨证施治一般分风寒犯目、风热犯目、肝火旺盛、湿热蕴蒸、阴虚邪留等。

整体观认为，上述各型病机并不孤立存在，而是互相联系共同存在。各型反映的都是疾病表现的不同侧面。此病以眼部病变为重点，但和整体功能关系密切，除眼部症状外，也出现一些全身症状，如发热、恶寒、头痛、鼻塞、咽痛、心烦、胸闷、口苦、口干、尿黄、便干或溏等。从眼部症状分析，风、湿、热、血瘀等都较明显，这些因素也必定涉及整体功能的各方面。故应予系统治疗，全息汤基础方加减。

一般合新制柴连汤（黄连、黄芩、赤芍、蔓荆子、山栀、龙胆草、木通、荆芥、防风各10g）加减。发热咽痛者加银花、连翘各12～15g，桔梗、薄荷各10g。其余按总论中加减法加减。

用以上方法治疗单纯疱疹病毒性角膜炎，可明显改善症状，并可改善体质，减少复发。

第十三节 虹膜睫状体炎

虹膜睫状体炎是多种原因引起的葡萄膜的炎症。临床表现：急性者，起病较急，有畏光、流泪、眼珠坠痛拒按、痛连眉骨或颞侧、视物模糊等。检查可见睫状体充血或混合充血，房水混浊，角膜后壁有沉着物，虹膜充血水肿，瞳孔缩小，对光反射迟钝等。慢性者，与急性者相似，但病势较轻。此病属中医"瞳神缩小"（又称"瞳神紧小"）等范畴。

传统辨证施治一般分肝经风热、肝胆实火、风热夹湿、阴虚火旺、肝肾不足等。

整体观认为，上述各型病机并不孤立存在，而是互相联系共同存在。此病重点在眼部，全身症状不居主要地位，但亦有所表现，如发热、头痛、心烦、胸闷、口干、纳差、尿黄、便干等，提示和整体功能有关。从局部分析，重点在"风轮"、"水轮"，故和肝、肾关系密切，但亦兼及"血轮"、"气轮"甚至"肉轮"。局部症状有风、热、湿、血瘀等表现，也涉及全身功能。故此病仍属整体疾病，应予系统治疗，全息汤基础方加减。

急性者合新制柴连汤（见"单纯疱疹病毒性角膜炎"节）加减；慢性者合清肾抑阳丸（黄柏、黄连、草决明、当归、独活、知母、枸杞子、寒水石各10g）加减。其余按总论中加减法加减。

用以上方法治疗虹膜睫状体炎一般有效。可配合西医治疗。

第十四节　急性闭角型青光眼

急性闭角型青光眼是前房急性阻塞引起眼压急剧升高并有相应症状和眼前段组织改变的眼病。常见于50岁以上老年人，女性更为常见。临床表现：病人自觉剧烈眼痛伴同侧头痛、虹视、视朦、视力急剧下降，或仅存光感，常伴有恶心、呕吐、发热、寒战、便秘等症状，并常见以下体征：①眼压升高。②瞳孔散大。③眼部充血。④角膜水肿。⑤前房角变浅及房角闭塞。⑥虹膜节段性萎缩。此病属中医"绿风内障"范畴。

传统辨证施治一般分肝胆火炽、痰火动风、肝郁气滞、阴虚阳亢、脾胃虚寒等。

整体观认为，上述各型病机并不孤立存在，而是互相联系共同存在。此病是整体功能紊乱引起的眼病，故除眼部症状外，还出现一些全身症状，如发热、恶寒、头痛、口干、口苦、恶心、呕吐、尿黄、便干等。从眼部症状分析，风、寒、痰、湿、血热、血瘀等都有不同程度表现。故应予系统治疗，全息汤基础方加减。

一般合绿风羚羊饮［羚羊角粉5g（吞），玄参、防风、知母、黄芩、桔梗、车前子、大黄各10g，细辛3g］加减。恶心呕吐者加半夏、苏叶各10g；烦躁不安或失眠多梦者加龙骨、牡蛎各12～15g。其余按总论中加减法加减。

用以上方法治疗急性闭角型青光眼，初起者效果明显。可配合西医治疗。药物治疗眼压恢复正常后，应手术治疗。

第十五节　原发性开角型青光眼

原发性开角型青光眼，又称慢性单纯性青光眼，其特点是眼压虽然升高，但房角始终是开放的。临床表现：大多数早期无症状，少数患者有轻微头痛、头晕、眼胀、视矇等，晚期视力严重下降。本病常见以下体征：①眼压升高。②视乳头损害。③视野缺损。此病属中医"青风内障"范畴。

传统辨证施治一般分气郁化火、痰火升扰、阴虚风动、肝肾两亏等。

整体观认为，上述各型病机并不孤立存在，而是互相联系共同存在。此病是整体功能紊乱引起的眼病，全身症状虽不重，但有时也有表现，如头痛、头晕、心烦、口干、口苦、恶心、呕吐、尿黄、便干等，这些症状虽不具有典型诊断意义，但可提示此病与整体功能有关。故应予系统治疗，全息汤基础方加减。

一般合青风羚羊汤[羚羊角粉5g（吞），玄参、地骨皮、车前子、川芎、羌活各10g，细辛3g]加减。恶心呕吐者加半夏、苏叶各10g；烦躁不安或失眠多梦者加龙骨、牡蛎各12g。其余按总论中加减法加减。

用以上方法治疗原发性开角型青光眼，早期多可取效。必要时可配合西医治疗，严重者应手术治疗。

第十六节　老年性白内障

没有明显原因先后发生双眼晶状体混浊，发病年龄一般在50岁以上者，称老年性白内障。临床表现：早期患者自觉眼前有固定暗点，呈渐进性加重。视力障碍出现的时间和程度，与晶状体混浊程度和部位不同有关。可有单眼复视、多视和屈光改变等。根据白内障开始形成的部位，老年性白内障分为皮质性、核性和囊下性三类。皮质性是老年性白内障最常见的类型。此病属中医"圆翳内障"范畴。

传统辨证施治一般分肝肾两亏、脾虚气弱、肝热上扰、阴虚夹湿等。

整体观认为，上述各型病机并不孤立存在，而是互相联系共同存在。此病是因老年人机能衰退进而出现功能紊乱所致。除眼部症状外，或多或少还出现一些全身症状，如气短、胸闷、口干、口苦、纳呆、乏力、尿黄、便干或溏、头晕、耳鸣等。这些症状虽无典型诊断意义，但可提示此病和整体功能有关。从眼部症状分析，病发于"水轮"，和肾关系密切，但还涉及其他脏腑。故应予系统治疗，全息汤基础方加减。

一般合杞菊地黄丸（山药12g，山萸肉、枸杞子、菊花各10g），可再合补肾丸（磁石12g，肉苁蓉、五味子、枸杞子、菟丝子、楮实子、覆盆子、石斛、沉香、黄柏各10g，青盐5g）。其余按总论中加减法加减。

用以上方法治疗老年性白内障，可控制发展。一般可配合西医治疗。白内障成熟者，应手术治疗。

第十七节 视网膜动脉阻塞

视网膜动脉阻塞是因视网膜动脉痉挛、硬化或血管内栓子栓塞造成，多见于高血压动脉硬化患者，也偶见于心内膜炎患者，是一种严重的眼病。临床表现：视力突然下降或丧失。分支阻塞则表现为视野某一区域突然出现暗影。患侧瞳孔散大，直接对光反应消失，可仅余光感，甚至失明。如系分支阻塞，则视力可部分保存，但相应的视野消失。此病属中医"暴盲"范畴。

传统辨证施治一般分气血瘀阻、痰热上壅、肝风内动等。

整体观认为，上述各型病机并不孤立存在，而是互相联系共同存在。此病是整体功能紊乱导致的眼病，在眼病发生前往往有动脉粥样硬化、风湿性心内膜炎、颞动脉炎等病史，也存在一些相应症状，如心烦、胸闷、口干、口苦、恶心、尿黄、便干、头晕、目眩、耳鸣等。追本溯源，应予系统治疗，全息汤基础方加减。

此病血瘀征象明显，故一般合血府逐瘀汤（当归、红花、牛膝、桃仁、枳壳、赤芍、桔梗、川芎各10g）加减。恶心呕吐者加半夏、苏叶各10g；烦躁不安者加龙骨、牡蛎各12～15g。其余按总论中加减法加减。

用以上方法治疗视网膜动脉阻塞，如及时治疗或可取效。但此病发病急，视网膜缺血时间超过90分钟，光感受器的死亡将不可逆转，因此只可改善体质，减轻症状。一般应配合西医抢救。如能在发病前以系统疗法治疗原发病，则可能减少此病的发生。

第十八节　视网膜静脉阻塞

视网膜静脉阻塞的原因，青年患者中多见于视网膜静脉炎或血液黏滞度高者，老年患者主要是高血压动脉硬化所致。临床表现：视力减退，部分视野缺损，如果累及黄斑或大出血，则视力严重障碍。眼底检查，视网膜静脉粗大、迂曲，血管呈暗红色；视乳头为中心火焰状出血，遍布眼底各处；视网膜水肿，静脉呈断续状埋藏于水肿的视网膜内。重者其间可见一些棉绒斑，甚则出现黄白色类脂质变性与出血相混杂；视乳头充血、水肿，表面也被出血遮盖。此病属中医"暴盲"范畴。

传统辨证施治一般分气血瘀阻、痰热上壅、肝风内动等。

整体观认为，上述各型病机并不孤立存在，而是互相联系共同存在。此病和视网膜动脉阻塞一样，是整体功能紊乱所致的眼病，也或多或少出现一些全身症状，如头痛、心烦、胸闷、口干、口苦、恶心、呕吐、尿黄、便干等。应予系统治疗，全息汤基础方加减。

一般合血府逐瘀汤（见"视网膜动脉阻塞"节）加减。恶心呕吐者加半夏、苏叶各10g；烦躁不安者加龙骨、牡蛎12~15g。其余按总论中加减法加减。

用以上方法治疗视网膜静脉阻塞，可控制症状发展。可配合西医治疗。在此病发病前往往有原发病史，如以系统疗法治疗这些原发病，有可能减少此病的发生。

第十九节　视网膜静脉周围炎

视网膜静脉周围炎，又称青年性复发性视网膜玻璃体出血性疾病。本病可能与结核感染有关。临床表现：多见于青壮年男性，易复发，病程长，多为双眼。初起时眼前有炊烟样黑影飘动，随即呈红视，如出血过多，则视力突然减退，严重者仅存光感。玻璃体大出血一般可以吸收，能恢复一定视力，如反复出血可引起增殖性视网膜病变，还可继发视网膜脱离。此病属中医"视瞻昏渺"等范畴。

传统辨证施治一般分肝经血热、肾阴亏耗等。

整体观认为，上述二型病机并不孤立存在，而是互相联系共同存在。此病除涉及肝、肾、血热等因素外，还涉及整体功能。全身症状一般不明显，或有潮热、盗汗、烦躁、口苦、口干、尿黄等，提示此病与整体有关。现代医学认为，其发病机制主要是视网膜静脉管壁组织为结核杆菌蛋白所致敏，故发生迟发性过敏反应，这样也必然涉及整体的各方面。故应予系统治疗，全息汤基础方加减。

此病血热征象明显，一般合生蒲黄汤（生蒲黄、旱莲草、丹参各12g，荆芥炭、郁金、川芎各10g）。盗汗或烦躁不安者加龙骨、牡蛎各12g。其余按总论中加减法加减。

用以上方法治疗视网膜静脉周围炎，一般有效，且可改善体质，减少复发。必要时可配合西医治疗。

第二十节　原发性视网膜色素变性

原发性视网膜色素变性是一种慢性进行性视网膜神经上皮细胞包括色素上皮的原发性变性疾病，为一种家族性遗传性疾病。男性多发，多双眼受累。临床表现：早期症状是夜盲，视野逐渐缩小，晚期呈管状视野，中心视力也受到损害。常并发青光眼和白内障。此病属中医"高风内障"范畴。

传统辨证施治一般分肾阳不足、肝肾阴虚、脾气虚弱等。

整体观认为，上述各型病机并不孤立存在，而是互相联系共同存在。此病是慢性病，病程长，可能出现的全身症状，如恶寒、烦热、气短、胸闷、口干、纳差、乏力、尿黄、便干或溏等，多不典型，也不固定，但提示与整体有关。此病以夜盲、视野变小、视力损害为主要症状，且为遗传性疾病，按中医理论可归为肾虚。肾阳虚与肾阴虚，只是表现的侧面不同，不能绝对划分。肾虚必然涉及其他脏腑并有相应表现，故传统辨证施治还有脾气虚弱等证型。总之，此病虽以肾虚为重点，但涉及整体功能，仍应进行系统治疗，全息汤基础方加减。

一般合金匮肾气丸（熟地15g，山药12g，山萸肉10g，附子、肉桂各3～6g），加当归、枸杞子各10g，夜明砂20g。其余按总论中加减法加减。病重者服汤剂，病缓者可按以上比例配成丸药长期服用。

用以上方法治疗原发性视网膜色素变性，一般可控制病情发展或明显改善症状。

第二十一节　视神经炎

视神经炎因病变损害的部位不同而分为视乳头炎和球后视神经炎两大类。视神经炎发病原因复杂。临床表现：多呈急性发病，双眼或单眼视力迅速减退，可于数小时或数月内发生严重的视力障碍，甚至失明。有时可伴有眼球转动时疼痛，少数患者有头痛、头晕感觉。此病属中医"暴盲"、"视瞻昏渺"范畴。

传统辨证施治一般分肝火亢盛、气滞血瘀、阴虚火旺等。

整体观认为，上述各型病机并不孤立存在，而是互相联系共同存在。视神经疾病与全身疾病密切相关。此病病因复杂，在侵犯视神经的同时，都会影响整体功能，除视力损害外，也出现一些全身症状，如或有发热、恶寒、头痛、心烦、口干、口苦、尿黄、便干或溏等。应予系统治疗，全息汤基础方加减。

初起急重者合龙胆泻肝汤（龙胆草6g，当归、栀子、黄芩、木通、车前子各10g）加减，稍轻合丹栀逍遥散（当归、薄荷、栀子各10g）；日久病缓者合知柏地黄丸（生地15g，山药、山萸肉12g，知母、黄柏各10g）。烦躁不安者加龙骨、牡蛎各12～15g。其余按总论中加减法加减。

用以上方法治疗视神经炎，多数有效，初起者疗效更好。可配合西医治疗。

第二十二节 视神经萎缩

视神经萎缩是因神经胶质纤维增生和循环障碍导致的视神经纤维的退行性病变。分原发性与继发性两种。临床表现：视力渐降，终至失明，视野缩小或偏盲，有中心暗点等。此病属中医"青盲"范畴。

传统辨证施治一般分肝肾不足、心营亏虚、肝郁气滞、脾肾阳虚、气滞血瘀等。

整体观认为，上述各型病机并不孤立存在，而是互相联系共同存在。现代医学认为，视神经炎症、外伤、高眼压、高颅压等，都可能导致视神经萎缩，还有遗传性视神经萎缩。这些因素都涉及整体功能。在视神经萎缩形成的过程中，除眼部症状外，也可能出现一些全身症状，如恶寒、头痛、心烦、心悸、失眠、口干、口苦、纳差、尿黄、便干等，提示与整体功能有关。故应予系统治疗，全息汤基础方加减。

一般合明目地黄丸（熟地、山萸肉、山药、当归、五味子各10g）。烦躁不安或失眠多梦者加龙骨、牡蛎各12g；外伤引起者加桃仁、红花、川芎各10g。久病者合驻景丸加减（楮实子、菟丝子、茺蔚子、枸杞子、车前子、五味子、木瓜、生三七、紫河车、寒水石各10g），按以上比例配制成丸药长期服用。其余按总论中加减法加减。

用以上方法治疗视神经萎缩，可控制或延缓病情发展。可配合西医治疗。

按：中医在眼科疾病的治疗中，使用最广泛的是脏腑辨证，即把眼科疾病和脏腑功能相联系，如五轮八廓之说等。这体现了中医整体辨证思想的特点，验之临床，确实有效，应继承和发扬。但传统辨证施治，疾病和脏腑分别联系，即某一疾病和某一脏腑或某些脏腑相联系。随着病情的发展变化，联系的脏腑也可能发生相应的变化。这不仅影响理论的完整性，也会给临床带来不便和困惑。整体观和系统疗法认为，眼和其他器官一样，是人身整体的一部分，携带着整体生命信息，和整体（包括脏腑）密切联系，从某种意义上说也代表整体。眼部疾病也是整体疾病，不是暂时地、分阶段地、分别地与某一脏腑或某些脏腑相联系，而是全面始终与所有脏腑相联系。因此不管症状如何变化，均应予以系统治疗，在此基础上，对不同的病证再考虑不同侧重。实践证明，系统疗法不仅简化了辨证，也提高了疗效，并为眼科疾病的治疗开辟了新道路。

　　在外因方面，传统辨证施治多重视风、湿、火等因素，对寒重视不够，在疏风解表中也极少用桂枝。风、寒、暑、湿、燥、火性质的确定，除气候因素外，还要观察机体的反应。由于机体反应的复杂性，虽各有侧重，但不单纯，而是各种性质兼见并互相转化。在分析病情时要避免机械论，而应用辩证法，寒与热（火）、湿与燥都对立存在。眼科炎症类疾病虽多热象，但亦有寒的因素。系统疗法中用桂枝疏风散寒，可提高机体免疫力，促进血液循环，有利于炎症的消退，而不会助热动血，可放心使用。

第十六章　　耳鼻咽喉科疾病

第一节　分泌性中耳炎

　　分泌性中耳炎，又称卡他性中耳炎、非化脓性中耳炎、浆液性中耳炎、渗出性中耳炎等，是以鼓室积液及听力下降为特征的中耳非化脓性炎性疾病。多因咽鼓管阻塞或功能不良，再有感染或变态反应而致病。临床分为急性和慢性两类。临床表现：急性分泌性中耳炎发病前多有感冒史。主要症状为耳内胀满堵塞感，听力下降，但往往伴有自听增强，在头位前倾或偏向患侧时，常可使听力暂时得以改善；有的见耳鸣，有时活动头部耳内作响，有的有轻微耳痛。慢性分泌性中耳炎以渐进性耳聋为主，变动头部，听力也无改善，常有耳鸣，无耳痛，病久者可伴有感音神经性聋。此病属中医"耳胀"、"耳闭"等范畴。

传统辨证施治一般分风邪犯肺、气滞血瘀等。

整体观认为，上述二型病机并不孤立存在，而是互相联系共同存在。此病以耳为重点，但和整体关系密切。从发病原因分析，咽鼓管功能障碍、感染、变态反应等都和整体有关。从症状分析，除耳部症状外，还可能有发热、恶寒、头痛、鼻塞、咽痛、心烦、口干、口苦、尿黄等。鼓室积液则属水湿停滞之象。都提示与整体有关。应予系统治疗，全息汤基础方加减。

急性分泌性中耳炎初起，以全息汤基础方治疗即可。兼见烦躁不安者加龙骨、牡蛎各12g；病重日久者合桂香散（麻黄、川芎、白芷、当归、石菖蒲、木香、南星、木通、白蒺藜各10g，细辛3g）加减。其余按总论中加减法加减。

用以上方法治疗分泌性中耳炎，一般有效，急性初起者效果良好。必要时可配合西医治疗，必须手术治疗者，可予手术。

第二节 急性化脓性中耳炎

急性化脓性中耳炎是中耳黏膜的急性化脓性炎症。属常见病，好发于儿童。主要致病菌为肺炎球菌、溶血性链球菌、葡萄球菌等。病变部位主要在鼓室，也常累及咽鼓管、鼓窦和乳突。临床表现：①全身症状：发热，食欲减退，全身不适，幼儿可有高热、惊厥，并常伴有呕吐腹泻等消化道症状，鼓膜穿孔后，体温下降，全身症状明显减轻。②耳痛：随中耳内炎性分泌物的逐渐增加，耳痛加剧，鼓膜穿孔前疼痛最剧，一旦鼓膜穿孔，脓液流出，耳痛大减或消失。③听力减退：初期耳闷，渐听力下降，伴耳鸣，鼓膜穿孔脓液流出后，听力反有所好转。此病属中医"脓耳"范畴，又有"聤耳"、"风耳"等名称。

传统辨证施治一般分风热外袭、肝胆火盛等。

整体观认为，上述各型病机并不孤立存在，而是互相联系共同存在。此病以耳部为重点，但涉及整体，除耳部症状如耳痛、流脓、听力减退等外，也出现一些全身症状，如恶寒、发热、头痛、喷嚏、咳嗽、心烦、口干、口苦、恶心、呕吐、腹泻、尿黄等。故除重点治疗耳部外，还要注意全身功能的调整，全息汤基础方加减。

一般合抑肝消毒散（山栀、黄芩、连翘、防风、荆芥、赤芍、归尾、灯心草各10g，银花12～15g）。恶心呕吐者加半夏、苏叶各10g；腹泻者去瓜蒌加蒌皮10g；烦躁不安者加龙骨、牡蛎各12g。其余按总论中加减法加减。小儿用药量酌减。

外治可用金丝荷叶数片，加冰片少许，捣汁滴耳。

用以上方法治疗急性化脓性中耳炎，效果良好。必要时可配合西医治疗。

第三节　慢性化脓性中耳炎

慢性化脓性中耳炎是中耳黏膜、骨膜或深达骨质的慢性化脓性炎症，常合并慢性乳突炎。多因急性化脓性中耳炎治疗不及时、不当或不彻底迁延而成，也可能为急性坏死性中耳炎直接延续，或因鼻咽部及邻近器官的慢性炎症病灶经咽鼓管感染所致。最常见致病菌为变形杆菌、绿脓杆菌、金黄色葡萄球菌及大肠杆菌等，常有两种以上细菌混合感染。按病理及临床表现分为3型：①单纯型：患耳流脓，量较多，多呈间歇性，上呼吸道感染时流脓量增多，静止期可完全干燥。脓液呈黏液性或黏脓性，一般不臭。出现轻度传导性耳聋。②骨疡型：耳中持续流脓，脓液黏稠，常有臭味或出血。多有重度传导性耳聋。③胆脂瘤型：耳内长期持续流脓，量多少不一，脓液为豆渣样物，有特殊恶臭。发生重度传导性耳聋或混合性耳聋。此病属中医"脓耳"等范畴。

传统辨证施治一般分脾虚夹湿、肾元亏虚、肾虚肝旺等。

整体观认为，上述各型病机并不孤立存在，而是互相联系共同存在。慢性化脓性中耳炎全身症状虽然没有急性化脓性中耳炎明显，但也存在，如遇外感流脓增多时可有发热、恶寒、头痛等，平时可能有口干、口苦、乏力、尿黄、便干或溏等，也提示与整体有关。从局部分析，鼓室黏膜肿胀、流脓，是湿盛，与脾有关；病损及骨，听力受损，则与肾有关；胆脂瘤形成，奇臭，则与肝热有关。这些虽分见于各型，但也互相联系。故应予系统治疗，全息汤基础方加减。

黏液脓性，不臭者（多见于单纯型），加山药、薏苡仁各12g，黄柏、桔梗各10g；脓液带血丝，有臭味者（多见于骨疡型），合知柏地黄丸（生地15g，山药、山茱萸各12g，知母、黄柏各10g），或兼服知柏地黄丸成药亦可；脓液为豆渣样，奇臭者（多见于胆脂瘤型），合知柏地黄丸与龙胆泻肝汤（当归、木通、车前子、龙胆草、栀子、黄芩各10g），或兼服知柏地黄丸与龙胆泻肝丸成药亦可。其余按总论中加减法加减。

用以上方法治疗慢性化脓性中耳炎，多数有效，并可预防和治疗各种并发症。可配合西医治疗，必须手术者应手术治疗。

第四节　梅尼埃病

梅尼埃病是因膜迷路积水所致以发作性眩晕、耳聋、耳鸣为主要症状的疾病。发病原因不明，可能与植物神经功能紊乱、变态反应、代谢和内分泌障碍等有关。临床表现：①眩晕：发作甚急，呈旋转性，病人自觉环境围绕自身旋转或感觉自身在旋转。眩晕一般持续数分钟或数小时，一般能自行缓解，转入间歇期。间歇期从数日到数年不等。发作时神志清楚。②耳鸣：多数在发作前已有耳鸣，为低音调持续性，眩晕发作时耳鸣加重，反复发作转为高音调，间歇期耳鸣减轻。③耳聋：发作时听觉下降，眩晕过后有所恢复，多次发作听力出现波动现象，呈感音性聋。④其他：可有植物神经反射症状，如恶心、呕吐、面色苍白、出冷汗、血压下降、腹痛等。可有耳部胀闷感、压迫感，可有眼球自发性、水平性震颤。此病属中医"眩晕"、"耳鸣"等范畴。

传统辨证施治一般分髓海不足、上气不足、寒水上泛、肝阳上亢、痰浊中阻等。

整体观认为，上述各型病机并不孤立存在，而是互相联系共同存在，其各种不同表现都是疾病表现的不同侧面，分型过细不利于认识疾病整体性的本质。此病以耳为重点，也涉及整体。从症状分析，除眩晕、耳鸣、耳聋外，还可能出现恶寒、肢冷、自汗、烦热、心烦、心悸不安、口苦、恶心、呕吐、腹痛、尿黄、便干或溏等，提示和整体有关。从病理分析，膜迷路积水、蜗管和球囊积水扩张等，从中医观点分析属水湿停滞，这又涉及三焦和众多脏腑。从病因分析，虽至今不十分明确，但多数认为可能与植物神经功能紊乱、变态反应、代谢和内分泌功能障碍有关，这些也都涉及整体的各方面。总之，此病是以整体功能紊乱为基础以耳部为重点的疾病，应予系统治疗，全息汤基础方加减。

恶心呕吐者加半夏、苏叶各10g；眩晕严重者加天麻10g（半夏白术天麻汤意）；烦躁不安或多汗者加龙骨、牡蛎各12g；自汗者加黄芪12g，自汗严重兼面色苍白肢冷者加附子10g。其余按总论中加减法加减。

用以上方法治疗梅尼埃病，效果良好，且可改善体质，减少复发。必要时可配合西医治疗。

第五节　突发性聋

突发性聋是突然发作的重度感音性聋。原因不明，可能与内耳病毒感染、变态反应、内耳血液循环障碍有关。临床表现：①听力下降：大多发生在一侧。②耳鸣：多为高音调的耳鸣，常与耳聋同时发生。③眩晕：多与耳聋耳鸣同时出现。此病属中医"暴聋"范畴。

传统辨证施治一般分风热侵袭、肝火上扰、痰火郁结、气滞血瘀等。

整体观认为，上述各型病机并不孤立存在，而是互相联系共同存在。从症状分析，除耳聋、耳鸣、眩晕等典型症状外，还可能出现一些全身症状，如发热、恶寒、头痛、咽痛、咳嗽、心烦、胸闷、口干、口苦、恶心、尿黄、便干或溏等。从病因分析，一般认为可能与病毒感染、变态反应、内耳血液循环障碍等有关，而这些都涉及整体功能。故应予系统治疗，全息汤基础方加减。

外感症状明显按外感症状加减，如咽痛、头痛者加银花、菊花各12g，连翘、桔梗、薄荷、牛蒡子各10g，咳嗽者去生姜、大枣，加干姜、五味子各10g等；内脏症状明显者按出现症状加减，如烦躁不安或心悸失眠者加龙骨、牡蛎各12g，恶心呕吐者加半夏、苏叶各10g等。耳聋较重较久，除按上述加减法加减外，可合桂香散（见"分泌性中耳炎"节）加减。其余按总论中加减法加减。

用以上方法治疗突发性聋，初起者多数有效。必要时可配合西医治疗。

按：耳和整体关系密切。耳为肾之窍，也和心、肝、脾等有关。手太阳小肠经、足太阳膀胱经、手少阳三焦经、足少阳胆经、足阳明胃经等经脉均循行于耳。耳郭有全身脏器及肢体的反应点（耳穴），通过耳穴能诊治多种疾病。《内经》中也有"耳者，宗脉之所聚也"等论述。故可以认为，耳这一局部即代表整体，在这方面整体观和中医经典理论是相通的。传统辨证施治，即应用这些理论，根据耳病表现，联系内在脏腑进行治疗，有一定优越性。但其是分别联系，区别定性，这不仅辨析难度大，也影响疗效，并在一定程度上破坏了理论的完整性。整体观和系统疗法则认为是全过程全方位联系，始终应进行系统治疗。这就简化了辨证，也提高了疗效，并创造性地继承和发扬了中医传统理论。

第六节　急性鼻炎

急性鼻炎是鼻腔黏膜的急性感染性炎症。由病毒引起，发病率高，有传染性，多发生在春、秋、冬季。临床表现：初期可有全身不适或低热，鼻和鼻咽部干燥、发痒，打喷嚏等。1～2日后进入急性期。在急性期出现鼻塞、流清水样鼻涕，继之鼻塞加重，鼻涕转为黏液脓性，不易擤出。炎症向下蔓延，出现咽痛及咳嗽。可有不同程度的发热、头痛、四肢酸软等。3～5日后，症状减轻。如无并发症，7～10日恢复正常。此病中医称为"伤风"。

传统辨证施治一般分风寒型、风热型。

整体观认为，风寒与风热只是表现程度上略有侧重，很难绝对划分，其病机则互相联系共同存在。此病以鼻部表现为重点，但病毒感染不可能局限于鼻部，必然涉及整体。除鼻塞流涕等症状外，全身症状一般不重，但也有一些表现，如发热、头痛、口干、乏力、尿黄等。为提高疗效，预防并发症的发生，应进行系统治疗，全息汤基础方加减。

鼻塞重者加辛夷、苍耳子各10g；咽痛者加银花12g，连翘、薄荷、桔梗各10g。其余按总论中加减法加减。

用以上方法治疗急性鼻炎，效果良好，且可改善体质，预防和治疗并发症。

第七节 慢性鼻炎

慢性鼻炎是鼻黏膜或鼻黏膜下层的非特异性慢性炎症。通常包括慢性单纯性鼻炎和慢性肥厚性鼻炎。前者为鼻腔黏膜可逆性炎症，后者多由前者转化而来，为不可逆的黏膜和黏膜下组织慢性炎症。临床表现：①慢性单纯性鼻炎：鼻塞呈间歇和交替性。一般在白天、体力劳动后或天热时减轻或消失，夜间、久坐、疲劳、酒后或遇寒冷时加重。侧卧时居下侧面之鼻腔阻塞重，上侧鼻腔阻塞轻。鼻涕常为黏液状态，有继发感染者可变为黏液脓性鼻涕。②慢性肥厚性鼻炎：鼻塞较重，多为持续性。常出现嗅觉减退，讲话时闭塞性鼻音较重，鼻涕多呈黏稠的黏液性或黏脓性，不易擤出。可伴有耳鸣、头痛、记忆力减退、失眠等症状。此病中医称为"鼻窒"。

传统辨证施治一般多从以下几型考虑：肺经郁热，鼻窍不利；肺气虚弱，寒邪滞留；脾气虚弱，湿浊不化；邪毒久留，气滞血瘀等。

整体观认为，上述各型病机并不孤立存在，而是互相联系共同存在。此病以鼻为重点，但与整体关系密切。从症状分析，除鼻部症状如鼻塞、流涕，或有嗅觉减退等外，还可能出现一些全身症状，如发热、恶寒、头痛、头晕、耳鸣、听力减退、心烦、失眠、健忘、口干、口苦、尿黄、便干或溏等。这些症状虽无典型意义，但提示与整体有关。从病因分析，除急性鼻炎反复发作或治疗不彻底外，还有邻近病灶影响、物理化学刺激、全身慢性疾病、内分泌失调、长期情绪紧张或精神负担过重等，都可能是慢性鼻炎发生的原因，而这些都和整体功能关系密切。从局部检查分析，痰湿、血热、血瘀都有所表现，这些也都涉及整体功能。故应予系统治疗，全息汤基础方加减。

　　一般合辛夷散（辛夷、藁本、升麻、川芎、木通、防风、羌活、白芷各10g，细辛3～5g）。其余按总论中加减法加减。

　　用以上方法治疗慢性鼻炎，多数可缓解症状。必要时可配合西医治疗。药物治疗无效者可手术治疗。

第八节　萎缩性鼻炎

　　萎缩性鼻炎是鼻黏膜、黏膜下层，甚至鼻甲骨膜、骨质发生萎缩的慢性进行性鼻腔疾病。多发生于青年女性。临床表现：①鼻和咽部干燥感。②鼻塞。③鼻衄。④嗅觉障碍，鼻腔有臭气。并有头痛、头昏、记忆力减退等症状。此病中医称为"鼻槁"等。

　　传统辨证施治一般分阴虚肺燥、气血虚弱、肝火犯肺等。

　　整体观认为，上述各型病机并不孤立存在，而是互相联系共同存在。此病以鼻腔为重点，但与整体关系密切。从症状分析，除鼻部症状，如鼻咽干燥、鼻塞、鼻出血、嗅觉减退、鼻臭等外，还可能出现烦热、头痛、头昏、心烦、记忆力减退、口苦、纳差、乏力、尿黄、便干或溏等，提示与整体功能有关。从局部检查分析，燥、湿、血热、血瘀都有不同程度表现，这些也都涉及整体功能。故应予系统治疗，全息汤基础方加减。

　　此病燥火明显，一般合清燥救肺汤（桑叶、石膏、人参或党参、胡麻仁、阿胶、麦冬、枇杷叶、杏仁各10g）加减。鼻塞重者加辛夷、苍耳子各10g；鼻干甚者加沙参、石斛、天花粉各10g；鼻出血者加重生地、丹皮用量至12g，酌加侧柏叶、茜草各10g；鼻臭者加黄柏、苦参各10g。其余按总论中加减法加减。

　　用以上方法治疗萎缩性鼻炎，可不同程度地减轻症状。可配合西医治疗，必要时可手术治疗。

第九节 变应性鼻炎

变应性鼻炎是指接触某种异体物质后，机体对该物质的反应性增高，当再次接触这种物质时，呈现以鼻腔黏膜病变为主的异常反应。可发生于任何年龄，以青少年最多见。一般认为变应性鼻炎属Ⅰ型变态反应。临床表现：①鼻痒和喷嚏。②流水样鼻涕。③鼻塞。④其他症状：常有头痛、流泪、嗅觉减退、耳鸣，多数患者有其他变态反应性疾病，如荨麻疹、哮喘等。此病属中医"伤风"范畴。

传统辨证施治一般分风寒袭扰、肺卫不固、肺脾气虚、肺肾虚寒等。

整体观认为，上述各型病机并不孤立存在，而是互相联系共同存在。此病是以整体功能紊乱为基础在某些外部因素的刺激下而产生的鼻腔黏膜病变。除鼻痒、喷嚏、鼻塞、嗅觉减退等外，还存在一些全身症状，如恶寒、头痛、荨麻疹、心烦不安、哮喘、口苦、纳差、乏力、尿黄、便干或溏、流泪、耳鸣等。故首先应调整整体功能，全息汤基础方加减。

一般加荆芥、防风、苍耳子、辛夷各10g。久病体虚者加黄芪12g；烦躁不安或失眠多梦者加龙骨、牡蛎各12g。其余按总论中加减法加减。

用以上方法治疗变应性鼻炎，疗效明显，且可改善体质，减少复发。必要时可配合西医治疗。

第十节 鼻息肉

鼻息肉为常见鼻病，好发于中鼻甲游离缘和前组筛窦。一般认为它与鼻腔、鼻窦的变态反应和慢性炎症有关。临床表现：持续性鼻塞，可发生于一侧或双侧，随息肉增长而进行性加重，伴闭塞性鼻音，嗅觉减退。合并鼻窦炎者，常有头胀痛、流涕黄浊等症状。双侧性鼻息肉生长过大时，可形成"蛙鼻"外形。鼻镜检查可见一个或数个呈荔枝肉样或去皮葡萄样肿物，多有蒂附着于中鼻道或中鼻甲游离缘。表面光滑，灰白或淡红色，半透明，触之柔软。无痛，不易出血。不为麻黄素所收缩。此病中医也称"鼻息肉"，或称"鼻痔"等。

传统一般多从肺经湿热论治。

整体观认为，鼻息肉属变态反应性鼻病，和其他变态反应性疾病一样，其根源是整体功能紊乱。辨证属肺经湿热，是针对局部辨证分析的结论，肺经并不孤立存在，风、湿、热各种因素也必然涉及整体的各个方面。故应系统治疗，全息汤基础方加减。

一般合辛夷清肺饮（辛夷、石膏、知母、栀子、黄芩、枇杷叶、升麻、百合、麦冬各10g），酌加羌活、防风、连翘、薄荷各10g。其余按总论中加减法加减。

用以上方法治疗鼻息肉，可不同程度地缓解症状。息肉巨大者应手术摘除。

第十一节　鼻窦炎

鼻窦炎是一种常见的鼻窦黏膜化脓性炎症。临床上分急性鼻窦炎和慢性鼻窦炎两类。发病率以上颌窦为最高，其后依次为筛窦、额窦和蝶窦。临床表现：鼻流脓涕，伴鼻塞、头痛、嗅觉减退等。急性鼻窦炎可有畏寒、发热、食欲不振、周身不适等。儿童较成人重，甚至发生呕吐、腹泻、抽搐等。局部检查可见鼻黏膜充血或淡红，中鼻道有脓液，眉间或颧部有压痛等。上颌窦穿刺有脓液。此病属中医"鼻渊"范畴。

传统辨证施治一般分肺经风热、胆腑郁热、脾胃湿热、肺气虚寒、脾气虚弱等。

整体观认为，上述各型病机并不孤立存在，而是互相联系共同存在。其各种不同表现，都是疾病在不同阶段不同侧面的反映。此病是以鼻窦为重点的感染性疾病，除鼻窦症状明显，如流脓涕、鼻塞、嗅觉减退、眉间或颧部有压痛外，还存在一些全身症状，如发热、恶寒、头痛、心烦、咳嗽、口干、口苦、纳差、乏力、尿黄、便干或溏等。故此病是以鼻窦为重点的整体疾病，应予系统治疗，全息汤基础方加减。

急性鼻窦炎加辛夷、苍耳子、蔓荆子各10g，银花12～20g，连翘10～15g，石膏15～30g；慢性鼻窦炎合苍耳子散（苍耳子、辛夷、白芷、薄荷各10g）加藿香10g（或兼服藿胆丸），热毒未清者加蒲公英15g。其余按总论中加减法加减。

用以上方法治疗鼻窦炎，效果良好。必要时可配合西医治疗。

第十二节　鼻出血

鼻出血指鼻腔内出血，是一种常见的鼻部症状。出血可发生于鼻腔任何部位，但多数发生在鼻中隔前下方，一些老年高血压患者，鼻出血常来自鼻腔后部的鼻–鼻咽静脉丛。鼻出血的全身因素有心血管疾病、急性传染病、血液病、维生素缺乏等。局部因素有鼻腔炎症、鼻外伤、肿瘤、鼻中隔偏曲等。此症状中医称为"鼻衄"等。

传统辨证施治一般多分肺经热盛、胃火炽盛、肝火上炎、肝肾阴虚、脾不统血等。

整体观认为，上述各型病机并不孤立存在，而是互相联系共同存在。从出血原因分析，有些本身就是由全身性疾病引起，有些虽为鼻部疾病引起，但和整体功能有密切联系。从症状分析，除鼻出血外，也出现一些或轻或重的全身症状，如发热、恶寒、头痛、心烦、心悸、咳嗽、口干、口苦、纳差、乏力、尿黄、便干或溏、头晕、目眩、耳鸣等。辨证施治也是从整体治疗，但分型过细，不利于整体功能的调整。应予系统治疗，全息汤基础方加减。

无明显全身症状者，一般合清衄汤（当归、赤芍、香附、山栀、黄连、桔梗各10g，侧柏叶、藕节各12g）。全身症状明显者，按全身症状加减酌加止血药。如咳嗽者去生姜、大枣，加干姜、五味子10g，加重生地用量至12g；烦躁不安，头目胀者，加龙骨、牡蛎各12～15g，加重生地用量至12g，加牛膝12g；汗出肢冷，脉细数无力者，加附子、人参、麦冬、五味子各10g，龙骨、牡蛎各12g。其余按总论中加减法加减。

用以上方法治疗鼻出血，多数效果良好，且对引起出血的各种疾病也有治疗作用。病情急重者应配合西医治疗。

按：鼻为肺窍，阳明之脉交于頞，循鼻旁，故鼻病与肺胃两经关系密切，鼻又与脾、胆有关。现在鼻病辨证已超过上述范围。整体观和系统疗法认为各种鼻部疾病和整体包括各脏腑全方位全过程密切联系，在针对局部进行治疗的同时，应系统调整整体功能。实践证明，这种认识和疗法，不仅简化了辨证，也明显提高了疗效，并为对鼻病的认识和治疗提供了新思路。

第十三节　急性咽炎

急性咽炎是咽黏膜、黏膜下组织和淋巴组织的急性炎症。好发于冬春季节，可经飞沫或接触传染。多由病毒感染所致，有时继发上呼吸道感染。受冷、潮湿、高温、粉尘、烟雾、疲劳、烟酒过度等因素都可能为发病诱因。临床表现：咽喉疼痛、灼热、干痒，或有阻塞感、异物感，有时有刺激性干咳。全身症状有发热、恶寒、头痛、乏力、食欲不振等。局部检查，可见咽黏膜充血、水肿，悬雍垂红肿，咽侧束及后壁淋巴滤泡肿胀、充血。细菌感染者，间或在淋巴滤泡中央出现黄白色点状渗出物。颌下淋巴结肿大并有压痛。此病中医称"急喉痹"，又称"风热喉痹"。

传统辨证施治一般分风热犯肺、肺胃热盛。

整体观认为，上述两型只有程度上的差别，没有实质性的不同。此病是以咽部表现为重点的整体疾病。此病为病毒或细菌感染所致，病原体不可能只侵犯局部，必然累及整体。故除咽部症状明显，如咽痛、咽干、阻塞感、异物感外，同时也存在一些全身症状，如发热、恶寒、头痛、乏力、纳差、尿黄等。从局部分析，咽部充血、水肿、淋巴结肿大等，则属血热、血瘀、痰、湿等，这些也都关系到整体功能的各方面。故应予系统治疗，全息汤基础方加减。

一般合清咽双和饮（银花12～15g，桔梗、当归、赤芍、玄参、荆芥、川贝、葛根、前胡各10g）。其余按总论中加减法加减。

用以上方法治疗急性咽炎，效果良好，且可改善体质。

第十四节 慢性咽炎

慢性咽炎是咽黏膜、黏膜下及淋巴组织的慢性炎症。多见于成年人。发病原因复杂，上呼吸道慢性炎症，烟酒嗜好及不良生活习惯，有害气体刺激，全身疾病如呼吸道疾病、消化道疾病、内分泌紊乱、糖尿病、贫血等，都可能为发病诱因。临床表现：咽部不适感，如干燥、灼热、疼痛、痒感、异物感等，咳嗽，自觉咽部有痰，但不易咳出。临床上可分3型：①慢性单纯性咽炎：咽黏膜弥漫性充血、肿胀，小血管扩张，色暗红，附有少量黏稠分泌物。②慢性肥厚性咽炎：咽黏膜肥厚、弥漫充血，咽后壁淋巴滤泡增生。咽侧索充血、肥厚。③慢性萎缩性咽炎：咽黏膜干燥、变薄并有皱折，常覆有薄痂。此病中医称为"慢喉痹"或称"虚火喉痹"。

传统辨证施治一般分肺肾阴虚、肺脾气虚、痰热内蕴等。

整体观认为，上述各型病机并不孤立存在，而是互相联系共同存在。此病重点在咽部，但与整体功能关系密切。除咽部症状明显，如咽干、咽痛、咽痒、灼热感、异物感外，还存在一些全身症状，如或有发热、恶寒、头痛、心烦、多梦、咳嗽、口干、口苦、恶心、纳差、乏力、尿黄、便干或溏等。从发病原因分析，涉及整体功能的各个方面。从局部检查分析，血热、血瘀、痰、湿等都有所表现，这也涉及整体功能。故应予系统治疗，全息汤基础方加减。

咽干者合养阴清肺汤（麦冬、玄参、贝母、薄荷各10g）；兼恶心呕吐者加半夏、苏叶各10g；烦躁不安或失眠多梦者加龙骨、牡蛎各12g。其余按总论中加减法加减。

用以上方法治疗慢性咽炎，效果良好，并可治疗相关疾病，改善体质。

第十五节　咽异感症

咽异感症是指不伴有局部器质性病变的咽部异常感觉。多发生于中年女性。发病原因很多，多数咽异感症主要由精神因素造成，如焦虑、抑郁、悲伤及神经衰弱等。临床表现因人而异，可有异物感、阻塞感、瘙痒感、烧灼感或黏着感等。患者常夸大咽部不适症状，但进食吞咽正常。症状轻重与患者情绪有密切关系，情志忧郁时加重，心情愉快时则减轻或消失。此症中医称"梅核气"等。

传统辨证施治一般分肝气上逆、痰凝气滞、肺热阴虚等。

整体观认为，上述各型病机并不孤立存在，而是互相联系共同存在。此症虽以咽部异常感觉为主，其根源则是整体功能紊乱。除咽部症状明显外，还可能出现一些症状，如心烦不安、失眠、多梦、多疑、多虑、口干、口苦、口黏、恶心、纳减、尿黄、便干或溏、妇女月经不调等。从发病原因分析，不管是全身因素、局部因素还是精神因素，都和整体功能有关。应予系统治疗，全息汤基础方加减。

烦躁不安或失眠多梦者加龙骨、牡蛎各12g；恶心呕吐者加半夏、苏叶各10g；咽干者合养阴清肺汤（见"慢性咽炎"节）；口苦者加当归、栀子各10g。其余按总论中加减法加减。

用以上方法治疗咽异感症，效果良好，且可改善体质。

第十六节 急性扁桃体炎

急性扁桃体炎是腭扁桃体的急性非特异性炎症，好发于儿童及青年，分急性卡他性扁桃体炎和急性化脓性扁桃体炎两类。前者为病毒感染所致，病毒多为感冒病毒、流感病毒、副流感病毒，病变较轻；后者为化脓性细菌感染引起，以溶血性链球菌、葡萄球菌、肺炎双球菌为多见，炎症侵及扁桃体隐窝内及实质，病变较重，可使扁桃体充血肿胀化脓。临床表现：咽痛，吞咽困难，或有反射性耳痛。全身症状有畏寒、发热、头痛、食欲不振、全身乏力等，小儿甚至有抽搐、惊厥、呕吐、昏睡等。局部检查：咽部及扁桃体充血，扁桃体肿大，在隐窝口有黄白色脓点，或脓点融合成片状，易于拭去。颌下淋巴结肿大、压痛。此病中医称为"急乳蛾"或"风热乳蛾"。传统辨证施治一般分风热外袭、肺胃热盛等。

整体观认为，上述两型病机并不孤立存在，而是互相联系共同存在。此病以扁桃体炎症为重点，但亦波及整体。除局部症状明显，如咽痛、吞咽困难、扁桃体肿大甚至化脓等外，也存在一些全身症状，如恶寒、发热、头痛、心烦、口干、纳差、乏力、尿黄、便干等。应予系统治疗，全息汤基础方加减。

一般合疏风清热汤（荆芥、防风、牛蒡子、桑白皮、赤芍、桔梗、归尾、天花粉、玄参、川芎、白芷各10g，银花15g，连翘12g），严重者合清咽利膈汤（山栀、黄芩、薄荷、荆芥、防风、玄明粉、桔梗、玄参、大黄、黄连各10g，银花15g，连翘12g）加减。其余按总论中加减法加减。

用以上方法治疗急性扁桃体炎，效果良好，且可预防和治疗各种并发症，如急性风湿热、急性肾炎、心内膜炎、心肌炎、败血症等，因这些疾病均在系统疗法治疗范围之内。

第十七节　慢性扁桃体炎

慢性扁桃体炎多因急性扁桃体炎反复发作，迁延而成。临床表现：有反复急性发作的特点，平时咽部有异物感、干痒、轻痛，干咳，口臭，或有头痛、低热、消化不良、乏力、消瘦、易感冒等。局部检查：舌腭弓呈带状慢性充血，且常与扁桃体有粘连，扁桃体表面不平，可见细条索状瘢痕，隐窝口封闭或有黄白色脓栓，以压舌板轻压腭舌弓，有脓样或干酪样分泌物排出。下颌角淋巴结常有肿大。此病中医称为"慢乳蛾"或"虚火乳蛾"。

传统辨证施治一般多分肺阴不足、肾阴虚损等。

整体观认为，肺阴不足或肾阴虚损只是本病病机的一部分，其真正的根源是整体功能紊乱。从症状分析，除咽部症状如异物感、干痒、轻痛等外，还可能出现一些全身症状，如发热、头痛、胸闷、口干、纳差、疲乏、尿黄、便干或溏等，这些症状虽不重，一般也很少全面出现，但可以看出与整体功能有关。局部与痰、湿、血热等有关，而这些也都关系到整体的各方面。从可能出现的并发症分析，由于本病病程长，且易成为病灶，可能引起一些并发症，如风湿热、风湿性心脏病、风湿性关节炎、肾小球肾炎等，可见此病影响广泛，可使整体受累。故应予系统治疗，全息汤基础方加减。

一般合养阴清肺汤（见"慢性咽炎"节）加桔梗10g。急性发作期加银花12g，连翘10g；日久腰酸者加知母、黄柏各10g。其余按总论中加减法加减。

用以上方法治疗慢性扁桃体炎，效果明显。必要时可配合西医治疗。药物治疗乏效，有手术条件者，可手术治疗。

第十八节 急性喉炎

急性喉炎是喉黏膜急性炎症，常为上呼吸道感染的一部分，可继发于麻疹、流感、猩红热等传染病，也可单发于喉部。多因病毒侵袭、细菌感染和用声过度引起。环境因素如吸入粉尘、有害气体等，亦可引起喉部黏膜的急性炎症。临床表现：成人主要症状为声音嘶哑，讲话费力，重者失音，喉部干痒，咳嗽，有异物感，或轻微喉痛，但不影响吞咽。与上呼吸道感染同时发生，可伴有发热及全身不适等。小儿声嘶多不严重，但有不同程度的吸气性呼吸困难，严重时可有烦躁不安、出汗、紫绀、面色苍白、昏迷等。喉部检查：喉黏膜及声带呈弥漫性充血肿胀，声门闭合不全，喉及声带常有分泌物附着。此病属中医"喉喑"中"暴喑"范畴。

传统辨证施治一般分风寒外袭、风热外袭等。

整体观认为，风寒与风热只是表现的侧重点略有差异，本质上没有区别，都是表证，是疾病在体表的表现。本质是风寒，血热偏重，则表现为风热。此病以喉部表现为重点，全身症状一般不占重要地位，或有发热、恶寒、头痛、胸闷、咳嗽、口干、纳差、乏力、尿黄等，提示和整体有关。从局部分析，痰、湿、血热等都有表现，而这些也都和整体功能有关。故应予系统治疗，全息汤基础方加减。

一般加桔梗、杏仁、薄荷、木蝴蝶、胖大海各10g。兼喉痛者加银花12g，连翘10g。其余按总论中加减法加减。

用以上方治疗急性喉炎，效果良好。必要时可配合西医等治疗。

第十九节 慢性喉炎

慢性喉炎是喉黏膜及声带的慢性炎性改变。本病多由急性喉炎反复发作迁延而致，或长期用声不当、用声过度而致。

烟酒或其他理化刺激，邻近器官的炎症，也可能成为本病的诱因。临床上可分单纯型、肥厚型、萎缩型、声带小结和息肉型4型。临床表现：各型喉炎都以声音嘶哑为主要症状。发音时音调变粗、变低，发声易疲劳。喉部不适，或如异物感、烟熏感，或为干燥、疼痛感，不断清嗓但痰液不多。此病属中医"喉喑"中"久喑"范畴。

传统辨证施治一般分肺肾阴虚、肺脾气虚、气滞血瘀痰凝等。

整体观认为，上述各型病机并不孤立存在，而是互相联系共同存在。此病以喉部为重点，但与整体功能关系密切。从症状分析，除喉部症状明显，如声嘶、喉部不适、异物感、干燥、疼痛等外，还存在一些全身症状，如气短、心烦、口干、纳减、尿黄、便干或溏等，这些症状虽不严重，但提示与整体有关。从局部检查分析，虽各型不同，但痰、湿、燥、血热、血瘀都有不同程度的表现，这些都和整体功能有关。故应予系统治疗，全息汤基础方加减。

喉干者合百合固金汤（熟地、百合、贝母、当归、玄参、麦冬、桔梗各10g）；声带肥厚、声带小结、声带息肉者合会厌逐瘀汤（桃仁、红花、桔梗、当归、玄参、赤芍各10g），酌加贝母、海浮石各10g。其余按总论中加减法加减。

用以上方法治疗慢性喉炎，效果明显。必要时可配合西医等治疗。

第二十节　急性会厌炎

急性会厌炎是以会厌为主的声门上区急性喉部炎症，又称声门上喉炎，主要因细菌感染引起。临床表现：起病急骤，喉痛剧烈，有吞咽疼痛，进食困难，流涎，语言含糊不清，重者呼吸困难甚至发生窒息。常伴发热、畏寒、全身不适及烦躁不安等，严重者，精神萎靡，体力衰弱，四肢不温，面色苍白，甚至昏迷、休克。局部检查：可见咽部充血，会厌肿胀增厚，严重者会厌呈球形。若脓肿形成，在会厌舌面可见黄白色脓点。杓状会厌襞、杓状软骨等处黏膜亦可有充血肿胀。此病属中医"急喉风"范畴。

传统辨证施治一般分风热外袭、风邪夹痰等。

整体观认为，上述两型病机并不孤立存在，而是互相联系共同存在。此病虽以喉部为重点，但整体亦受累。除喉部症状明显外，也出现上述一些全身症状。从局部分析，痰、湿、血热、血瘀都有表现，这些也都涉及整体功能。故应予系统治疗，全息汤基础方加减。

一般合清咽利膈汤（见"急性扁桃体炎"节）加减。其余按总论中加减法加减。

用以上方法治疗急性会厌炎，一般有明显疗效。此病急重，一般应配合西医治疗。严重呼吸困难者，可做气管切开术。脓肿形成，应切开排脓。

第二十一节　鼻咽癌

鼻咽癌是耳鼻咽喉科常见的恶性肿瘤。发病原因尚不清楚，可能与遗传、EB病毒感染和环境因素等有关。临床表现：①鼻部症状：痰涕带血，肿瘤增大可出现患侧鼻塞。②耳部症状：可出现听力减退或耳鸣，或出现鼓室积液。③颅内转移症状：出现复视、头痛、面部麻木、眼球运动障碍，视力减退或失明。④咽及喉部症状：可出现软腭麻痹、吞咽困难、声嘶、舌肌麻痹及萎缩等。⑤颈淋巴转移症状：首先是颈淋巴结上群，始为一侧，继为双侧，无痛、质硬、较固定。肿块迅速增大，颈侧中、下群淋巴结相继累及，并互相融合成巨大肿块。⑥晚期：肿瘤可远处转移，如肺、骨骼等处，出现相应症状。⑦局部检查：鼻咽癌好发于鼻咽顶部和隐窝附近。早期仅有黏膜粗糙不平，并有小结及肉芽样肿物，继而原发癌部位肿瘤呈菜花型、结节型、黏膜下型、浸润型和溃疡型5种表现。此病属中医"失荣"范畴。

传统辨证施治一般分痰毒壅结、气血不足等。

整体观认为，此病是以鼻咽等为重点的恶性病。鼻、咽、喉、耳、眼、淋巴等受侵害的症状广泛而严重，如出现肺、肝、骨骼等远处转移和出现相应症状，则整体功能受损更甚。故除针对局部治疗外，更要注意整体功能的调整，予全息汤基础方加减。

一般加石上柏、半枝莲、白花蛇舌草各12～15g。出现淋巴转移者加昆布、海藻、山慈菇、夏枯草各10g；身体虚弱者加黄芪、党参各12g；鼻出血多者加侧柏叶、藕节、地榆、茅根各12g。其余按总论中加减法加减。

用以上方法治疗鼻咽癌，可不同程度地缓解症状。

按：中医理论认为，喉司呼吸属肺，咽属胃，又因经络循行所过，和肝、肾等内脏相关联。但传统辨证施治，多根据咽喉见症，分别与内脏联系。整体观认为，咽喉与整体包括脏腑，全方位全过程密切联系，在咽喉病的治疗中，不管症状表现如何，始终进行系统治疗，再根据病情，用药各有侧重。实践证明，系统疗法疗效更好，这就把对咽喉病的认识和治疗向前推进了一步。

附：典型病例

1. 麻疹。杨某，女，19岁，学生。初诊时间：2000年5月18日。3天前因发热出疹，入院西医治疗，高热（40℃）不退，查房医生听诊，两肺有湿性啰音，疑并发肺炎，邀中医会诊。临床表现：疹色鲜红，遍布全身，面红气粗。自诉头痛、咽痛、口干、胸闷、纳差、大便微干、小便微黄、睡眠较差。脉弦数有力，舌红苔薄。中医诊断：麻疹。疹虽出齐，血热毒邪仍重，且全身功能受累。治法：清热解毒凉血，兼调全身功能。处方：全息汤基础方合银翘散、白虎汤加减。柴胡12g，赤芍10g，桂枝10g，蒌仁10g，薤白10g，枳实10g，苍术10g，陈皮10g，川朴10g，白术10g，茯苓10g，猪苓10g，泽泻12g，生地12g，丹皮10g，银花20g，大青叶20g，连翘15g，桔梗10g，薄荷10g，石膏30g，知母10g，三仙各12g，龙牡各12g，甘草10g，大枣10g，生姜引。1剂。第2天，西医查房，体温37.2℃，两肺啰音消失。邀中医复诊。现疹渐退，面红舌红明显减轻，头痛咽痛不显著，夜间睡眠较安，食欲见增，呼吸平稳，脉稍数。上方银翘散、白虎汤减量，再服1剂，出院。

按：上方取效迅捷，除清热解毒的银翘散、白虎汤外，以全息汤调整整体功能亦有重要作用。此例血热毒邪明显，以前一般不用桂枝，上方用之，效果良好，无不良反应。因桂枝用于上方中有解肌退热、散血运血之功，而无助热动血之弊。

2. 急性黄疸型肝炎。张某，男，50岁，农民。初诊时间：2002年5月8日。10天前酒后觉全身不适，在家按感冒治疗，病不轻反重，来院就诊。西医查为肝炎，因无力住院，门诊西医治疗建议兼服中药，故来我处求治。症见巩膜色微黄，自诉疲乏、恶心、纳差、小便深黄、大便稀、气短、胸闷、心烦、睡眠多噩梦。脉两关弦，舌质正常，尖微红，舌苔薄腻微黄。中医诊断：黄疸。湿热明显，全身功能紊乱。治法：清利湿热，调整全身功能。处方：全息汤基础方加减。柴胡12g，赤芍10g，桂枝10g，蒌皮10g，薤白10g，枳实10g，苍术10g，陈皮10g，川朴10g，白术10g，茯苓10g，猪苓10g，泽泻12g，生地10g，丹皮10g，法夏10g，苏叶10g，茵陈15g，三仙各12g，龙牡各12g，甘草10g，大枣10g，生姜引。

服药6剂后，恶心除，纳渐增，目黄尿黄略减。因经济困难，要求停用西药，只服中药。上方去法夏、苏叶，继续服用。服药30剂后，所有症状均除，复查肝功能正常，临床治愈。

按：此例能迅速治愈，分析其原因，一为起病急，病程短，治疗及时，一为系统疗法突破了传统辨证施治清利湿热等方法，治疗不限于肝，而是全身功能都得到调整和改善。

3. 痢疾。孙某，男，1岁。初诊时间：1999年8月10日。大便带脓血，西医治疗1周无明显改善，而求服中药。症见面色微黄，疲惫无神，哭闹无力。家长代诉，便带脓血，日6~8次，便前不安，似有腹痛，平时纳差、嗜睡。脉弦，舌淡略暗，苔薄。西医诊断：痢疾。中医诊断：痢疾。湿困中焦，上扰心神，下注肠道。下焦因水停而血滞。治法：调整全身功能，利水行血，兼疏风固涩。处方：全息汤基础方合当归芍药散、痛泻要方、桃花汤加减。柴胡6g，白芍6g，桂枝5g，蒌皮5g，薤白5g，枳实5g，苍术5g，陈皮5g，白术5g，川朴5g，茯苓5g，猪苓5g，泽泻6g，生地6g，丹皮5g，当归5g，川芎5g，防风5g，赤石脂6g，三仙各6g，甘草5g，大枣5g，生姜引。2剂。服后脓血便止，纳增，大便仍稀。上方去当归、川芎，加禹余粮6g，2剂。服后痊愈。

按：此例治疗的关键是不局限于肠道，而更重视整体功能的调整。此例寒、热、虚、实、气、血互见又都不突出，清化湿热或温补固涩恐难取效，而系统疗法则正适用于此类疾病。

4. 支气管炎。徐某，女，58岁，农民。初诊时间：2001

年10月8日。半年前咳嗽无痰，查为支气管炎，经中西医诊治不效，遂放弃治疗。近因受冷后胃痛、腹泻而来求诊。自诉胃脘疼痛，大便稀薄，便前腹痛，睡眠不安、多梦。就诊时咳嗽频频。此外，尚有头晕、目眩、胸闷、肩沉、腿酸等次要症状。脉紧细关弦，舌质正常，苔薄。咳嗽、胃脘痛、泄泻，发病前后不同，部位各异，但都和整体功能紊乱有关。应予系统治疗并根据突出症状适当配伍。处方：全息汤基础方去生姜、大枣，加干姜、五味子，再合泻白散、痛泻要方加减。柴胡12g，白芍12g，桂枝10g，蒌皮10g，薤白10g，枳实10g，苍术10g，陈皮10g，川朴10g，白术10g，茯苓10g，猪苓10g，泽泻12g，生地10g，丹皮10g，干姜10g，五味子10g，桑白皮12g，地骨皮10g，大贝母10g，枇杷叶10g，防风10g，三仙各12g，龙牡各12g，甘草10g。2剂。药后胃痛、腹泻好转，咳嗽也大为减轻。上方又服4剂，诸症皆愈。

按：各种不同的疾病先后或同时出现，传统辨证施治往往不好处理，系统疗法则把它们视为整体疾病的一部分，处方略作调整即可，简单易行，疗效也好。

5. **肺气肿**。陈某，男，62岁，农民。初诊时间：1998年2月5日。咳喘3年，查为肺气肿。服用各种西药、中成药等只可临时缓解，求服中药治疗。身体精神尚可，喘促，偶有咳嗽，痰稀，色白而黏。自诉气短、乏力，动则喘甚，心悸多梦，食欲、二便尚可。脉弦，舌质正常，苔薄。咳喘，虽重点在肺，但亦涉及整体。肺必涉卫，心肺同居上焦，亦累及心神，湿痰则涉及中焦下焦，形成整体疾病。治法：调整整体功能兼化痰止咳平喘。处方：全息汤基础方去生姜、大枣，加干姜、五味子、杏仁。柴胡12g，白芍10g，桂枝10g，瓜蒌10g，薤白10g，枳实10g，苍术10g，陈皮10g，川朴10g，茯苓10g，猪苓10g，泽泻12g，生地10g，丹皮10g，干姜10g，五味子10g，杏仁10g，龙牡各12g，甘草10g。2剂。药后咳喘大减，全身轻松。又服4剂，症状基本缓解，2年中未再明显发作。2年后复发，服药后仍有效。

6. 肺结核咯血。袁某，男，72岁，退休干部。初诊时间：2002年8月6日。患肺结核病10余年，经西医抗结核治疗，查已钙化。近因生气等原因，常现咯血，时多时少，在当地住院治疗10余天，出血仍未止，来求服中药治疗。自诉无明显不适，精神气色尚好，饮食二便正常。脉左关弦，其余各部正常，舌质舌苔正常。此例按传统辨证难度较大，整体观认为，此病重点在肺，但与整体关系密切，是整体功能紊乱所致。治法：系统治疗兼止血。处方：全息汤基础方去生姜、大枣，加干姜、五味子，加重生地用量，再合柏叶汤。柴胡12g、白芍10g、桂枝10g、蒌仁10g、薤白10g、枳实10g、苍术10g、陈皮10g、川朴10g、白术10g、茯苓10g、猪苓10g、泽泻12g、生地12g、丹皮10g、干姜10g、五味子10g、侧柏叶10g、艾叶10g、龙牡各12g、甘草10g。服药2剂后，咯血止，数日后又现少量咯血，服2剂又止。现病情基本稳定。

按：肺结核咯血，传统辨证施治多从养阴止血立论，而此例阴虚辨证实难成立。整体观认为是整体疾病，而予以系统治疗，效果明显。这就为此类病的认识和治疗，开辟了新的道路。

7. 高血压病。郭某，男，68岁，退休教师。1996年3月10日初诊。高血压病多年，服西药可缓解，近因胃脘不适，恶心纳减来求医。望诊：身体略胖，面色微红。自诉：胃部不适，恶心纳呆，大便稍干，伴头晕、目眩、耳部胀闷、心烦、心慌、睡眠不实。脉弦有力，舌质正常，苔薄腻。血压180/100mmHg。西医诊断：高血压病。中医诊断：眩晕。眩晕除涉及肝、肾外，还涉及上焦心、中焦脾胃等，是整体功能紊乱所致。治法：系统治疗，兼降逆和胃、潜镇心神。处方：全息汤基础方加减。柴胡12g、白芍10g、桂枝10g、蒌仁10g、薤白10g、枳实10g、苍术10g、陈皮10g、川朴10g、白术10g、茯苓10g、猪苓10g、泽泻12g、生地10g、丹皮10g、法夏10g、苏叶10g，三仙各12g，龙牡各12g，甘草10g，大枣10g，生姜引。2剂。服药后恶心大减，纳增，睡眠好转。虽未服降压药，血压降至160/95mmHg。原方又服2剂，症状基本缓解。

8. 低血压症。王某，女，58岁，市民。初诊时间：2002年8月5日。望诊：稍胖，面色苍白、虚浮。自诉：头晕眼花，疲乏无力，胃部微痛，恶心，纳差，大便稀，便前腹痛，精神不振，困倦。原就诊医院查为浅表性胃炎、慢性肠炎、血压偏低（90/60mmHg）。脉稍弱，两关弦，舌淡，苔薄白腻。中医诊断：胃脘痛、泄泻、眩晕。重点在中焦，涉及上焦、下焦等，形成整体疾病。治法：系统治疗，兼和胃止泻。处方：全息汤基础方加减。柴胡12g，白芍10g，桂枝10g，蒌皮10g，薤白10g，枳实10g，苍术10g，陈皮10g，川朴10g，白术10g，茯苓10g，猪苓10g，泽泻12g，生地10g，丹皮10g，法夏10g，苏叶10g，防风10g，三仙各12g，甘草10g，大枣10g，生姜引。2剂。服药后恶心、纳差、痛泻均明显好转，头晕、疲乏等随之减轻。服药6剂，一切症状基本缓解，血压升至100/75 mmHg。

按：高血压与低血压，按中医理论应属升降失常所致。升与降是矛盾的统一体，互相矛盾，又互相依存。其失常的根源则是整体功能紊乱，调整整体功能，则可使其恢复常态。故系统疗法对血压有双向调节作用。

9. 冠心病。袁某，男，62岁，农民商贩。初诊时间：1998年8月5日。查出冠心病已1年。因经常发作，药费负担沉重，且影响劳动和经营，转请中医诊治。自诉发作时除胸闷、心慌，严重时胸痛外，常伴随其他各种症状，如背部寒冷或腹部觉热，恶心吐水或口干口苦，胃痛、胁痛、小腹痛等，痛无定处，大便时干时稀，有时困倦，有时失眠等。现觉胸闷、心慌、胃脘微痛、恶心、纳差、痛泻、睡眠不安。脉细两关弦，偶现结代，舌质正常，苔薄白微腻。中医诊断：胸痹、胃脘痛、泄泻。重点在心，但已影响全身功能，形成整体疾病。治法：系统治疗，兼顾突出症状。处方：全息汤基础方加减。柴胡12g，白芍10g，桂枝10g，蒌皮10g，薤白10g，枳实10g，苍术10g，陈皮10g，川朴10g，白术10g，茯苓10g，猪苓10g，泽泻12g，生地10g，丹皮10g，法夏10g，苏叶10g，防风10g，三仙各12g，龙牡各12g，甘草10g，大枣10g，生姜引。2剂。服药后各种症状基本消失。至今，每当发作不适，即来服中药，少则2剂，多则4～6剂，可基本缓解。

　　按：老年人冠心病患者，因全身功能衰退，或本身另患有其他各种慢性病，会出现各种各样错综复杂的症状且变化不定。治疗时必须全面兼顾。系统疗法正好适用于处理这些错综复杂且变化不定的病情，因其都在系统疗法的治疗范围之内。

　　10. 慢性浅表性胃炎。曹某，女，61岁，农民。患慢性胃炎多年，胃镜检查为浅表性胃炎（重度），胆汁反流。近10余日加重。曾服各种西药及中成药，未完全缓解，求治于中医。身体略瘦，精神一般。自诉胃脘疼痛、灼热、胀满、反酸、吐水、纳差，伴心烦、胸闷、头晕、目朦、肩沉、腿酸、小便微黄、大便稀、睡眠不实、多梦纷纭等。脉滑关弦，舌质微红，苔薄腻微黄。西医诊断：浅表性胃炎。中医诊断：胃脘痛。以胃中湿热为重点，但影响全身功能，形成整体疾病。治法：系统治疗兼和胃清热。处方：全息汤基础方加减。柴胡12g，白芍12g，桂枝10g，蒌皮10g，薤白10g，枳实10g，苍术10g，陈皮10g，川朴10g，白术10g，茯苓10g，猪苓10g，泽泻12g，生地10g，丹皮10g，黄连8g，吴茱萸4g，法夏10g，苏叶10g，曲麦各12g，龙牡各12g，甘草10g，大枣10g，生姜引。2剂。服药1剂即觉全身舒适，2剂服完，病去大半。又服2剂，症状消失，完全缓解。

　　按：慢性胃炎为多发病，临床表现各种各样，故传统辨证分型甚多，不仅繁琐，疗效也不太理想。整体观把其视为整体疾病，均给予系统治疗，只根据其症状适当加减即可，不仅简化了辨证，也明显提高了疗效。

　　11. 慢性胆囊炎。顾某，男，35岁，农民。初诊时间：

1998年6月5日。近因胸部疼痛，怀疑为心肺疾病，检查后予以否定。不久又现右下腹痛，又怀疑为阑尾炎，检查又予否定。后因右上腹痛，B超检查为胆囊炎。西药治疗效果不明显，要求服中药治疗。自诉心烦、胸闷，仍时有胸痛、右上腹痛，有时兼有季胁及右下腹痛，口干、口苦，肩背酸重，食欲一般，大便略干，小便有时微黄。脉弦，舌质正常，苔薄。西医诊断：慢性胆囊炎。中医诊断：胁痛。以胆为重点，但影响整体，形成整体疾病。治法：系统治疗，兼顾重点。处方：全息汤基础方加减。柴胡12g，白芍10g，桂枝10g，蒌仁10g，薤白10g，枳实10g，苍术10g，陈皮10g，川朴10g，白术10g，茯苓10g，猪苓10g，泽泻12g，生地10g，丹皮10g，青皮10g，牡蛎12g，川楝子10g，元胡10g，甘草10g，生姜引。2剂。服药后疼痛明显减轻。又服2剂，疼痛消失，其他症状也随之缓解。

按：慢性胆囊炎亦为多发病。传统辨证施治，多针对局部以疏肝利胆等方法治疗，效果有的较好，有的较差。较差的原因是其重点虽在胆囊，但其影响范围却遍及全身。系统疗法不仅照顾重点，更重视整体功能的调整，故其疗效更好。

12. 肠道易激综合征。 陈某，男，45岁，商人。初诊时间：2000年12月3日。慢性腹泻年余，诊为肠道易激综合征。服西药可控制，停药不久即复发。近来生意事稍缓，求中医治疗。自诉每天清晨肠鸣腹痛，即起身大便，每次饭后还要大便，日3～5次。大便稀薄，或带黏液，泻后痛减，喝酒或吃辛辣生冷后加重。常有心烦、胸闷、多梦、头晕、肩重、疲乏等症状。脉缓关弦，舌质正常，苔薄。西医诊断：肠道易激综合征。中医诊断：泄泻。重点在肠，根源则是整体功能紊乱。治法：系统治疗，兼疏风止泻固涩。处方：全息汤基础方加减。柴胡12g，白芍10g，桂枝10g，蒌皮10g，薤白10g，枳实10g，苍术10g，陈皮10g，川朴10g，白术10g，茯苓10g，猪苓10g，泽泻12g，生地10g，丹皮10g，防风10g，赤石脂12g，禹余粮12g，龙牡各12g，甘草10g，大枣10g，生姜引。2剂。药后痛缓，大便日2次。又服4剂，大便日1～2次，腹痛止，其他症状亦缓解。因生意又忙，中药暂停。后来信说，3月未见复发。

13. 便秘。李某，男，65岁，农民。初诊时间：2001年9月7日。1年多来，大便干结难解。曾服果导片，可临时缓解，停药后仍干结。服番泻叶引起腹泻，腹泻停后大便仍干结。甚为其苦，求治于中医。自诉除便秘外，其他基本正常，或有口干、心烦、不安等轻微症状。脉细关弦，舌质正常，苔薄。此病重点在肠，根源则为整体功能紊乱。治法：系统治疗兼润肠通便。处方：全息汤基础方合麻仁丸加减。柴胡12g，白芍10g，桂枝10g，蒌仁12g，薤白10g，枳实10g，苍术10g，陈皮10g，川朴10g，白术10g，茯苓10g，猪苓10g，泽泻12g，生地10g，丹皮10g，麻仁12g，杏仁10g，大黄10g，龙牡各12g，甘草10g，生姜引。2剂。服药后大便基本正常，月余未用任何药物，可正常排便。后大便又现稍干，又服2剂，仍有效。

按：腹泻与便秘症状相反，为何都用系统疗法治疗？这是因为虽然症状相反，但根源相同，都是因整体功能紊乱引起的排便异常，系统疗法正是从整体上、从根本上改善排便功能。腹泻仍用瓜蒌（蒌皮），不仅可缓解心烦、胸闷等症状，而且能化痰利气调心神，从上源治泻，这与《伤寒论》中以薤白煮汤下四逆散治泻利下重的用意是一样的。以平胃散、五苓散治便秘，是因为大肠之所以干燥，是因水津不能正常敷布，化湿利水是为了使水津能正常敷布，这与五苓散治口渴的用意是一样的。实践证明，以全息汤基础方合痛泻要方、赤石脂禹余粮汤治腹泻，合麻仁丸治便秘，比单用后三方疗效更好，也更持久。

14. 胃癌出血。张某，男，73岁，农村退休干部。初诊时间：1995年5月。1个月前在某大医院查出为胃癌晚期，已不能手术，建议回家适当用药。近现胃出血，轻者吐一口两口，重者一次呕半碗。由家人带来请中医诊治。望诊：面色萎黄虚浮，神志尚清。自诉无腹痛，只觉胃部不适恶心，胃酸，尚有食欲，但吃不多，无黑便，小便有时微黄，伴疲乏、头晕、肩重、睡眠不实等。脉濡弱关弦，舌淡，苔薄黄。西医诊断：胃癌出血。中医诊断：呕血。胃中邪热动血，整体受累。治法：系统治疗，兼降逆止酸清血。处方：全息汤基础方加重生地用量合左金丸加减。柴胡12g，白芍10g，桂枝10g，蒌仁10g，薤白10g，枳实10g，苍术10g，陈皮10g，川朴10g，白术10g，茯苓10g，猪苓10g，泽泻12g，生地15g，丹皮10g，黄连10g，吴茱萸5g，法夏10g，苏叶10g，神曲12g，麦芽12g，龙牡各12g，甘草10g，大枣10g，乌贼骨12g，生姜引。2剂。服药后出血全止。后根据病情以系统疗法间断调理，1年后去世。

按：系统疗法现在还不能治愈癌症，但可减轻症状，延长生存时间。尚需继续探索。

15. 急性肾小球肾炎。张某，女，42岁，农民。初诊时间：1998年3月6日。近突发浮肿，查尿蛋白（+++），管型少许，诊为急性肾小球肾炎。未用西药急来就诊。望诊：全身浮肿，肤色正常，精神尚可。诉浮肿愈来愈重，伴胃部不适、纳减、胸闷、气短、乏力、口干、尿少，大便正常。脉缓滑，左关略弦，舌尖微红，苔薄。西医诊断：急性肾小球肾炎。中医诊断：浮肿。重点在肾，为整体功能紊乱特别是三焦不利所致。治法：系统治疗。处方：全息汤基础方加减。柴胡12g，赤芍10g，桂枝10g，瓜蒌10g，薤白10g，枳实10g，苍术10g，陈皮10g，川朴10g，白术10g，茯苓12g，猪苓12g，泽泻15g，生地10g，丹皮10g，三仙各12g，甘草10g，大枣10g，生姜引。5剂。另服西药。药后肿见消。约10天后，肿全消，西药停服，中药减量续服。20天后，觉身体已恢复正常。续服中药5剂以巩固。后复查小便正常，痊愈。后未复发。

按：传统辨证施治对此病辨治分型过细，不易操作，且视野过窄，只注意某些侧面、某些脏腑，疗效有时不太理想。整体观和系统疗法则较好地解决了上述问题，疗效也明显提高。

16. 慢性膀胱尿道炎。冯某，女，45岁，农民。初诊时间：1999年8月5日。尿急、尿频、尿痛半年，在某医院查为慢性膀胱尿道炎。因西医久治不愈故来我处求诊。自诉除尿急、尿频、尿痛外，小便有时黄有时不黄，无血尿，小腹微痛。常伴心烦、不安，食欲、大便、月经基本正常。脉弦，舌质正常，苔薄。西医诊断：慢性膀胱尿道炎。中医诊断：淋证。重点虽在膀胱、尿道，但与整体功能关系密切。治法：系统治疗，佐以通淋。处方：全息汤基础方加味。柴胡12g，白芍12g，桂枝10g，瓜蒌10g，薤白10g，枳实10g，苍术10g，陈皮10g，川朴10g，白术10g，茯苓10g，猪苓10g，泽泻12g，生地10g，丹皮10g，当归10g，川芎10g，车前子12g，龙牡各12g，甘草10g，大枣10g，生姜引。3剂，药后尿急、尿痛显著减轻，仍觉尿频。脉舌如前。上方加桑螵蛸10g，乌药10g，益智仁10g，山药10g。3剂。药后各种症状已不明显。又服3剂，症状消失。未再复发。

　　按：此例成功的原因不只是通淋，更重要的是全面调整整体功能。另外，利尿与缩尿这两种看似矛盾的方法同时应用，也明显增强了疗效。

17. 乳糜血尿。梁某，女，55岁，城市退休职工。初诊时间：1994年6月。原有轻微乳糜尿，未予重视，也未治疗。近突发血尿，每次小便均为血尿，十分恐惧，在某医院诊为乳糜血尿，但打针、吃药均不见效。听别人介绍，从城市远道来农村就医。望诊：略消瘦，面色微黄，精神尚好。自诉除血尿外，有时小腹微痛，伴头晕、气短、胸闷、乏力、睡眠多梦。脉缓关弦，舌质略淡，尖微红，苔薄。西医诊断：乳糜血尿。中医诊断：血淋。膀胱湿热动血，且全身功能紊乱。治法：系统治疗，兼清利膀胱，活血清血止血。处方：全息汤基础方加重生地用量合当归芍药散、程氏草薢分清饮、导赤散加减。柴胡12g，白芍12g，桂枝10g，瓜蒌10g，薤白10g，枳实10g，苍术10g，陈皮10g，川朴10g，白术10g，茯苓10g，猪苓10g，泽泻12g，生地15g，丹皮10g，当归10g，川芎10g，草薢12g，丹参12g，石菖蒲10g，莲子心10g，黄柏10g，车前子10g，木通10g，竹叶10g，茅根12g，龙牡各12g，甘草10g，大枣10g，生姜引。3剂。药后血尿大减，小便仍现粉红色。再予原方3剂。复诊时说小便已不红，小腹已不痛，小便微黄或有时混浊。上方去当归、川芎、木通、竹叶、茅根，生地减为10g。3剂。药后痊愈。

18. 尿毒症。马某，男，25岁，农民。初诊时间：2001年3月7日。2个月前在某医院查为尿毒症（检查数据不详），一直靠透析维持生命，慕名前来求中医诊治。望诊：面色苍白、浮肿，倦怠无神。主诉恶心、呕吐、纳差、尿少。透析后精神饮食明显好转，后逐渐加重，不得不再次透析。农村家庭实无力支撑，故来求中医试治。脉细弱，舌淡苔白腻。西医诊断：尿毒症。中医诊断：浮肿。水湿弥漫三焦，全身功能紊乱而衰退。治法：系统治疗，加重利水药量。处方：全息汤基础方加减。柴胡12g，白芍10g，桂枝10g，瓜蒌10g，薤白10g，枳实10g，白术10g，茯苓12g，猪苓12g，泽泻15g，生地10g，丹皮10g，法夏12g，苏叶12g，三仙各12g，甘草10g，大枣10g，生姜引。5剂。嘱忌盐，病情严重时可再透析。服药后，恶心略减，纳稍增，浮肿稍消，未再透析。前方续服。后病情缓慢持续好转，一直未再透析。约服药2个月后，浮肿消退，很少恶心，食欲增加。上方减量续服，至8月底。除2次因感冒病情略有反复外，其余基本稳定，惟觉疲乏无力，其间未透析，也未检查。听说狗鞭可治此病，买服。停服中药七八天后，又突发恶心呕吐，食欲大减，明显浮肿。家人忙来求救，但回天无力，终至不救。

按：此例治疗并不成功，但治疗时间长，印象深，体会多，还是把它记录下来。肾衰至尿毒症期，全身各系统各脏器均严重受累，如按传统辨证施治，从某一方面或某些方面入手，难以取效，系统疗法进行全方位治疗，则更符合疾病的实际情况。如能及早进行系统治疗，并配合西医（包括透析等）

共同治疗，或可挽救此类病人的生命。

19. 癫痫。薛某，男，4岁。初诊时间：1990年5月。其兄幼患癫痫，长期服用苯妥英钠，身体智力发育受到影响，身材矮小，反应迟钝，语言不清，父母深感忧虑，故又生一胎，即该患儿。近日夜间突发抽搐强直，唤之不应，几分钟后苏醒。其父母从经验判断，知为癫痫，后又发作2次，均在夜间。鉴于第一个孩子的情况，深感不安，求治于我。告之先服中药观察，于是带患儿就诊。患儿发育尚好，癫痫发作前有恐惧感，发作后显疲乏，饮食二便正常。脉略弦，舌质正常，苔薄白。西医诊断：癫痫。中医诊断：痫证。此类病与风痰有关，而风痰的形成与整体功能紊乱有关。治法：系统治疗兼以潜镇。处方：全息汤基础方加减。柴胡6g，白芍5g，桂枝5g，瓜蒌5g，薤白5g，枳实5g，苍术5g，陈皮5g，川朴5g，白术5g，茯苓5g，猪苓5g，泽泻6g，生地5g，丹皮5g，龙牡各8g，甘草5g，大枣5g，生姜引。3剂。服药后再无发作出现。又服药10剂，停药观察。嘱1年以内，凡有感冒、惊吓等，即使无癫痫发作，也来服中药，至症状消失。以后凡有感冒等不适即来服中药，又服药4～5次，约10多剂中药，均以上方为基础加减。后一直未复发，发育正常。

按：前人有以小柴胡汤和柴胡加龙骨牡蛎汤治癫痫的经验。吾取其意，以全息汤基础方加龙牡治之，疗效更好。

20. 神经衰弱（失眠）。袁某，男，65岁，退休教师。初诊时间：1995年10月。长期睡眠不好，近来逐渐加重，甚至几天几夜不睡。在某医院检查，未发现器质性病变，诊为神经衰弱。服各种西药和中成药，效果不佳，来请中医诊治。望诊：略清瘦，气色尚可。诉近1周基本无睡意，有时彻夜难眠。伴头昏、心慌、疲乏、纳差、口干苦、大便略干、小便有时微黄。脉细略弦，舌质微红，苔薄燥。西医诊断：神经衰弱。中医诊断：失眠。系整体功能紊乱引起心神浮越。治法：系统治疗，兼潜镇安神。处方：全息汤基础方加龙牡合酸枣仁汤。

柴胡12g，白芍10g，桂枝10g，蒌仁10g，薤白10g，枳实10g，苍术10g，陈皮10g，川朴10g，白术10g，茯苓10g，猪苓10g，泽泻12g，生地10g，丹皮10g，龙牡各12g，酸枣仁12g，知母10g，川芎10g，甘草10g，大枣10g，生姜引！3剂。药后睡眠略有改善，每夜可睡1～2小时。加大药量，上方龙、牡、酸枣仁各加至15g，加琥珀10g。3剂。药后可睡5～6小时。又服2剂巩固，后停药。

21. 嗜睡症。杨某，男，35岁，工人。初诊时间：1998年3月5日。自觉困倦已1月，到某医院检查，无器质性病变，建议服中药观察，因而前来就诊。望诊：体形偏胖，气色正常。诉除夜间睡眠8～9小时外，中午还要睡1小时以上，即使如此，仍觉困倦，有时工作时打盹，就诊时偶打呵欠，伴胸闷、疲乏。饮食、二便正常。脉缓关弦，舌质正常，苔薄润。中医诊断：嗜睡。为整体功能紊乱而致湿蒙心神。治法：系统治疗，兼化湿醒神。处方：全息汤基础方加减。柴胡12g，白芍10g，桂枝10g，蒌仁10g，薤白10g，枳实10g，苍术10g，川朴10g，陈皮10g，白术10g，茯苓10g，猪苓10g，泽泻12g，生地10g，丹皮10g，石菖蒲12g，白蔻仁10g，甘草10g，大枣10g，生姜引。3剂。药后胸闷、疲乏减轻，嗜睡症好转。原方又服6剂，已恢复正常。

按：失眠与嗜睡症状相反，为什么都用系统疗法治疗？这是因为两种症状虽然相反，病机也有差异，但它们的病理基础都是整体功能紊乱影响心神，故在系统疗法的基础上，加入相应药物，可起事半功倍之效。临床中还可观察到很多病例既疲乏困倦，又睡眠不佳，多梦纷纭，其病理基础是相同的。这类病以全息汤基础方按症加减即可。

22. Ⅰ型糖尿病。李某，男，25岁，职工。初诊时间：2000年5月4日。患Ⅰ型糖尿病近1年。在某大医院指导下坚持注射胰岛素治疗。近期病情加重前来就诊。望诊：消瘦，面色苍白。诉多饮多食多尿，遵医嘱控制食量，但饥饿难耐，疲乏无力，头晕，目眩。脉稍数，舌质正常，苔薄黄燥。西医诊断：Ⅰ型糖尿病。中医诊断：消渴。除肺胃燥火外，涉及整体功能紊乱。治法：系统治疗，兼清胃火。处方：全息汤基础方合白虎汤加黄连、天花粉。柴胡12g，白芍10g，桂枝10g，蒌仁10g，薤白10g，枳实10g，苍术10g，陈皮10g，川朴10g，白术10g，茯苓10g，猪苓10g，泽泻12g，生地10g，丹皮10g，石膏30g，知母10g，黄连10g，天花粉12g，甘草10g，大枣10g，生姜引。5剂。嘱胰岛素继续使用，不要间断。药后作渴、饥饿、多尿、疲乏等已减轻。上方继续服用。服药10多剂后，上方石膏、黄连、天花粉减量继续服用。服药40剂，体重增加，已不显消瘦，面色红润，其他症状已不明显，惟血糖、尿糖仍高。要求停服中药，嘱继续使用胰岛素。后病情基本稳定。

23. **Ⅱ型糖尿病。** 杨某，男，72岁，退休干部。初诊时间：1985年5月。望诊：略显疲惫，其余尚可。诉疲乏无力，不想吃饭，胸闷发慌，睡眠不好，二便尚可。脉弱关弦，舌质正常，苔薄。主诉未提及糖尿病。当时系统疗法已基本形成，此例也表现出整体疾病的一些特征，即予系统治疗。处方：柴胡12g，白芍10g，桂枝10g，瓜蒌10g，薤白10g，枳实10g，苍术10g，陈皮10g，川朴10g，白术10g，茯苓10g，猪苓10g，泽泻12g，生地10g，丹皮10g，三仙各12g，龙牡各12g，甘草10g，大枣10g，生姜引。药后疲乏、饮食、睡眠等好转，要求续服，两次又予4剂。药后笑说：我患糖尿病，是有意不告诉你检查结果，因为我一说糖尿病，医生就给我开六味地黄汤，愈吃愈不想吃饭，这次不说是糖尿病，吃药倒很好，现在疲乏、吃饭、睡觉都好多了，尿糖原来（++），现在转为（±）。

按：糖尿病是一种极其顽固的疾病，医学界很重视。系统疗法用于此病的治疗，相对较晚，因其处方中化湿利水药物较多，未敢贸然轻试，我由上例的误碰误中才开始对此病的治疗，结果疗效都很好。这也为对此病的认识和治疗开辟了新的道路。

24. 肺脓肿。张某，男，33岁，农民。初诊时间：2001年10月28日。早在4月，因胸痛、咳血确诊为肺脓肿。住院数月，疗效仍不显著，家庭已无力支撑，出院回家请中医治疗。望诊：偏瘦弱，精神气色尚可。诉胸闷、胸痛，咳嗽不重，痰中带血。伴恶心、纳差、痛泻、睡眠差，有时有低热等。脉弦数，舌质暗红，苔薄腻微黄。西医诊断：肺脓肿。中医诊断：肺痈。痈虽位于局部，但累及整体，引起全身功能紊乱。治法：系统治疗，兼解毒消痈。处方：全息汤基础方合苇茎汤、柏叶汤、半夏厚朴汤、痛泻要方、仙方活命饮加减。柴胡12g，白芍10g，桂枝10g，蒌皮10g，薤白10g，枳实10g，苍术10g，陈皮10g，川朴10g，白术10g，茯苓10g，猪苓10g，泽泻12g，生地12g，丹皮10g，芦根12g，桃仁10g，冬瓜仁10g，薏苡仁12g，侧柏叶10g，艾叶10g，银花15g，连翘12g，乳香10g，没药10g，法夏10g，苏叶10g，干姜10g，五味子10g，防风10g，三仙各12g，龙牡各12g，甘草10g。5剂。药后尚舒，症略减，嘱坚持服药，每日1剂。后根据症情变化，随时调整处方。如无恶心去半夏、苏叶；出血少减侧柏叶、艾叶用量，不出血则去之；无痛泻去防风；胸痛不重减乳香、没药用量等。共服200余剂，至2002年5月，症状已不明显，复查已痊愈。在服中药期间有时自服红霉素片，未再作其他治疗。

按：从以上处方可以看出，每味药用量不大，但药味很多，计30余种，这体现了系统疗法的用药特点。也许有人担心这些药会不会互相牵制产生不良反应。从实践结果看，没有不良反应。疾病本来是复杂的，紧扣病情用药味多，使各得其所，于治疗有利。

25. 阑尾周围脓肿。范某，男，40岁，农民。初诊时间：1996年6月。右下腹疼痛已久，在某医院查为阑尾周围脓肿，不愿手术，保守治疗1周，无明显好转，转请中医治疗。诉右下腹疼痛，但不剧烈。伴气短、乏力，食欲一般，大便稀，小便有时黄。触诊：右下腹有压痛，质软。有时有低热，发热时体温37.2℃～37.8℃。脉稍数，舌质正常，苔薄白。西医诊断：阑尾周围脓肿。中医诊断：肠痈。痈在局部，但和整体关系密切。治法：系统治疗，兼解毒化痈。处方：全息汤基础方合薏苡附子败酱散加减。柴胡12g，赤芍10g，桂枝10g，蒌皮10g，薤白10g，枳实10g，苍术10g，陈皮10g，川朴10g，白术10g，茯苓10g，猪苓10g，泽泻12g，生地10g，丹皮10g，败酱草15g，薏苡仁15g，川楝子10g，元胡10g，甘草10g，大枣10g，生姜引。药后尚舒适，但疼痛缓解不明显。脉舌如前。思之再三，上方用药时有意减附子，恐其助热，实则附子有兴奋机体，促进脓液吸收的作用，本不该减。于是于上方中加附子10g。2剂。药后疼痛及全身症状明显减轻。后方又服6剂，症状消失。复查已愈。

按：本例提供的主要是教训。脓肿之类的疾病，不可片面认为是热毒，热药概不敢用。寒与热，都是疾病表现的不同侧面，不应强调一面而忽视另一面，该用热药时则应大胆使用。另外，系统疗法在此病的治疗中起基础性作用。

26. 乳房囊性增生病。苏某，女，38岁，农民。初诊时间：2000年11月8日。乳房肿块多年，因只有经前发胀，并未重视，也未治疗，近觉肿痛明显。到多家医院检查，均诊为乳房囊性增生病。服用各种西药、中成药效果都不明显，求治于我处。除乳房疼痛明显外，还觉烦躁不安、口苦、头晕，月经愆期，经期腹痛，紫黑有块。白带多，色黄。小便多黄，大便偏干。脉弦，舌暗红，苔薄黄。西医诊断：乳房囊性增生病。中医诊断：乳中结核。除乳部痰瘀外，还涉及整体功能紊乱。治法：系统治疗，兼化痰瘀、清湿热。处方：全息汤基础方合神效瓜蒌散加减。柴胡12g，白芍10g，桂枝10g，蒌仁10g，薤白10g，枳实10g，苍术10g，陈皮10g，川朴10g，白术10g，茯苓10g，猪苓10g，泽泻12g，生地10g，丹皮10g，当归10g，乳香10g，没药10g，栀子10g，龙牡各12g，甘草10g，大枣10g，生姜引。2剂。药后乳房痛减，心情稍安。经期腹痛，上方加川芎10g，白芍加至12g。间断治疗3个月，共服药10多剂，乳房胀痛已不明显，肿块变小变软，月经正常。

按：此例治疗的关键有二：一为系统疗法，乳房疾病并不孤立，和全身功能关系密切，系统治疗，则改善了体内大环境。二为瓜蒌散的应用。瓜蒌散原为治乳痈方，实际凡乳房痛者皆可应用。

27. 非淋菌性尿道炎。王某，男，38岁，外出务工人员。周某，女，38岁，外出务工人员。初诊时间：2000年7月4日。二人为夫妻，在外务工多年，近都查出患有非淋菌性尿道炎，服消炎药效果不明显，求治于我。王诉尿道刺痒不适，尿道口微红肿，有少量分泌物，小便黄，大便正常。其余无显著不适。脉弦，舌质偏红，苔薄黄。周诉尿道有轻微不适，白带多，色黄，外阴微痒。月经周期正常，经色暗。伴心烦、口苦。其余尚可。脉弦，舌质正常，苔薄黄。西医诊断：非淋菌性尿道炎。中医诊断：淋证。重点是下焦湿热，不管是否有全身症状，必涉及整体。治法：系统治疗，兼清热通淋。处方：全息汤基础方加味。柴胡12g，赤芍10g，桂枝10g，蒌仁10g，薤白10g，枳实10g，苍术10g，陈皮10g，川朴10g，白术10g，茯苓10g，猪苓10g，泽泻12g，生地10g，丹皮10g，当归10g，栀子10g，黄柏10g，木通10g，银花、蒲公英、土茯苓各30g（女减为15g），连翘15g（女减为12g），甘草10g，大枣10g，生姜引。各4剂。4天后周来复诊，述其夫服药后已无不适，暂时停药，本人症状已减轻，还要继续服药。上方又服8剂，症状已不明显。嘱可到城市医院复查。后未回复。

28. 阳痿。曹某，男，24岁，农民。初诊时间：1998年11月1日。望诊：体格正常，精神忧郁。诉新婚即现阳痿，致夫妻不和，思想苦闷。伴胸闷、疲乏、睡眠多梦。脉缓关弦，舌质正常，苔薄。为整体功能紊乱所致。治法：系统治疗。处方：全息汤基础方加减。柴胡12g，白芍10g，桂枝10g，蒌仁

10g，薤白10g，枳实10g，苍术10g，陈皮10g，川朴10g，白术
10g，茯苓10g，猪苓10g，泽泻12g，生地10g，丹皮10g，龙牡
各12g，甘草10g，大枣10g，生姜引。4剂。后多日未来复诊。
约半月后又来，诉服上药后，已有好转，但仍起而不坚。听别
人说服男宝效果好，就买5盒男宝服用，因此中药暂停。但服
后未见好转，因此再来服中药。告之此为神经性阳痿，是整体
功能紊乱所致，不是虚证，要调节情绪，顺其自然，不要急于
求成。上方续服，又服10余剂，自觉已正常，停药。

　　按：阳痿，以前多从虚证辨治。从临床病例分析，并非虚
证一端，因此疏利应是治疗此病的基本方法。系统疗法按症加
减多可取效。

　　29. 腰椎间盘突出症。马某，女，45岁，农民。初诊时
间：2000年7月6日。因路途较远，且本人不能行动，未能前
来，由其丈夫代诉病情。腰腿痛多年，近半年愈加严重，已
卧床3月，不能下床，生活不能自理。CT检查示腰椎间盘突出
严重，椎管狭窄，已不适合牵引，故求治于我处。除腰疼腿疼
外，食欲差，睡眠不好，大便偏干。此病重点在局部，风寒凝
郁明显，亦涉及整体功能。治法：祛风散寒，兼调整体功能紊
乱。处方：全息汤基础方合桂枝芍药知母汤加减。柴胡12g，
白芍10g，桂枝10g，蒌仁10g，薤白10g，枳实10g，苍术10g，
陈皮10g，川朴10g，白术10g，茯苓10g，猪苓10g，泽泻12g，
生地10g，丹皮10g，麻黄10g，防风10g，附片10g，知母10g，
杜仲10g，牛膝10g，三仙各12g，龙牡各12g，甘草10g，大枣
10g，生姜引。5剂。5天后其夫来说，服药后比较舒服，已可
翻身或在床上稍坐一会儿。嘱原方继续服用。服至20剂时可下
床轻微走动，服至40剂，已可从事轻微家务劳动，症状已大大
缓解。

　　按：此例治疗的关键有二：一为桂枝芍药知母汤，此方祛
风散寒，清热镇痛，功效胜于其他方剂。二为系统疗法改善了
人体大环境。局部和整体都得到改善，故疗效明显。

30. 慢性盆腔炎。秦某，女，40岁，农民。初诊时间：2002年7月3日。患慢性盆腔炎半年。曾服各种中成药及西药，效果均不理想，转请中医治疗。诉小腹胀，两侧疼痛明显，月经多提前，色紫。平时带多，色黄，有气味。心烦，口苦，纳差，小便时黄，大便微干，睡眠不实，多噩梦。此为气滞湿热偏重，影响整体，形成整体疾病。治法：理气清热，兼调整体。处方：全息汤基础方合金铃子散、丹栀逍遥散加减。柴胡12g，白芍12g，桂枝10g，蒌仁10g，薤白10g，枳实10g，苍术10g，陈皮10g，川朴10g，白术10g，茯苓10g，猪苓10g，泽泻12g，生地10g，丹皮10g，川楝子12g，元胡12g，当归10g，栀子10g，三仙各12g，龙牡各12g，甘草10g，生姜引。5剂。药后胀痛大减，其他症状亦明显见轻。上方又服6剂，症状完全缓解。

31. 子宫肌瘤。赵某，女，37岁，农民。初诊时间：1995年4月10日。在某大城市医院查为子宫肌瘤，欲保守治疗，求治于我处。望诊：身体情况一般，神情忧郁。诉小腹少腹疼痛，月经先期，量多，现正值经期。伴胸闷，疲乏，情绪不安，饮食、二便基本正常。脉弦细，舌质偏红，苔薄。西医诊断：子宫肌瘤。中医诊断：癥瘕。气滞血瘀而形成癥瘕，亦和整体功能紊乱关系密切。治法：系统治疗，先予理气活血清血止血，后予化癥。处方：全息汤基础方合当归芍药散、金铃子散加减。柴胡12g，白芍12g，桂枝10g，蒌仁10g，薤白10g，枳实10g，苍术10g，陈皮10g，川朴10g，白术10g，茯苓10g，猪苓10g，泽泻12g，生地12g，丹皮10g，当归10g，川芎10g，川楝子10g，元胡10g，地榆12g，龙牡各12g，甘草10g，大枣10g，生姜引。2剂。服后痛减血少，原方再进2剂。嘱每次经期即来服药。随着出血量减少，以后用药在上方基础上加入桃仁10g，三棱10g，莪术10g，并随症状变化及时调整处方。6个月经期共服20多剂。后觉身体已恢复正常，复查肌瘤已消失。

32. 卵巢囊肿。张某，女，38岁，农民，初诊时间：

2002年7月23日。近做常规妇科检查时，发现左侧卵巢有小囊肿，大小为2.3cm×2.8cm，因来就诊。诉无明显不适，月经正常。脉缓，舌质舌苔正常。本例虽无明显自觉症状，但癥瘕的形成肯定和整体功能紊乱有关，特别是和下焦水停血滞有关。治法：系统治疗，兼化癥积。处方：全息汤基础方合桂枝茯苓丸加减。柴胡12g，赤芍10g，桂枝10g，瓜蒌10g，薤白10g，枳实10g，苍术10g，陈皮10g，川朴10g，白术10g，茯苓10g，猪苓10g，泽泻12g，生地10g，丹皮10g，桃仁10g，三棱10g，莪术10g，甘草10g，大枣10g，生姜引。2剂。嘱经期服药，下次月经期再服2剂。服药4剂后，复查囊肿已缩小到0.7cm×0.8cm。又服药2剂，后未再复诊。

　　按：卵巢囊肿、子宫肌瘤等增生性疾病，形成的根源是整体功能紊乱。系统疗法有理气、化痰、化湿、利水、凉血、散血等功能，在全身范围内清除了形成这类疾病的根源，加入化癥之品，疗效更加明显。

33. 功能性子宫出血。董某，32岁，农民。初诊时间：2001年3月7日。月经紊乱已半年，初为月经提前，经期延长，渐至出血不断，现淋沥不净已2月余。服止血药不效，因来就诊。B超检查未见异常。诉无显著不适，经色暗，量不多。伴心烦、口苦、尿微黄、多梦等。脉弦，两关尤甚，舌红，苔薄微黄。西医诊断：功能性子宫出血。中医诊断：崩漏。肝郁化火，涉及整体功能紊乱。治法：系统治疗，兼清热凉血止血。处方：全息汤基础方加味。柴胡12g，白芍10g，桂枝10g，瓜蒌10g，薤白10g，枳实10g，苍术10g，陈皮10g，川朴10g，白术10g，茯苓10g，猪苓10g，泽泻12g，生地12g，丹皮10g，当归10g，栀子10g，地榆12g，龙牡各12g，甘草10g，大枣10g，生姜引。2剂。药后出血明显减少，且有间断。上方又服2剂，出血止。下次经期又服2剂，后月经正常。

34. 经闭。冯某，女，19岁，学生。初诊时间：2000年5月1日。诉经停半年余，乳房胀满不舒，小腹胀、不痛，白带多，色黄。脉弦，舌红。为肝郁气滞化火，涉及整体功能紊乱。治法：系统治疗，兼理气清热通经。处方：全息汤基础方加味。柴胡12g，白芍10g，桂枝10g，瓜蒌10g，薤白10g，枳实10g，苍术10g，陈皮10g，川朴10g，白术10g，茯苓10g，猪苓10g，泽泻12g，生地10g，丹皮10g，香附10g，青皮10g，当归10g，栀子10g，牛膝10g，益母草12g，甘草10g，大枣10g，生姜引。6剂。药后月经已潮，乳胀大减。因假期结束回校，无法服中药，嘱服逍遥丸以巩固。

按：功血与经闭，表现为相反的症状，但根源都是整体功能紊乱，故都用系统疗法治疗，只是根据不同症状，处方略作加减变化而已。从而可以看出，整体观和系统疗法既重视局部，更重视整体，分析和处理局部病变，也都是从整体出发。

35. 不孕症。 1999年5月，我同学来电话求医，述其二子已结婚5年，刚结婚时，儿媳曾怀孕，做了人工流产，后总不能怀孕。到几家医院检查，未发现器质性疾病。其月经如期，色正常，白带不多，惟经期下腹及两侧疼痛，经后痛止。其他未现明显不适。据其病情分析，为整体功能紊乱致下焦气滞血瘀，应予系统治疗，兼理气活血。寄去处方：柴胡12g，白芍12g，桂枝10g，蒌仁10g，薤白10g，枳实10g，苍术10g，陈皮10g，川朴10g，白术10g，茯苓10g，猪苓10g，泽泻12g，生地10g，丹皮10g，当归10g，川芎10g，川楝子10g，元胡10g，甘草10g，大枣10g，生姜引。嘱经期服药2~3剂。后怀孕，但不足3个月即流产。流产后经期仍觉腹痛，仍按时服原方。又述其子精液检查，发现精子活动性较差。其子身体偏胖，无不适，小便多黄。是整体功能紊乱致下焦湿热。寄去处方：柴胡12g，白芍10g，桂枝10g，蒌仁10g，薤白10g，枳实10g，苍术10g，陈皮10g，川朴10g，白术10g，茯苓10g，猪苓10g，泽泻12g，生地10g，丹皮10g，当归10g，车前子10g，甘草10g，大枣10g，生姜引。夫妻共同服药。数月后又怀孕，足月顺产一女婴，母婴健康。同学专门来电话报喜致谢。

36. 新生儿黄疸。刘某，女，1个月。初诊时间：1995年6月。出生后数天现黄疸，住院2周，出院尚未痊愈。经介绍前来就诊。望诊：面色微黄，巩膜轻度黄染。父母代诉除黄疸外，吮乳较差，腹胀，大便频，睡眠易惊。脉弦，舌质微红，苔薄。病属整体功能紊乱致湿热郁阻肝胆。治法：系统治疗兼清湿热。处方：全息汤基础方加减。柴胡4g，赤芍3g，桂枝3g，葽皮3g，薤白3g，枳实3g，苍术3g，陈皮3g，川朴3g，白术3g，茯苓3g，猪苓3g，泽泻4g，生地3g，丹皮3g，茵陈蒿6g，三仙各4g，龙牡各4g，甘草3g，大枣3g，生姜引。2剂。服药后黄疸减轻，其他症状也明显改善。再服2剂，黄疸已退，其他基本正常，又服1剂以巩固。

37. 小儿腹泻。陆某，男，1.5岁。初诊时间：1998年2月3日。出生3个月即患腹泻，曾用各种药物治疗未能根治。发育稍差。大便日4~5次，稀薄，或带黏液。食欲好，小便有时黄。脉弦，舌淡，苔薄白。西医诊断：小儿腹泻。中医诊断：泄泻。为整体功能紊乱所致。治法：系统治疗。处方：全息汤基础方加减。柴胡6g，白芍5g，桂枝5g，葽皮5g，薤白5g，枳实5g，苍术5g，陈皮5g，川朴5g，白术5g，茯苓5g，猪苓5g，泽泻6g，生地5g，丹皮5g，防风5g，赤石脂6g，禹余粮6g，甘草5g，大枣5g，生姜引。2剂。药后大便未带黏液，但仍稀薄。上方去白芍、防风，2剂。药后大便转干，次数减少。又服2剂，大便已正常。

38. 小儿尿频。孙某，女，4岁。初诊时间：1997年5月。诉近数月来小便次数多，有时1小时4~5次。检查排除炎症及脑部病变。此病为整体功能紊乱所致。治法：系统治疗。处方：全息汤基础方加减。柴胡6g，白芍5g，桂枝5g，葽仁5g，薤白5g，枳实5g，苍术5g，陈皮5g，川朴5g，白术5g，茯苓5g，猪苓5g，泽泻6g，生地5g，丹皮5g，当归5g，车前子5g，龙牡各6g，甘草5g，大枣5g，生姜引。家长恐小孩不愿喝中药，要求先开1剂。药后小便次数明显减少。又服1剂，小便正常。

39. 虹膜睫状体炎。黄某，男，34岁。初诊时间：1990年5月。月余前因视物不清，在地方医院治疗无效，赴某城市医院诊治，查为虹膜睫状体炎，给予扩瞳并配合内服药（不详）治疗。治疗20天，视力无改善，已扩大的瞳孔不能回缩，遂要求出院，转请中医治疗。望诊：体质尚可，神情困顿，左侧瞳孔明显扩大。诉视物不清，畏光，伴头晕、疲乏、口微干、小便有时微黄。脉细弦，舌质正常，苔少。此病系整体功能紊乱致肝肾不足，虚火上炎所致。治法：系统治疗，兼补肝肾清虚火。处方：全息汤基础方合杞菊地黄丸加减。柴胡12g，白芍10g，桂枝10g，薤仁10g，薤白10g，枳实10g，苍术10g，陈皮10g，川朴10g，白术10g，茯苓10g，猪苓10g，泽泻12g，生地10g，丹皮10g，山药10g，首乌10g，枸杞子10g，菊花10g，知母10g，黄柏10g，甘草10g，大枣10g，生姜引。以上方加减变化，共服药30余剂，瞳孔缩小至正常，视力已恢复正常。

40. 梅尼埃病。沈某，女，68岁，退休职工。初诊时间：1995年7月。诉头晕严重，视物旋转，恶心，甚则呕吐，耳鸣，心慌。时轻时重，重时不能行走。饮食二便基本正常。脉弦两寸滑大，舌质正常，苔薄微腻。西医诊断：梅尼埃病。中医诊断：眩晕。为整体功能紊乱而致风痰上扰。治法：系统治疗兼化痰熄风。处方：全息汤基础方合半夏白术天麻汤加减。柴胡12g，白芍10g，桂枝10g，薤仁10g，薤白10g，枳实10g，苍术10g，陈皮10g，川朴10g，白术10g，茯苓10g，猪苓10g，泽泻12g，生地10g，丹皮10g，法夏10g，天麻10g，竹茹10g，龙牡各12g，甘草10g，大枣10g，生姜引。2剂。药后头晕、恶心、耳鸣均明显好转。又服2剂，症状完全缓解。至2002年7月，头晕、恶心、耳鸣又发，但不如上次严重，又服4剂，症状得到控制。

41. 鼻出血。秦某，男，17岁，学生。初诊时间：1999年4月5日。以前常有鼻出血，近3日频繁间断出血严重，1日1～2

次，出血量多。诉除出血外，尚有烦躁不安、口干口苦等轻微症状，饮食二便基本正常。脉弦，左寸浮大，舌尖微红，苔薄。此病为整体功能紊乱致肝火血热上冲所致。治法：系统治疗，兼清肝热凉血止血。处方：全息汤基础方合清衄汤加减。柴胡12g，白芍10g，桂枝10g，蒌仁10g，薤白10g，枳实10g，苍术10g，陈皮10g，川朴10g，白术10g，茯苓10g，猪苓10g，泽泻12g，生地15g，丹皮10g，当归10g，香附10g，栀子10g，黄连10g，侧柏叶12g，藕节12g，桔梗10g，甘草10g，龙牡各12g，大枣10g，生姜引。1剂。药后未再出血，身体舒适。又服1剂以巩固，后未再复发。

42. **慢性咽炎**。孙某，女，43岁，农民。初诊时间：2000年11月7日。咽部不适已2年，近来加重，巧遇邻人因患食道癌去世，精神更加紧张，到多家大医院检查，都诊为慢性咽炎，但服各种药物效果不佳，仍不能释怀，因来就诊。望诊：体质正常，情绪稍紧张，咽部轻度充血，有滤泡增生。诉咽部干燥不适，如有异物，痰黏不易咯出，或有恶心，晨起刷牙时更明显。伴心烦，胸闷，睡眠多梦，大便稍干，小便有时微黄，月经先期、量多。脉弦，两寸浮大，舌质正常，苔薄。西医诊断：慢性咽炎。中医诊断：慢喉痹。为整体功能紊乱而致阴虚痰阻。治法：系统治疗，兼养阴化痰。处方：全息汤基础方合养阴清肺汤、半夏厚朴汤加减。柴胡12g，白芍10g，桂枝10g，蒌仁10g，薤白10g，枳实10g，苍术10g，陈皮10g，川朴10g，白术10g，茯苓10g，猪苓10g，泽泻12g，生地10g，丹皮10g，玄参10g，麦冬10g，大贝母10g，薄荷10g，法夏10g，苏叶10g，龙牡各12g，甘草10g，大枣10g，生姜引。2剂。咽部稍舒，恶心止。上方去法夏、苏叶又服4剂，咽部不适感已不明显，睡眠安，心情也感轻松。

按：眼、耳、鼻、咽喉疾病，传统辨证施治也与内在脏腑相联系，这体现了中医整体思辨的特点。但其联系方式，是根据临床表现分别与某一或某些脏腑相联系，症情变化，其联系的脏腑和性质也发生变化。这样不仅辨析难度大，而且逻辑也不严密。整体观和系统疗法则认为其始终全面地与整体功能包括各脏腑相联系，都进行系统治疗，只不过根据病情各有侧重而已。这就大大简化了辨证，逻辑也更严密，实践证实疗效也更好。

后　记

　　我是一名普通的农村家传中医，今年69岁，从事中医临床工作40年，现仍从事这一工作。到了这个年龄，自知来日无多，也已把名利之类身外之物看得很淡，为什么还要殚精竭虑写一部中医学专著呢？

　　创新和发展中医学理论的愿望及执着严肃的探索，几乎伴随了我的一生。

　　愿望产生于青年时期。开始临床时，自然用传统辨证施治。辨证施治，说起来可以头头是道，真正应用于临床则繁琐而艰难，要考虑到方方面面，失准或疏漏，轻则不见疗效，重则出现不良反应，使人倍感困惑。类似的经历，开始临床的年轻中医，大概或多或少都有过。当时就有这样的愿望，创立一种简单有效又无副作用的治疗方法，对患者医者该多好啊！但在当时，这只能是一种朦胧的愿望。也许正是这种朦胧的愿望，使我读书时认真思考，临证时注意观察，有意无意间，有了一些早期储备。

　　这种愿望的复苏并付诸行动，是在40多岁以后，大约在上世纪80年代初。我以小柴胡汤按原著中加减法治疗书中提到的各种疾病，方法简单，疗效可靠，这引起我的重视。以此为起点，不断探索，相继引入一些方剂和药物，治疗范围不断扩大，疗效也进一步提高。经多年探索，逐步形成了现在的理论和治疗方法，同时对医学笔记不断修改、补充，历时20年，四易其稿，写成了这部书。我感到它对中医的临床实践、理论探讨，甚至对整个中医药产业链的发展，会有些意义，故愿公诸于世，与同道共商。

　　关于临床实践。疗效是检验一切理论、方法、药物的惟一标准。系统疗法就是在追求疗效的过程中形成的。我前半生用传统辨证施治，后半生用系统疗法，对两者都有深刻体会。我觉得，辨证施治，在多数情况下，是解决主要矛盾，主要矛盾解决了，次要矛盾随之缓解，或作善后调理；系统疗法在解决主要矛盾的同时，解决形成矛盾的根源及其造成的广泛影响。两相比较，后者比前者成功率高，失误少，疗效高，副作用少。故后半生一直用系统疗法治疗疾病。20年来，全息汤处方大概开了几万张，现仍继续开着。一个中医，后半生只开一个方剂治病，这种奇特的现象，恐怕在中医界少见。为了什么？为了提高疗效，为了减少失误。在临床用药时，也有时不见效，个别病例出现呕吐、腹泻等反应，但我从不对系统疗法产生怀疑和动摇。上述情况的出现，是对症状了解不全面，因而药物加减不当所致。随时调整处方，并嘱注意其他因素（如冷热、情绪、劳逸、饮食、烟酒、其他药物等）的影响，可很快取得疗效，不良反应也随之消失。这里所说的疗效，因涉及病种很多，不能设定统一标准，包括痊愈、完全缓解、部分缓解、症状减轻等。常见病如流感、麻疹、急性肝炎、急性肾炎、急慢性支气管炎、病毒性心肌炎、胃炎、胆囊炎、泌尿系统感染、女性盆腔炎、附件炎、宫颈炎、痛经、月经不调、婴幼儿腹泻、老年性便秘、慢性咽炎等疾病，可较快治愈或完全缓解，很少发现失败的病例。冠心病、糖尿病、肺气肿、肝硬化、尿毒症等难以根治的疾病，服药后虽不能根治，但可明显缓解。慢性乙型肝炎，肝功能异常的恢复和临床症状的缓解，费时较短，"两对半"的全面转阴，则费时费力。系统疗法还不能治愈癌症，只可部分缓解症状。故系统疗法不能包治百病，也不是对所有疾病都能做到药到病除，但根据个人经验，其疗效确实比传统辨证施治更好。希望同道参与实践，验其真伪。

关于理论探讨。中医理论是在中医医疗实践的基础上，总结、概括并抽象而形成的理性表述。在中医的理、法、方、药中，居首位，对临床实践有重要的指导作用。如果把中医比作一棵树，实践是根，理论是干，方剂药物是枝叶，疗效是花朵果实。中医没有强大理论主干的支撑，不能像参天大树，而只能像丛生的灌木或攀缘的藤蔓，是可悲的。中医理论从来都不是固定不变的，而是不断发展变化的。中国古代文化中向来有崇古的传统，中医界尤为明显。即使如此，中医学的每次重大发展，无不突破传统，另立新说，实现理论的创新和发展。这就形成了众多的医学流派，丰富了中医学的内容，并使之不断发展。可惜现在停滞了，很少看到有创新意义的理论。任何学术，只有不断创新，才能充满活力、不断发展，停滞即意味着衰亡。中医的现状，令人担忧。辨证施治，在中医理论和实践中占有重要地位，它无疑具有重要的科学内涵，故现在仍能指导临床实践并取得疗效，但时代久远，难以避免存在着历史的局限性。传统辨证施治的局限性，表现为对疾病整体认识上的简单化和临床分型的复杂化。个人认为，包含着各种错综复杂矛盾的疾病可以简单地分类，及至分类后，又发现你中有我，我中有你，"剪不断，理还乱"，故临床分型繁琐而复杂，会使临床医生难以准确掌握和操作。整体观认为，疾病是一个复杂的矛盾统一体，其本身涉及五脏六腑（包括六经）、表里虚实寒热、卫气营血、三焦等，并不需要详分细辨。对疾病认识的深化，带来了临床操作的简化。不论何种疾病，都给予系统治疗，只根据疾病的重点部位和突出表现适当调整处方即可，易于掌握，易于操作。实践证明，这样做是可行的。真理其实是简单的，只是人们在没有全面深刻了解它之前，往往将其复杂化。中医理论必须高度概括与简化，这是社会发展的要求。笔者作了初步探讨，望更多同道共同参与到这项工作中来。

关于中医药产业链的发展。现在是商品经济社会，生活节奏加快，都在追求高效率，要求经济效益最大化。中医药事业也必须适应现代社会的要求。整体观和系统疗法，简单明了，疗效可靠，正适应现代社会的要求，也许可能以此推动中医药产业链的发展，为社会创造更多财富。

　　对社会有用的东西，应该留给社会，这是我到晚年推出这部著作的原因。

　　人的实践和认识总是不断发展的，真理的探索是一条没有终点的漫漫长途。我希望同道们将拙作作为铺路石，踏着它继续前行！

　　在整体观和系统疗法形成的前期，有两个人对我有重要影响，一位是先父薛汉三，一位是我的二姐夫蔡祖森。我父亲是地方著名中医，理论功底深厚，临床经验丰富，且力主中医创新。他不仅教我医学知识和临床经验，还教我治学方法。他说："学中医，要能钻进去，又要能钻出来。钻进去，就是读书时深入了解其精神实质；钻出来，就是临证时不拘泥于前人结论，灵活运用，必要时另辟新路。"这些教诲，对我一生读书、临床、探索都有重要影响。我二姐夫是我学医和从医早期的伙伴。他勤于读书，善于思考，对三焦有深入研究，曾绘制三焦图，把五脏六腑都包含在三焦之内。虽其三焦研究未与临床实践相结合形成实际成果，其人也英年早逝，但其三焦研究还是为整体观和系统疗法作了理论铺垫。应该说，这部专著也有以上两位亲人心血的渗入。

　　在书稿写作过程中，各级领导和广大同仁都给予大力支持，朱家胜、于久权同志更给予了具体帮助和指导，特表谢忱！

薛振声

2003年3月16日于邳州炮车

编 辑 的 话

面对薛振声先生的这部书稿，我思索了许久。想到他的毕生心血将随着这个薄薄的小册子公之于世，我心中很是激动，于是写了下面这些话。

中医学的发展体现了一个以实践为基础的特殊规律，即实践→理论→再实践→再理论，临床实践是中医学发展的无尽的动力和源泉。我们的文献整理、理论探索、科学实验等工作均应围绕提高中医疗效这一中心环节而开展。从临床中得出的理论若能有效地指导后来的实践，便表明了理论的科学性。薛老的理论便是如此。

这部书稿原名为"疾病的中医整体观和中药系统疗法"。我在与薛老书信交流的过程中，逐渐认识到了它的来之不易，遂改名为"十年一剑全息汤"。唐代贾岛有诗云："十年磨一剑，霜刃未曾试，今日把示君，谁有不平事。"读罢总觉有豪气沛然于胸中。薛老的理论和全息汤也是他"十年一剑"的结晶。他作为一名基层中医工作者，扎根农村，后半生悉用全息汤治病，开了几万张方子，疗效很好，着实有一些值得我们思考的东西在其中。

中医临床之所以奥妙无穷，大医境界之所以令人神往，一个重要原因便是辨证论治不拘泥，活泼泼地如盘走珠。但试观今日许多中医专著，将辨证施治圈定在几个证型中，限制了许多医生特别是初学者的思路。疾病的情状是极其复杂的，若我们临床只拘泥于几个证型，便是将辨证论治机械化了。

辨证论治是中医的精粹，综观薛先生书稿中所列疾病的治疗手段，悉以全息汤为基础据症加减，特别是总论第三章"全息汤基础方加减法"中针对每一症状的运用，皆冠以"不论"二字，初读确实令人生疑，薛老也谈到"也许会有人提出反对意见，斥为'数典忘祖'、'离经叛道'，其原因可能是认为我否定了传统的辨证施治"。出版该书有无价值？对中医事业的发展有无贡献？我当时也曾困惑过，但还是一个基本事实使我做出判断，那就是疗效。只要能提高中医的临证水平，出版又有何惧哉！薛老谈到，"整体观和系统疗法脱胎于辨证施治，但又在一定程度上否定了传统的辨证施治"，"整体观和系统疗法不是全面否定辨证施治，而是嬗变成另一种形式，在理论和实践中保留和继承了辨证施治的优秀成果"。对薛老的理论与辨证论治的关系如何分析处理，我相信每位有思想的读者都会做出自己的评判。

薛老讲话是朴素而实际的，他说："全息汤不能包治百病。"但他的理论却为我们的临床实践提供了一种思路，一种方法。我想请中医工作者不妨试一试，至少应在症状复杂，头绪繁多，辨证有一定困难的时候试一试。白居易有诗云："试玉要烧三日满，辨材须待七年期。"全息汤的作用到底如何，放在临床中一用便知。

薛老在后记中讲："我是一名普通的家传农村中医，今年69岁了，从事中医临床工作40年……到了这个年龄，自知来日无多，也已把名利之类身外之物看得很淡，为什么还要殚精竭虑写一部中医学专著呢？创新和发展中医学理论的愿望及执着严肃的探索，几乎伴随了我的一生。"我凑了几句，也许能反映薛老的心境："十年一剑费思量，学源实践欲敷扬，无意苦拟惊人语，聊供方家论短长。"近日研习张锡纯先生的《医学衷中参西录》，读到他的一首诗："惨淡经营几度年，此心非不爱逃禅，为求后世堪持赠，长作千秋未了缘。"薛张二先生的声名自不可同日而语，但为中医事业鞠躬尽瘁、奋斗不止的精神，当俱出于同一情怀。由是，我热切地希望薛老的理论能得到同仁们的检验和理解，我热切地呼唤对中医临床确实有用的真学问。

责任编辑　陈东枢

2003年5月